Sarah von Brachel

Nächster Halt: Klinik

Psychiatrie Verlag

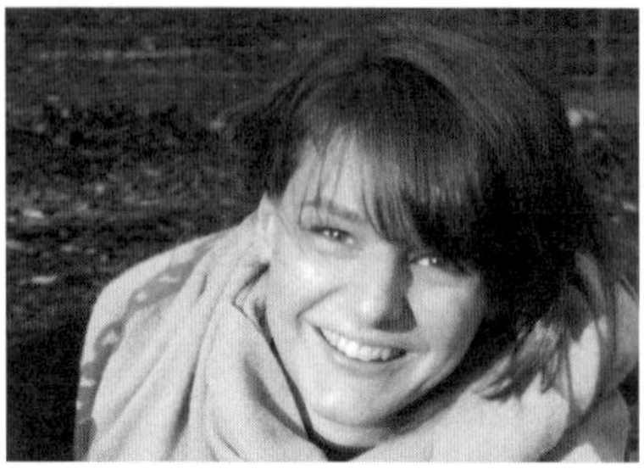

Sarah von Brachel ist Diplom-Psychologin und Psychologische Psychotherapeutin im Vertiefungsgebiet Verhaltenstherapie. Nach einigen Jahren auf einer psychiatrischen Station arbeitet sie als psychologische Fachanleitung bei der Träger gGmbH in Berlin.

Sarah von Brachel

Nächster Halt: Klinik

Ein Wegweiser für die Psychotherapieausbildung

Psychiatrie Verlag

Sarah von Brachel
Nächster Halt: Klinik
Ein Wegweiser für die Psychotherapieausbildung
1. Auflage 2021
Fachwissen
ISBN: 978-3-88414-930-0
ISBN E-Book (PDF): 978-3-96605-126-2

Bibliografische Information der Deutschen Nationalbibliothek
Die Deutsche Nationalbibliothek verzeichnet diese Publikation in der Deutschen Nationalbibliografie; detaillierte bibliografische Daten sind im Internet über http://dnb.d-nb.de abrufbar.

Weitere Informationen zu psychischen Störungen im Internet unter: www.psychiatrie-verlag.de

Lektorat: Tobias Gaudin, Gießen
Umschlagkonzeption: GRAFIKSCHMITZ, Köln,
unter Verwendung eines Fotos von madochab / photocase.de
Typografiekonzeption und Satz: Iga Bielejec, Nierstein
Druck und Bindung: Plump Druck & Medien GmbH, Rheinbreitbach

Für Jeremy und Amos

Abkürzungsliste

APA American Psychiatric Association
BGB Bürgerliches Gesetzbuch
DGPPN Deutsche Gesellschaft für Psychiatrie und Psychotherapie, Psychosomatik und Nervenheilkunde
DSM Diagnostisches und Statistisches Manual Psychischer Störungen
GAF Global Assessment of Functioning
HAMD Hamilton Depression Rating Scale
ICD-10 International Statistical Classification of Diseases and Related Health Problems
PIA Psychiatrische Institutsambulanz
PPiA Psychologische Psychotherapeutin in Ausbildung
PPT Psychologische Psychotherapeutin
PsychKG Psychisch-Kranken-Gesetz
PsychKHG Psychisch-Kranken-Hilfe-Gesetz (z.B. Baden-Württemberg)
SHG Selbsthilfegruppe
SPDi Sozialpsychiatrischer Dienst
SSRI Selective Serotonin Reuptake Inhibitor
StGB Strafgesetzbuch
S3-Leitlinie Leitlinie zur Behandlung von Krankheiten mit allen Elementen systematischer Entwicklung (höchste Stufe)
UBG Unterbringungsgesetz (Saarland)

Einführung

Viele, die in das psychotherapeutische Geschäft einsteigen, fühlen sich wie Scharlataninnen, Hochstaplerinnen, Quacksalberinnen, keine Ahnung von gar nichts. So ging es zumindest mir an meinem ersten Arbeitstag auf einer psychiatrischen Station. Zum Glück traf ich dort auf ein sehr nettes und erfahrenes Team, das kein Problem damit hatte, eine überforderte Psychologin in seinen Reihen zu wissen.

Nicht alle haben dieses Glück. Und jene, die es haben, sind oft trotzdem überwältigt von den immensen Anforderungen. Patientinnen müssen versorgt werden, und das in kurzer Zeit. Abläufe müssen gelernt, Entscheidungen getroffen werden: »Kann ich meiner wahnhaften Patientin am Wochenende Urlaub zu Hause gewähren?« Hohe Erwartungen sollen ausgehalten werden, und an vielen Stellen müssen prekäre Arbeitsverhältnisse in Kauf genommen werden. Die eigene Rolle soll geklärt werden. Und dann sind da ja auch noch die eigenen Ansprüche, die erfüllt werden wollen oder aber mindestens mal über den Haufen geworfen und erneuert.

Dieses Buch richtet sich an berufseinsteigende Psychotherapeutinnen in der Klinik: im vollstationären Bereich der Psychiatrie, in der Tagesklinik und in der psychosomatischen Klinik. Es soll Ihnen ein Leitfaden für diese schwierige erste Zeit sein, Ihnen helfen, Ihr im Studium erarbeitetes Störungswissen im praktischen Alltag zu aktivieren und Ihre eigene Haltung auszudifferenzieren. Eigentlich sollte es mal in eine Hosentasche passen. Diesem Anspruch konnte ich nun nicht gerecht werden (s.o. Ansprüche über den Haufen werfen). Vergessen Sie bei all den Tipps bitte nicht, wie viel Sie auf dem Weg zur Psychotherapeutin schon geschafft haben und wie viel Sie bereits wissen! Sie fühlen sich möglicherweise ahnungslos, doch das heißt nicht, dass Sie es auch sind. Sie werden an einigen Stellen merken, dass es schwierig ist, *die eine* Lösung für derart komplexe Probleme, wie sie uns in unserem Berufsalltag begegnen, anzubieten. Dieses Buch soll Ihnen Mut machen, sich trotz Verunsicherung und Ansprüchen auszuprobieren, denn Psychotherapie (und alles andere) lernen Sie nur, indem Sie praktizieren.

Das Psychotherapeutengesetz, das bis zum 01.09.2020 in Kraft war, sah keine eigenständigen Psychotherapien im sogenannten Psychiatriejahr vor. Angehende Psychotherapeutinnen sollten vor allem Störungsbilder kennenlernen und den erfahrenen Kolleginnen mit Heilkundeerlaubnis über die Schulter schauen. Die Realität sah in vielen Fällen anders aus. Für berufseinsteigende Psychotherapeutinnen, die nach dem alten Recht ihre Ausbildung machen, besteht diese Schwierigkeit weiterhin. Dieses Problem kann dieses Buch nicht lösen. Das neue Psychotherapeutengesetz wird diesen und andere Missstände hoffentlich verbessern – in welcher Form das Psychiatriejahr dann abgeleistet werden wird, ist, während diese Zeilen geschrieben werden, noch unklar. Klar ist aber, dass es vermutlich erhalten bleiben wird. Egal, in welchem Aggregatzustand (prä oder post Approbation) Sie sind: Wenn Sie in der Klinik anfangen, holen Sie sich bitte so viel Anleitung und Supervision, wie Sie brauchen. Unser Handwerk ist kompliziert, und die Probleme Ihrer Patientinnen sind komplex. Erfahrene Kolleginnen täten oft gut daran, sich mehr auszutauschen und das Team einzubeziehen. Glücklicherweise behandeln wir Psychotherapeutinnen in der Klinik unsere Patientinnen nicht allein – wir haben ein Team um uns herum, das uns stützt, mit uns reflektiert und uns zur Not auch mal bremst.

In diesem Buch versuche ich, mich nicht vom alten Schulenstreit beeindrucken zu lassen, sondern möglichst übergreifend im Sinne einer universellen Psychotherapie sinnvolle psychotherapeutische Strategien für die Arbeit im voll- und teilstationären Bereich zu schildern. Trotzdem wird Ihnen meine verhaltenstherapeutische Prägung beim Lesen sicher nicht entgehen. Wie sich Ihre Verfahrensrichtung von den anderen abgrenzt und warum das so ist, werden Sie noch zur Genüge in Ihrer Ausbildung hören.

Nach reiflicher Überlegung werden Sie in diesem Buch förmlich gesiezt, obwohl es gut möglich wäre, die Inhalte dieses Buches bei einem kollegialen Kaffee im Stationszimmer miteinander zu erörtern. Nun kennen wir uns aber nicht, und so soll die professionelle Distanz gewahrt bleiben, wie es sich für uns Psychotherapeutinnen gehört.

Der Einfachheit halber und ob der kommenden Veränderungen durch die Reform des Psychotherapeutengesetzes wird in diesem Buch von Psychotherapeutinnen die Rede sein. Um einen besseren Lesefluss zu gewährleisten, habe ich von gendergerechten Schreibweisen abgesehen. Stattdessen stehen die einzelnen Kapitel abwechselnd im generischen Femininum oder Maskulinum.

Wer macht was in der Klinik?

Zum Einstieg in dieses Buch können Sie sich auf den folgenden Seiten einen Überblick darüber verschaffen, was das eigentlich für eine Institution ist, in der Sie nun arbeiten. Ihre rechtliche Stellung als angehende Psychotherapeutin wird erläutert, und Sie erhalten Hinweise für einen gelungenen Einstieg in multiprofessionelle Teamarbeit.

Die Klinik

Für die Behandlung von Menschen mit psychischen Problemen im Krankenhaus gibt es mehrere Möglichkeiten: die psychiatrische Abteilung eines Allgemeinkrankenhauses, eine eigenständige Fachklinik, Tageskliniken oder Kliniken für psychosomatische Medizin. Erstgenannte sind in der Regel gemeindenah. Die Fachkliniken sind oft aus den großen Nervenheilanstalten des 18. und 19. Jahrhunderts hervorgegangen. Sie beherbergen unter ihrem Dach ausschließlich diejenigen medizinischen Disziplinen, die miteinander inhaltlich verwandt sind: Psychiatrie, Psychosomatik, Psychotherapie und manchmal auch Neurologie. Hin und wieder finden sich in diesen Krankenhäusern auch Abteilungen der Schlaf- oder Suchtmedizin. Der Einfachheit halber wird auf den folgenden Seiten von der Klinik, dem psychiatrischen Krankenhaus oder der psychiatrischen Abteilung gesprochen. Damit sind beide Modelle der psychiatrischen Behandlung inklusive ihrer angegliederten Institutionen wie die Tageskliniken gemeint. Kliniken für Psychosomatik und psychosomatische Medizin machen ebenfalls psychotherapeutische Angebote. Auch diese sind gemeint, wenn Sie »Klinik« lesen. An einigen Stellen überschneiden sich die Angebote der psychiatrischen und der psychosomatischen Klinik inhaltlich stark, denken Sie zum Beispiel an Psychotherapiestationen.

In Deutschland gibt es für viele psychiatrische Kliniken eine regionale Versorgungsverpflichtung: Wenn das Krankenhaus bestimmten Anforderungen entspricht, ist es verpflichtet, Menschen mit psychischen Störungen aus der Region aufzunehmen. Umgekehrt können Erkrankte sich allerdings ein Krankenhaus aussuchen (Gemeinsamer Bundesausschuss

2016). Das Krankenhaus kann sich also nicht aussuchen, ob es einen Menschen aufnimmt, der in der zu versorgenden Region lebt. Dieser Mensch könnte sich aber entscheiden, sich in einem Krankenhaus einer anderen Region behandeln zu lassen. Dieses zweite Krankenhaus wäre ihm gegenüber allerdings nicht versorgungsverpflichtet (es sei denn, es handelt sich um einen absoluten Notfall) und könnte ihn z. B. aus Kapazitätsgründen zur Behandlung an das versorgungsverpflichtete Krankenhaus verweisen.

Organigramm des Krankenhauses

Die folgenden Schilderungen der Organisationsstruktur psychiatrischer und psychosomatischer Abteilungen sollen Ihnen einen ersten Überblick verschaffen. Die Bezeichnungen und die Struktur des Organigramms können in Ihrer Institution etwas abweichen. Führen Sie sich das Organigramm Ihrer Klinik zu Gemüte, damit Sie wissen, wer wofür verantwortlich ist. Versuchen Sie, möglichst zu Ihrem Arbeitsbeginn herauszufinden, wer Ihre Ansprechpartnerinnen im Krisenfall sind und wem Sie im Zweifelsfall Rechenschaft schuldig sind. Wer ist Ihre Anleitung beziehungsweise Ihnen direkt überstellt? Wer ist die Abteilungsleitung? Wer leitet personell und wer fachlich? Gibt es einen Betriebsrat oder eine Mitarbeitervertretung? An wen können Sie sich wenden, wenn Sie Fragen zu Ihrem Gehaltsnachweis haben?

ABBILDUNG 1 Schaubild Organigramm

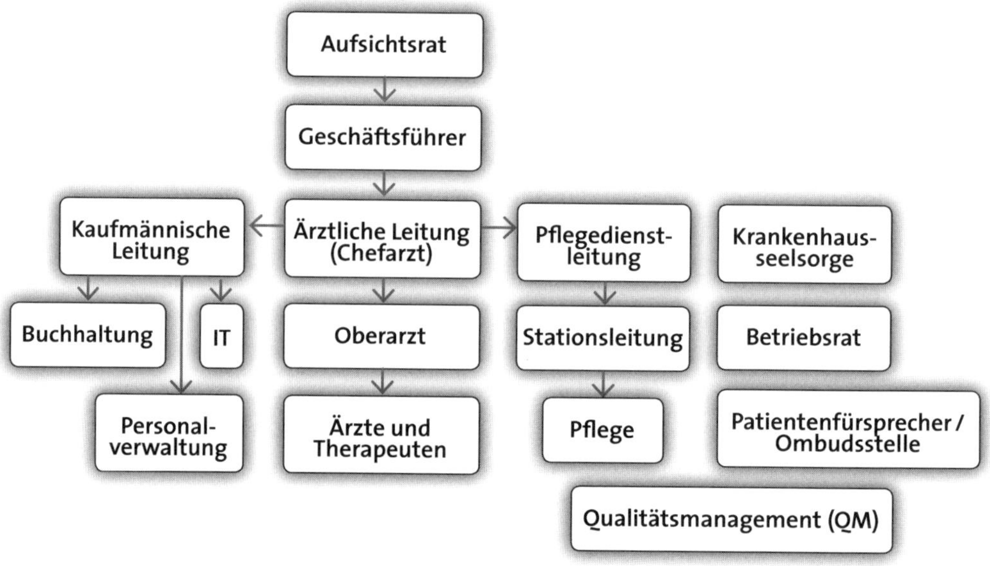

Wie Sie dem Schaubild zum Organigramm (Abb. 1) entnehmen können, haben Kliniken einen Geschäftsführer oder eine Betriebsleitung. Diese entscheidet über alle grundsätzlichen Fragen. Das betrifft vor allem finanzielle Entscheidungen und Fragen der Unternehmensführung (z. B. »Wird ein neues Gebäude gebaut?«). In einigen Kliniken existiert daneben ein Aufsichtsrat, der die Geschäftsführung berät und kontrolliert. Der Betriebsleitung sind in der Regel drei Leitungsbereiche unterstellt, die ihr beratend zur Seite stehen.

Der ärztlichen Leitung (Chefarzt) sind leitende Oberärzte und diesen wiederum alle anderen Ärzte und häufig auch Therapeuten unterstellt. Also auch Sie. In manchen Kliniken bilden die Therapeuten einen eigenen Leitungsbereich. Sie finden heraus, wer Ihnen direkt überstellt ist, indem Sie sich fragen, wer Ihre Station oder die Tagesklinik von ärztlicher und therapeutischer Seite leitet. Meistens ist das der Oberarzt. Oft gibt es zusätzlich einen leitenden Psychotherapeuten, der die Psychotherapeuten stationsübergreifend anleitet.

Dem Organigramm können Sie auch entnehmen, dass alle Stationsleitungen und Pflegekräfte der Pflegedienstleitung unterstellt sind. Der dritte Leitungsbereich auf der linken Seite des Organigramms ist der kaufmännische Bereich. Dieser regelt die Finanzen (z. B. Abrechnung von Leistungen), oft auch Personal- und Technikangelegenheiten.

Neben diesen drei übergeordneten Bereichen gibt es in vielen Kliniken zusätzliche Stabsstellen, die unabhängig von diesen Bereichen existieren. Diese Funktionen finden Sie auf der rechten Seite des Organigramms. Sie sind mit keinem der anderen Bereiche verbunden, da sie unabhängig sein sollten. Dazu gehören oft die Krankenhausseelsorge, die Mitarbeitervertretung bzw. der Betriebsrat und das Qualitätsmanagement, hin und wieder auch eine Ombudsstelle oder der Patientenfürsprecher.

Das Qualitätsmanagement (QM) befasst sich mit der systematischen Beschreibung von Arbeitsabläufen. Ziel ist es, diese stetig zu evaluieren und zu verbessern und damit die Behandlung sicherer zu machen. Für Berufseinsteiger bietet dies den Vorteil, dass viele Abläufe bereits verschriftlicht im QM-Handbuch auf internen Servern liegen, mit denen sie sich vertraut machen können. Das kann sehr hilfreich sein, wenn es darum geht, persönliche Fragen zu klären, wie z. B. »Wie stelle ich einen Antrag auf Bildungsurlaub?«, und solche, die den Berufsalltag betreffen, wie »Wo finde ich ein Formular für einen Arztbrief?«. Unterschätzen Sie niemals die Rolle von Vordrucken und Formularen. Sie sind Arbeitshilfen, die Ihr Arbeitsgedächtnis schonen.

Die rechtliche Stellung von Berufseinsteigern in der Klinik

Durch das Inkrafttreten des neuen Psychotherapeutengesetzes 2020 wird sich die rechtliche und finanzielle Stellung von berufseinsteigenden Psychotherapeuten in der Klinik ändern. Bislang war es so: Die praktische Tätigkeit sollte »dem Erwerb praktischer Erfahrungen in der Behandlung von Störungen mit Krankheitswert« dienen (§ 2 PsychTh-APrV). Die Auszubildenden waren an der Diagnostik und Behandlung von mindestens 30 Patienten zu beteiligen, die fallbezogen dokumentiert werden mussten. Daneben sollten sie andere Störungen kennenlernen, bei denen eine Psychotherapie nicht indiziert ist (ebd.). Bisher waren eigenständige Therapien von angehenden Psychotherapeuten nicht zulässig, dies durften nur Menschen, die über eine Heilkundeerlaubnis verfügten. Das schien aber nicht der Realität zu entsprechen: Die Regelungen des alten Psychotherapeutengesetzes bedeuteten oft, dass Psychotherapeuten in Ausbildung (PPiA) nach einem abgeschlossenen Psychologiestudium zu Praktikanten degradiert wurden und 1200 Stunden in psychiatrischen klinischen Einrichtungen und noch einmal 600 Stunden in Einrichtungen der psychosomatischen und psychotherapeutischen Versorgung (§ 2 Abs. 1 und 2 PsychTh-APrV) ableisteten, bei sehr geringer oder keiner Vergütung. Die wenigsten erhielten eine Anstellung als Diplom- oder Master-Psychologen mit der entsprechenden Vergütung. In der Realität wurde von diesen Praktikanten dann oft mehr erwartet, als ausschließlich die Dienste eines Gehilfen zu erledigen. Die Anleitung und Supervision sollte dabei sehr eng sein, auch das wurde sehr unterschiedlich gehandhabt. So ergab sich oft ein Spannungsfeld aus dem Willen, sich für den Erkenntnisgewinn (oder weil es erwartet wurde) ins kalte Wasser zu stürzen oder sich in Praktikantenmanier zurückzuhalten.

Neben den geschilderten rechtlichen Schwierigkeiten und den finanziellen Ungerechtigkeiten der PPiA-Zeit sollten Sie aber unbedingt im Auge behalten, dass es viele gelungene Beispiele aus Kliniken gibt, in denen es dem Team, den Anleitern und den PPiA gemeinsam gelungen ist, einen schrittweisen Übergang vom Zuschauen zum Erproben psychotherapeutischer Interventionen hinzubekommen. Die Erfahrungen aus der Klinikzeit sind für viele mit großer Unsicherheit in Bezug auf die eigene Rolle gegenüber den Patienten und im Team verknüpft, aber auch bereichernd für den späteren Werdegang als Psychotherapeut. Wichtig bei Ihrer Tätigkeit in der Klinik ist, dass sie Ihrer Ausbildung dient und Sie nicht einfach als günstige Arbeitskraft eingesetzt werden. Sollten Sie also keine oder nur mangelnde Anleitung und Supervision erhalten, fordern Sie diese ein! Im Zweifel sollten Sie sich an Ihr Ausbildungsinstitut wenden, um Unterstützung zu bekommen. Für die Supervision war bisher vor allem die Ausbildungsstätte verantwortlich, die allerdings an die Kliniken delegieren konnte (Gerlach 2019).

Nun trat nach vielen Jahren des Protests zum 01.09.2020 das neue Psychotherapeutengesetz in Kraft, das auch die Ausbildung zum Psychotherapeuten neu regelt. Es soll ein Psychotherapiestudium geben, das in einer Approbation mündet. Nach dem Studium können Absolventen eine Weiterbildung zum Erhalt der Fachkunde in einem der wissenschaftlich anerkannten Verfahren machen. Diese wird weiterhin über die altbekannten Institute angeboten. Sehr wahrscheinlich werden Teile dieser Weiterbildung ebenfalls im Rahmen stationärer Einrichtungen absolviert werden müssen. Die Feinheiten dazu wird das jeweilige Landesrecht regeln. Damit ergibt sich aber ein entscheidender Unterschied: In dem Moment, in dem Sie die Approbation erlangen, sind Sie befugt, heilkundlich tätig zu werden. Dadurch wird auch die Vergütung neu geregelt (Deutscher Bundestag 2019). Durchaus möglich, dass damit auch die Erwartungen an Psychotherapeuten in Weiterbildung (PiWs) noch einmal etwas steigen werden, doch das ist Zukunftsmusik.

Stationen, Tagesklinik und PIA

Üblicherweise gliedern sich Kliniken in unterschiedliche Behandlungssettings. Egal in welchem dieser Settings Sie anfangen zu arbeiten, verschaffen Sie sich gleich zu Beginn Ihrer Tätigkeit einen Überblick über die verschiedenen Angebote. Oft gibt es einen Therapieplan. Das ist eine Art Stundenplan, auf dem die verschiedenen Gruppenangebote ausgewiesen sind.

Zunächst gibt es die Stationen. Diese können mehr oder weniger spezialisiert sein. Beispielsweise gibt es Stationen für Menschen mit Substanzstörungen, allgemeinpsychiatrische Stationen, psychotherapeutische bzw. psychosomatische Stationen oder Stationen, die nach einem bestimmten therapeutischen Konzept arbeiten (z. B. nach der dialektisch-behavioralen Therapie, kurz DBT). Auf den Stationen teilen sich in der Regel mehrere Patienten ein Zimmer. Betreut werden sie durch ein größeres Team aus Pflegern, Ärzten und anderen Therapeuten (gemeint sind hier nicht nur Psychotherapeuten, sondern auch andere therapeutisch tätige Berufsgruppen).

Im Jahr 2018 gab es 56.223 psychiatrische Krankenhausbetten in 407 Fachkliniken bzw. Fachabteilungen an Allgemeinkrankenhäusern in Deutschland. Im Schnitt blieben die Menschen dort 23,8 Tage zu einer Behandlung. Die am häufigsten behandelten Störungen waren mittelgradige depressive Störungen und Substanzstörungen. An den 262 Klinken für psychosomatische Medizin oder Abteilungen für Psychosomatik gab es in diesem Jahr 11401 Betten. Dort verblieben die Menschen im Schnitt 42,9 Tage (Statistisches Bundesamt 2019). Übersetzt bedeutet das: In stationären Einrichtungen gibt es einen hohen Durchlauf. Was diese Statistik nicht sagt: Viele Patienten im vollstationären Bereich der psychiatrischen Klinik sind sogenannte Drehtürpatienten. Der Begriff ist etwas problematisch, da damit eine sehr heterogene Personengruppe gemeint ist und er potenziell stigmatisierend ist. Im englischen Sprachgebrauch spricht man von »heavy users«. Dieser Begriff erscheint etwas besser, da er deskriptiver ist. Er beschreibt Menschen, die viel Unterstützung brauchen und einen komplexen Hilfebedarf haben. Sowohl Chronizität als auch Komorbidität scheinen in psychiatrischen Abteilungen eher der Regelfall zu sein (Jacobi & Kessler-Scheil 2013; Weyerer 1992). Die Hilflosigkeit von Patienten mit hoher Inanspruchnahme der stationären Versorgung ist stellenweise sehr hoch. Das gilt auch für viele Menschen, die mit dieser Patientengruppe arbeiten.

Eine stationäre Aufnahme in einer psychiatrischen Abteilung ist nur dann indiziert, wenn akute Eigen- oder Fremdgefährdung besteht, die Krankheitseinsicht fehlt, gravierende Symptome vorliegen, Komorbiditäten den Verlauf erschweren, der Verlauf insgesamt ungünstig ist, komplexe und aufwendige Diagnostik und Therapie durchgeführt werden muss, die Möglichkeiten der Reha ausgeschöpft sind oder es eine den Verlauf verkomplizierende psychosoziale Konfliktsituation gibt (Klecha & Borchardt 2007).

Manche Patienten bezeichnen stationäre Therapien auch als »Käseglocke«, da sie von äußeren Einflüssen abschirmen. In medizinischen Fachbegriffen ausgedrückt soll das stationäre Setting vor allem die Möglichkeit zur Entaktualisierung von den Problemen geben, also die Situation entschärfen und Gelegenheit zur Stabilisierung geben. Inwiefern dies im Gegensatz zur gewollten Problemaktualisierung nach Grawe (1998; s.

Kapitel »Das therapeutische Einzelgespräch«, S. 54) im therapeutischen Kontakt steht, ist ein äußerst interessantes Spannungsfeld und bedarf einer individualisierten Lösung. Problematisch ist oft der Übergang ins häusliche Umfeld. Daher werden vor der Entlassung oft Belastungserprobungen gemacht, um die Therapieerfolge zunächst behutsam unter dem Schutz der Klinik zu prüfen.

Neben den stationären gibt es teilstationäre Angebote. Damit sind meistens Tageskliniken gemeint. In diese Einrichtungen kommen die Patienten an den Werktagen (hin und wieder auch an Samstagen) von morgens bis nachmittags zur Therapie. Vergleichbar mit einer Arbeitswoche soll so einerseits die Belastbarkeit überprüft und gefördert werden. Andererseits soll dieses Setting ermöglichen, in der Therapie Gelerntes (oder Erkanntes) unmittelbar im häuslichen Umfeld zu erproben. Die Patienten sollen sich mit den Problemen an Ort und Stelle auseinandersetzen können. Hier, auf psychotherapeutischen Stationen und in psychosomatischen Kliniken, kommt den therapeutischen Interventionen ein deutlich größeres Gewicht zu. Gruppen sind weniger psychoedukativ, stattdessen interagieren die Patienten viel mehr miteinander und setzen sich so stärker mit sich und ihren interaktionellen Mustern auseinander. Die Aufenthalte sind in der Regel etwas länger (sechs bis acht Wochen), und die Patienten können sich intensiver mit unangenehmen Erlebnisinhalten auseinandersetzen. Die psychiatrische Medikation spielt in diesen Settings eine eher untergeordnete Rolle. Stattdessen haben die Patienten oft einen straffen Therapieplan, der aus unterschiedlichen Modulen besteht. Da kann es schon mal passieren, dass der Tag nach dem Ankommen mit einer Morgenrunde beginnt, gefolgt von der Achtsamkeitsgruppe und der anschließenden Ergotherapie. Nach der Mittagspause geht es dann weiter mit der interaktionellen Gruppenpsychotherapie und der Sporttherapie. Am Nachmittag endet der Tag dann oft mit einer Abschlussrunde. Der straffe Therapieplan ermöglicht eine hohe Dosis Therapie und strukturiert den Alltag sehr stark. Manche Krankenhäuser bieten Nachtkliniken an, hier ist es genau umgekehrt: Die Patienten kommen am Abend, bekommen eine Behandlung, übernachten an Ort und Stelle und gehen am Morgen wieder z. B. zur Arbeit. Wie auch bei den stationären Angeboten sind die teilstationären unterschiedlich stark spezialisiert. In teilstationären Einrichtungen arbeitet in der Regel ein etwas kleineres Team. Immerhin müssen die Patienten somatisch und psychisch so stabil sein, dass sie ohne größere Gefahren nach Hause gehen können.

Viele regionalversorgende psychiatrische Abteilungen haben eine PIA: eine psychiatrische Institutsambulanz (GKV-Spitzenverband 2010). Bitte verwechseln Sie das nicht mit Psychotherapeuten in Ausbildung, die oft auch PIA genannt werden und die ich deshalb zur besseren Unterscheidung hier PPiA genannt habe. PIA wurden vor allem zu dem Zweck eingerichtet, stationäre Aufenthalte zu vermeiden oder zu verkürzen und damit die soziale Reintegration zu erleichtern. Dort arbeitet meist ebenfalls ein Team aus Ärzten, Therapeuten, Pflegern und medizinischen Fachangestellten. Die Patienten haben in der Regel einen Bezugsarzt und können je nach Bedarf unterschiedliche therapeutische Angebote in Anspruch nehmen, z. B. wöchentliche Ergotherapie und psychotherapeutische Gespräche. In der Regel muss eine PIA-Indikation vorliegen, das bedeutet, die Patienten sind in der Regel darauf angewiesen, dass sie krankenhausnah versorgt werden. Das kann der Fall sein, wenn sie wegen der psychischen Störung damit überfordert wären, ambulante Angebote wahrzunehmen, und sich daher eine Bündelung anbietet. Zur PIA-Indikation gibt es einen klaren Kriterienkatalog, den Sie der Vereinbarung zu Psychiatrischen Institutsambulanzen entnehmen können. Ein klassisches Beispiel für eine PIA-Indikation ist eine Doppeldiagnose (z. B. paranoide Schizophrenie und Alkoholabhängigkeit). PIA sollen keine Parallelstruktur zur ambulanten Versorgung bilden. Deshalb kann es schwierig werden, wenn Patienten sowohl die Leistungen der PIA als auch die Leistungen von ambulanten Psychotherapeuten in Anspruch nehmen wollen. Dies hat vor allem mit den Abrechnungsmodalitäten zu tun.

Die Berufsgruppen

Multiprofessionelles Arbeiten bedeutet, dass Sie es in der Klinik mit vielen unterschiedlichen Berufsgruppen zu tun bekommen werden, die alle ihre eigenen Perspektiven auf Ihre gemeinsamen Patienten haben. Das macht das Arbeiten in diesen Teams ausgesprochen spannend. Alle Teammitglieder müssen sich ständig austauschen, um sicherzustellen, dass sie am gleichen Strang ziehen.

Die Pflege

Bemühen Sie sich um eine gute Kommunikation mit der Pflege, denn Sie können viel von ihr lernen!

Berufseinsteiger sollten sich in jedem Fall um eine gute Kommunikation mit der Pflege bemühen, die Zusammenarbeit mit dieser Berufsgruppe ist enorm wichtig. Bei diesen Kollegen laufen viele Informationen zusammen, denn sie sind immer da. In vielen Fällen sind sie diejenigen, die als Erste krisenhafte Zuspitzungen bemerken. Deshalb müssen sie oft auch einiges im Kontakt mit den Patienten aushalten. Bemühen Sie sich, von der Arbeitserfahrung des Pflegepersonals zu profitieren, denn eine wesentliche Aufgabe der praktischen Tätigkeit ist es, Sicherheit im Umgang mit Patienten zu bekommen. Üblicherweise ist das Pflegepersonal äußerst sicher darin, gucken Sie sich also Teile des Verhaltensrepertoires dieser Kollegen ab. Sie können ihnen auch Fragen stellen, wenn Sie Zweifel haben und nicht sicher sind, wie Sie einem Patienten begegnen sollen.

Die Pflege setzt einerseits ärztlich angeordnete Maßnahmen in die Tat um, stellt und gibt Medikamente, wechselt Verbände und unterstützt bei der Hygiene. Andererseits gehört auch die menschliche Begleitung in Krisensituationen zu ihren wesentlichen Aufgaben. Dies kann viele Formen annehmen, von aktivem Zuhören bis zum Anbieten von Skills. Oft sind Pflegekräfte co-therapeutisch tätig und nehmen an Gruppentherapien teil oder führen eigene Gruppen durch, z. B. Skillsgruppen (Lindel & Sellin 2007). Zwischen der psychotherapeutischen Herangehensweise und der professionellen Beziehungsgestaltung der Pflege tun sich hin und wieder Unterschiede auf. Es kann passieren, dass Ihnen manche Kollegen der Pflege »zu nah dran« erscheinen. Bitte denken Sie in diesen Fällen daran, dass Beziehungsgestaltungen unterschiedlich sind, das ist eine Ressource. In der ambulanten Praxis fehlt uns Psychotherapeuten diese weitere Perspektive oft. Dann haben wir das Problem, dass wir nur die Reaktionen des Patienten auf unsere Beziehungsangebote kennen. Bleiben Sie also flexibel. Die Kollegen der Pflege müssen nicht so reagieren, wie Sie es tun würden, dafür gibt es schließlich multiprofessionelle Teams.

Die Ärzte

Diese sind in den meisten Fällen den Psychologen oder den Psychotherapeuten überstellt, insbesondere gilt dies für Chef- und Oberärzte. Meist sind die Ärzte in der Klinik Fachärzte für Psychiatrie und Psychotherapie oder Fachärzte für psychosomatische Medizin bzw. im Fall der Assistenzärzte in der Ausbildung dazu.

Dem Chefarzt sind alle Ärzte der Fachabteilung unterstellt, er hat neben fachlichen auch dienstliche und wirtschaftliche Leitungsaufgaben. Der Oberarzt führt regelmäßige Oberarztvisiten durch und ist der Ansprechpartner und Ausbildungsleiter für die Assistenzärzte. Praktisch ist er der Abteilungsleiter oder die fachliche Anleitung. Die Assistenzärzte werden oft auch Stationsärzte genannt. Mit ihnen arbeiten Psychotherapeuten in der Regel am engsten zusammen. In einigen Kliniken sind die Patientinnen den Ärzten respektive den Psychotherapeuten zugeordnet, sodass ein Bezugstherapeutensystem entsteht. Die Ärzte bestimmen in jedem Fall die Medikation und überwachen mögliche Nebenwirkungen. Sie machen die somatische Abklärung, schließlich ist es wichtig sicherzugehen, welche Ursachen die Beschwerden der Patienten haben, nicht alles ist seelischen Ursprungs. In Bezug auf Ihre Patienten sollten Sie im regen Kontakt mit den Ärzten stehen, wenn es um die Medikation und Entlassungsplanung geht.

Die anderen Therapeuten

Andere therapeutisch tätige Berufsgruppen wie Bewegungstherapeuten, künstlerische Therapeuten (z. B. Kunst-, Musik-, Tanztherapeuten) oder Ergotherapeuten sind oft konsiliarisch auf den Stationen tätig. Konsiliarisch bedeutet, dass sie einem anderen Arbeitsbereich zugeordnet sind und bei Bedarf durch die Station hinzugezogen werden. Dieser Umstand erschwert es, sich als ein gemeinsames Therapeutenteam zu verstehen, und führt häufig dazu, dass Psychotherapeuten die Bedeutung dieser Therapieformen unterschätzen. So geht einiges verloren, denn unterschiedliche Perspektiven in unterschiedlichen Kontexten sind gerade bei der Arbeit mit Menschen mit psychischen Störungen sehr bereichernd. Sie sind oft damit überfordert, über ihre Probleme oder Gefühle zu sprechen, und profitieren deshalb sehr von anderen Therapieformen, die nicht ausschließlich auf das Medium Sprache angewiesen sind. Idealerweise sollten Psychotherapeuten gemeinsam mit den anderen Therapeuten einen methodenübergreifenden Behandlungsplan entwerfen, der den Problemen und Ressourcen der Patienten gerecht wird. Viele der therapeutischen Durchbrüche finden nicht im Gespräch mit Psychotherapeuten statt. Um diese bearbeiten und vertiefen zu können, sollte es den Patienten ermöglicht werden, den Therapiemodus (körperlich, künstlerisch, durch Arbeit, verbal) zu wechseln. Für viele Patienten wird einer der anderen

Therapeuten zum wichtigsten Bezugspunkt, dies sollte in angemessener Weise gewürdigt werden.

Die Ergotherapie soll Menschen darin unterstützen, wieder mit ihrem Alltag zurechtzukommen. Das kann z. B. Aufgaben in der Haushaltsführung, Tätigkeiten am Arbeitsplatz oder Freizeitaktivitäten betreffen (Gühne u. a. 2014). Diese werden mithilfe des Ergotherapeuten gezielt trainiert, beispielsweise anhand eines Alltagstrainings, aber auch durch handwerkliche Tätigkeiten. Das kann zum Beispiel bedeuten, dass Ergotherapeuten mit Patienten etwa das Einkaufen von Lebensmitteln mit allen notwendigen Zwischenschritten einüben (z. B. Einkaufszettel schreiben, Geld einteilen, Wege planen). Für Menschen mit psychischen Störungen sind ergotherapeutische Verfahren in vielen Fällen besonders bedeutsam, da sie alltagsnah bei der Wiederherstellung größerer Selbstbestimmung unterstützen. In vielen Fällen kommen auch kreative Mittel zur (Wieder-) Entdeckung der eigenen Potenziale und Ressourcen zum Einsatz.

Künstlerische Therapien haben zum Ziel, innere Räume zu öffnen und Patienten dabei zu unterstützen, sich anders mit der Umwelt und ihren Emotionen auseinanderzusetzen (Gühne u. a. 2014). Eine wichtige Unterscheidung ist dabei, ob es sich um aktive oder rezeptive Formen der Kunsttherapie handelt. So wird beispielsweise in der Musiktherapie die Musik als therapeutisch-kommunikatives Mittel zum Ausdruck des Erlebens in der therapeutischen Beziehung genutzt. Es existieren einige musiktherapeutische Konzeptionen, die sich unterschiedlichen psychotherapeutischen Geisteshaltungen verpflichtet fühlen (z. B. tiefenpsychologisch, verhaltenstherapeutisch-lerntheoretisch; Deutsche Musiktherapeutische Gesellschaft 1998/2010).

Die Bewegungstherapie (mancherorts gibt es auch Sporttherapie) folgt der Logik, dass einem gesunden Körper ein gesunder Geist innewohnt. Hier geht es vor allem um Aktivierung und Mobilisation. Langwierige psychische Störungen wirken sich in der Regel auch körperlich aus, denken Sie nur einmal an Menschen mit schweren Depressionen, die oft jahrelang nur zu Hause sitzen und sich kaum noch bewegen. Eine besondere Form der Bewegungstherapie ist die kommunikative Bewegungstherapie, die begleitend zu Gruppentherapie angeboten und Raum für nonverbale Ausdrucksweisen bietet. Tanztherapie ist eine künstlerische Form der Bewegungstherapie.

Besonders relevant für die Zusammenarbeit für Psychotherapeuten sind Sozialarbeiter, die in der Regel ebenfalls auf den Stationen arbeiten. Diese kümmern sich, wie ihre Berufsbezeichnung schon sagt, um soziale

Angelegenheiten der Patienten. Sie sind es oft, die bei der Antragstellung von Sozialleistungen helfen, Kontakt zum Sozialpsychiatrischen Dienst (s. Kapitel »Jenseits der Klinik – gemeindepsychiatrische Zusammenarbeit«, S. 160), dem Jugendamt oder Selbsthilfegruppen herstellen oder Plätze in Pflegeeinrichtungen organisieren. Viele Menschen mit schweren psychischen Störungen haben eine Fülle sozialer Anliegen. Daher empfiehlt es sich, in enger Zusammenarbeit mit dem Sozialdienst der Station abzusprechen, wer welche Aufgaben übernimmt. An einigen Stellen ergeben sich Überschneidungen im Aufgabengebiet (z. B. Organisation einer Weiterbehandlung).

Tipp: Hospitieren Sie doch einmal bei den anderen Therapeuten.

Vielleicht können Sie bei den Vertretern der anderen therapeutischen Berufsgruppen mal für eine Weile hospitieren. Dann können Sie sich ein Bild machen, was in diesen Therapien passiert, und haben eine klarere Vorstellung davon, zu wem welche Therapie passt und inwiefern sie hilfreich ist.

Teamarbeit und die eigene Rolle im Team

In der Klinik sind Psychotherapeuten häufig im Team deutlich in der Unterzahl gegenüber Pflege und Ärzten und haben keine Weisungsbefugnisse. Damit haben sie oft eine Sonderrolle, die häufig vermittelnd oder moderierend ist. Die Rolle von angehenden Psychotherapeuten in der Klinik ist oft etwas unklar und wird mit den geplanten Änderungen und Übergangsregelungen durch das Bundesgesundheitsministerium vermutlich in der ersten Zeit nicht klarer werden. Berufseinsteiger müssen ihre professionelle Identität erst noch ausdifferenzieren. Das betrifft einerseits therapeutische Aufgaben, andererseits den eigenen Stil in der Teamarbeit. Damit ist Ihr Status als Underdog erst einmal gesetzt.

Für eine gelungene Teamarbeit gelten die üblichen Regeln der Beziehungsgestaltung (s. Kapitel »Therapeutische Haltung und Beziehungsgestaltung«, S. 45). Einige Punkte sind hier in Bezug auf die Teamarbeit in der Klinik schon einmal hervorgehoben:

→ *Bemühen Sie sich um Vorhersagbarkeit.* ←

Das fängt bei so einfachen Dingen an, wie den Kollegen aus der Pflege bei Ihrer morgendlichen Ankunft Bescheid zu sagen, dass Sie da sind, oder anzurufen, wenn Sie sich verspäten. Des Weiteren sollten Sie Ihre

Arbeitszeiten transparent machen (z. B. sich in den Urlaubsplan eintragen, Ihre üblichen Arbeitszeiten für alle sichtbar aufschreiben) und geplante Änderungen im Therapieplan o.Ä. ankündigen.

→ *Bemühen Sie sich um Transparenz in Bezug auf Ihre inhaltliche Arbeit.* ←

Psychotherapeutische Gespräche wirken auf Kollegen manchmal wie eine Blackbox, ein geschlossenes System unklaren Aufbaus. Das bedeutet, dass Sie Ihr Vorgehen kurz erläutern bzw. berichten sollten, an welchem Thema Sie gerade mit Ihren Patienten arbeiten. Dies sollte nicht in aller Ausführlichkeit geschehen, aber so, dass Sie sichergehen können, dass alle Beteiligten an einem Strang ziehen. Vermeiden Sie Alleingänge. Sie haben gegenüber Ihren Kollegen der Klinik keine formelle Schweigepflicht (s. Kapitel »Ethischer und rechtlicher Rahmen«, S. 179). Trotzdem sollten Sie Rücksicht auf die Privatsphäre von Patienten nehmen. Viele schambesetzte Details sind nicht relevant für Kollegen und können daher nur mit einer Überschrift benannt werden. Statt vom letzten Seitensprung Ihres Patienten zu berichten, sagen Sie lieber, dass Sie über das Thema »Partnerschaft und Sexualität« gesprochen haben. In der Klinik muss an vielen Stellen geklärt werden, welches Teammitglied welche Aufgabe übernimmt. Es existieren einige inhaltliche Überschneidungen (z. B. bei der Entlassungsplanung), darüber sollten Sie mit Ihren Kollegen im Einzelfall sprechen.

→ *Bemühen Sie sich um gegenseitige Wertschätzung und hören Sie Ihren Kollegen gut zu.* ←

Multiprofessionelle Teams sind eine sehr wertvolle Institution. Sie müssen eine Zusammenarbeit auf Augenhöhe bei großen formellen Statusunterschieden hinbekommen (Haubl 2012). Bei unserer Arbeit sind Sachverhalte oft wenig eindeutig, unterschiedliche Menschen kommen zu ebenso vielen Ansichten. Arbeiten Sie also an Ihrer Ambiguitätstoleranz und unterschätzen Sie nicht die Rolle der Interaktion: Menschen zeigen sich anderen Menschen gegenüber oder in anderen Situationen oft völlig anders. Es lohnt sich, alle Mitglieder Ihres Teams einzubeziehen. Ein Richtig oder Falsch ist bei dieser Arbeit oft nicht oder zumindest nicht so einfach festzustellen. Und machen Sie sich nicht die Illusion, die alten Hasen hätten das immer auf dem Schirm.

→ *In ein Team gilt es hineinzuwachsen.* ←

Teamarbeit lohnt sich insbesondere für Berufseinsteiger: Sie können Ihre Kollegen um Rat und Unterstützung bitten und dabei einiges von ihnen lernen. Versuchen Sie aber auch, Ihre Ansprüche an sich selbst in Grenzen zu halten. Die Grundlage einer funktionierenden Zusammenarbeit ist gegenseitiges Vertrauen; das braucht Zeit und gute Erfahrungen miteinander. Beteiligen Sie sich aktiv an der Supervision, denn sie hält Teams dynamisch und offen (Haubl 2012). In Klinken ergeben sich viele Reibungspunkte, sprechen Sie darüber.

→ *Versuchen Sie, ein Gespür für die institutionellen Abläufe zu entwickeln.* ←

Das bedeutet, dass Sie sich bemühen sollten, die Anforderungen des Krankenhauses und das Setting, in dem Sie arbeiten, nicht zu vergessen. Stationäre (aber auch teilstationäre) Arbeit führt schnell zu Routinen. Wenn diese gestört werden, wird das oft als anstrengend und unnötig verkomplizierend erlebt. Sie geben Sicherheit und ermöglichen es, an vielen Stellen das immense Arbeitspensum überhaupt zu bewältigen. Andererseits passen nicht alle Probleme in die vorhandenen Schemata, psychische oft schon gar nicht. In Krankenhäusern herrscht eine hierarchische Ordnung, in die sich alle Beteiligten fügen müssen. Das hat Auswirkungen auf das professionelle Selbstverständnis der unterschiedlichen Berufsgruppen.

→ *Versuchen Sie, die internen Regeln des Teams zu verstehen und – wenn sie sinnvoll erscheinen – zu befolgen.* ←

Damit sind vor allem organisatorische Regeln gemeint, wie das Besorgen von Kaffee, Ein- und Ausräumen der Geschirrspülmaschine, wann man einen Kuchen mitbringt, Beteiligung an Geburtstags- oder Abschiedsgeschenken etc. Manche Regeln sind allerdings dysfunktional und sollten nicht befolgt werden. Zum Beispiel wenn in der Supervision nicht über ein bestimmtes, aber relevantes Thema gesprochen wird. Wenn Sie Regeln der zuletzt genannten Art brechen wollen, ist das selbstverständlich eine Chance für das Team, andererseits kann Ihre Rolle dann anstrengend werden. Überlegen Sie sich also, wie viel Gegenwehr Sie bereit sind auszuhalten.

→ *Machen Sie sich Gedanken über das Thema Nähe und Distanz mit Ihren Kollegen.* ←

Sie können sich Ihre Kollegen nicht aussuchen, sind aber gleichzeitig gezwungen, viel Zeit mit ihnen zu verbringen. Welche persönlichen Inhalte wollen Sie teilen? Wo halten Sie vielleicht lieber eine professionelle Distanz ein? Zum Glück schafft Kontakt oft Sympathie, gleichzeitig gilt aber, dass ein emotionaler Abstand bei professioneller Zusammenarbeit hilfreich sein kann. Als Beispiel sei hier das Phänomens des Lästerns oder Tratschens genannt: Zu einigen Kollegen schaffen Sie damit eine größere Nähe, andererseits laufen Sie damit Gefahr, dass Sie in Probleme geraten.

→ *Zu guter Letzt: Denken Sie hin und wieder an das englische Idiom »Choose your battles wisely«.* ←

Ihre Arbeit im Team sollte nicht dem Zweck dienen, sich zu allen Zeitpunkten selbst zu verwirklichen. Manchmal ist es ratsam, einfach ein bisschen mitzumachen, bei dem, was die anderen so machen. Das kann bedeuten, den Entscheidungen der Kollegen hin und wieder zu vertrauen, selbst wenn Sie zu einer anderen Einschätzung gelangt sind.

ÜBUNG Nehmen Sie sich einen Moment Zeit und überlegen Sie:
Welche Rolle haben Sie üblicherweise in Gruppen?

LITERATURHINWEIS

Ausbildungs- und Prüfungsverordnung für Psychologische Psychotherapeuten. Verfügbar über gesetze-im-internet.de.

Ihr Klinikalltag als Psychotherapeutin

Im Stationsalltag werden unterschiedliche Aufgaben auf Sie zukommen. Welche genau das sind, erfahren Sie in diesem Kapitel. Einen Schwerpunkt bildet für Psychotherapeutinnen häufig die Diagnostik, zu der Sie sehr wahrscheinlich fundierte Kenntnisse im Studium erworben haben. Daher erhalten Sie hier nur lebenspraktische Hinweise. Zusätzlich finden Sie Anregungen zum Erstellen der bei vielen Psychotherapeutinnen etwas unbeliebten Dokumentation und dem Verfassen von Arztbriefen. Bei allen in diesem Kapitel geschilderten Aufgaben gilt: Schauen Sie sich so viel wie möglich bei Ihren Kolleginnen ab.

Morgenrunde

Wie ihr Name schon sagt, findet die Morgenrunde üblicherweise am Morgen eines Kliniktages statt. Ihr Zweck ist es, den Patientinnen, die bereits am Stationsleben teilnehmen, einen Überblick über den Tag zu geben. Auch im teilstationären Setting sind Morgenrunden üblich. Dabei werden die Therapien des Tages angekündigt, die Patientinnen zu ihren Veranstaltungen eingeplant und gegebenenfalls Ämter wie z. B. der Blumendienst vergeben. Sie sollte kurz und knackig sein (max. 20 Minuten), gut strukturiert und dem Informationsaustausch dienen. Auf manchen Stationen wird sich in der Morgenrunde über das aktuelle Befinden, die vergangene Nacht oder das Wochenende ausgetauscht. Hier soll noch kein therapeutisches Gespräch stattfinden.

Die Moderation der Morgenrunde ist nicht unbedingt eine Aufgabe von Psychotherapeutinnen. Trotzdem sollten Sie daran teilnehmen, denn sie ist der erste Kontakt zu den Patientinnen und liefert wichtige Informationen: Wer kommt wiederholt zu spät und wie wirkt das auf mich? Wer muss aus dem Bett geholt werden? Wer leidet an einem Morgentief? Wie geht es meiner Patientin in einem Raum mit so vielen anderen Menschen? Wie ist das Verhalten der Einzelnen untereinander? Gibt es Schwierigkeiten oder Konflikte miteinander? Außerdem können Sie hier Termine mit Ihren Patientinnen vereinbaren und Ihre Präsenz verbessern. Die

Patientinnen wiederum haben hier Gelegenheit, Sie anzusprechen und nach Bedarf Termine zur Krisenintervention mit Ihnen zu vereinbaren. Manchen Patientinnen fällt es schwer, eigeninitiativ um einen Termin zu bitten. Beobachten Sie also gut und übernehmen Sie die Initiative, wenn Sie den Eindruck haben, dass es jemandem schlechter geht.

Wenn es in Ihrer Klinik keine Morgenrunde gibt, sollten Sie sich auf andere Art und Weise einen Eindruck davon verschaffen, wie es Ihren Patientinnen geht. Das können Sie zum Beispiel machen, indem Sie eine kurze Bezugsvisite auf dem Zimmer machen.

Stationsbesprechung

Viele Stationen haben eine Stationsbesprechung bzw. eine teilstationäre Entsprechung mit einem anderen Namen, die einmal in der Woche stattfindet. An diesen Besprechungen nehmen Vertreterinnen aus dem Team und alle Patientinnen, die stabil genug sind, teil.

Hier sollte es Raum geben, Fragen zu stellen, Lob oder Kritik zu äußern oder die Bezugstherapeutin anzusprechen. Hin und wieder müssen besondere Ereignisse auf der Station eingeordnet und besprochen werden, daher gilt es, die Patientinnen an die gegenseitige Schweigepflicht zu erinnern und auch selbst behutsam mit Informationen über Patientinnen umzugehen. Vorgänge auf der Station können bedrohlich wirken und andere Patientinnen belasten, dies gilt es zu validieren und zu erklären. Oft gibt es Irritationen, wenn es zu plötzlichen Entlassungen kommt. Auch hier sollten Sie sich ein Repertoire zulegen, wie Sie diesen Patientinnen wertschätzend erklären können, ohne die Schweigepflicht zu verletzen.

In diesen Runden, wie auch in der Morgenrunde, kann es hin und wieder passieren, dass das Gespräch ein wenig aus dem Ruder läuft. Die Patientinnen spielen sich mit ihren Pathologien und Persönlichkeiten die Bälle zu, manchmal wird es dann chaotisch. Bleiben Sie entspannt und gucken Sie sich eine souveräne und gelassene Reaktion bei Ihren Kolleginnen ab. Hier ist nicht der Ort für tiefgehende Therapie: Es geht darum, die Kommunikation zu verbessern und den alltäglichen Belangen ein Gehör zu verschaffen.

Visiten

An den klassischen Bettvisiten sind meist nur die Ärztinnen und das Pflegepersonal beteiligt. Psychotherapeutinnen sind üblicherweise nicht mit von der Partie. Es lohnt allerdings, zu hospitieren und sich einen Eindruck zu verschaffen. Beachten Sie aber unbedingt die Situation der Patientin: Geht es um intime körperliche Details oder Untersuchungen, ist die Anwesenheit von Psychotherapeutinnen eher ungünstig, vor allem wenn Sie und die Patientin sich noch nicht gut kennen. Auch sollte nicht zu viel Krankenhauspersonal um das Bett von Menschen in akuten Notsituationen herumstehen. Diese Bilder prägen sich ein, einige Menschen haben Erfahrungen mit Zwangsbehandlungen. Besonders Patientinnen, die leicht reizüberflutet sind, können hier überfordert sein. Wenn Sie mitgehen, sollten Sie sich vorstellen, Ihre Funktion nennen und sagen, wann Sie das nächste Mal vorbeikommen, ein Gesprächsangebot machen bzw. nach Wünschen der Patientin fragen.

In den meisten Kliniken findet einmal in der Woche eine Oberärztinnen- oder Chefärztinnenvisite statt. An diesen sind Psychotherapeutinnen beteiligt. Daneben sind üblicherweise die Patientinnen selbst, die Stationsleitung, die Bezugspflege, die Assistenzärztinnen, Ergotherapeutinnen, Sozialarbeiterinnen und andere Vertreterinnen der therapeutischen Fachrichtungen (z. B. Musiktherapie) anwesend.

Ihre Aufgabe hier ist es, einen kurzen und informativen Überblick über den aktuellen Stand Ihrer Arbeit mit der Patientin zu geben. Die Patientin sollte unter allen Umständen ermutigt werden, sich an der Verlaufsschilderung zu beteiligen und ihren subjektiven Eindruck zu schildern. Die Bezugstherapeutin sollte *mit allen* Anwesenden in einem wertschätzenden Ton sprechen und nicht über die Patientin. Dabei sollte eine Sprache gewählt werden, die sowohl das anwesende Fachpersonal als auch die Patientin versteht. Wenn Fachbegriffe nicht vermieden werden können, sollten diese nach Möglichkeit kurz erläutert werden.

Wichtige Informationen können sein:

- aktuelle Problemlagen und woran in den Gesprächen gearbeitet wird (ohne zu sehr ins Detail zu gehen);
- Ergebnisse der Diagnostik, persönlicher Eindruck über den Krankheitsverlauf (geht es der Patientin besser oder schlechter?);
- weitere Planung: Belastungserprobung zu Hause, Angehörigengespräche, weiterführende Therapie, Entlassungsdatum.

Denken Sie daran, in der Visite die Themen berichtete Medikamentennebenwirkungen und -compliance, Konflikte, Suizidalität, Aggression, wichtige im Team zu besprechende Fragen zu thematisieren, wenn diese eine Rolle spielen.

BEISPIEL

»Frau M., wir kennen ja nun seit drei Wochen und ich habe den Eindruck, dass es Ihnen in unseren Gesprächen immer besser gelingt, sich zu öffnen. Wir konnten schon einige für Sie wichtige Themen ansprechen. So haben wir zum Beispiel über den Verlust Ihrer Arbeitsstelle gesprochen. Mir ist aufgefallen, das hatte ich Ihnen ja auch schon gesagt, dass Sie die Termine morgens oft nicht einhalten. Sie meinten, Sie seien da immer so müde, und ich frage mich, ob das auch mit der Medikation zusammenhängen kann.«

Übergaben und Teambesprechungen

Bei Übergaben tauscht das Pflegepersonal zwischen den Schichten Informationen aus. Psychotherapeutinnen sind hier tendenziell nicht beteiligt. Teambesprechungen ähneln Übergaben strukturell sehr, daher sind sie hier in einem Punkt zusammengefasst. Auch hier handelt es sich um einen kurzen Informationsaustausch zu aktuellen Geschehnissen.

Die Frequenz dieser Treffen kann sehr variieren. Auf manchen Stationen finden sie täglich statt und sind dann sehr kurz, z. B. 30 Minuten für 30 Patienten. Im teilstationären Setting, auf Psychotherapiestationen oder in der psychosomatischen Klinik sind sie meist seltener, dafür aber länger. Inhaltlich geht es hier ausschließlich um Organisatorisches, Lebensbedrohliches, Neues. Auf der Metaebene geht es darum, sich abzustimmen und zu vergewissern, dass Sie als Team an ähnlichen Zielen arbeiten.

BEISPIEL

»Frau M. berichtete, sie sei wieder sehr schwer aus dem Bett gekommen, konnte dann aber am Stationsgeschehen teilnehmen. Sie war auch in der Gruppe sehr aktiv und hat ihre Themen eingebracht und bei den anderen nachgefragt.
Frau K. geht heute Nachmittag von 15:30 bis 17:30 Uhr mit Frau L. einkaufen. Habe ich in die Kurve eingetragen. Gestern hatten die beiden Streit, heute haben die Wogen sich geglättet.«

Vorgespräche

Auf Akutstationen werden üblicherweise keine Vorgespräche geführt. Auf Psychotherapiestationen, in Tageskliniken, Stationen für Menschen mit Substanzstörungen oder auf psychosomatischen Stationen allerdings schon. Inhaltlich sollen sie Überblick über den Therapieplan und Abläufe geben. Sie dienen dazu, eine Beziehung aufzunehmen und einen Aufnahmetermin zu vereinbaren. Auf Stationen für Abhängigkeitserkrankungen kommt der Aspekt der Motivationsprüfung hinzu. So kann bei zu geringer oder ausschließlich extrinsischer Motivation eine andere Intervention zunächst vielversprechender sein (z. B. Besuch einer Beratungsstelle).

Aufnahme

Auch die Aufnahme ist nicht unbedingt eine klassische Psychotherapeutinnenaufgabe, gerät in Zeiten des Ärztinnenmangels allerdings zunehmend in ihren Aufgabenbereich. Bevor Sie die Verantwortung für ein Aufnahmegespräch übernehmen, sollten Sie vorher bei einem hospitieren.

Die Aufnahmesituation kann sehr aufregend und anstrengend für alle Beteiligten sein, daher ist das Aufnahmegespräch idealerweise zu zweit, gemeinsam mit Bezugspflege oder Ärztin, zu führen. Selbstverständlich hängt das von der personellen Situation ab. Die Metabotschaft in diesem Gespräch sollte immer sein: »Sie brauchen keine Angst zu haben, wir kümmern uns um Sie und wissen, was wir tun, Sie sind uns wichtig!« Versuchen Sie also, zu beruhigen und Orientierung zu geben. In Situationen, in denen Patientinnen sehr angespannt sind oder keine Krankheitseinsicht haben, kann es schon mal etwas brenzlig werden. Dann sollten Sie sich unbedingt Hilfe holen.

Hängen Sie Ihre Ansprüche nicht zu hoch: Details zur Anamnese, zum Krankheitsverlauf oder zur aktuellen Lebenssituation können Sie in den allermeisten Fällen nacherheben. In vielen Situationen ist es gerechtfertigt, zunächst nur ein kurzes Gespräch zu führen und die wichtigsten Informationen zu vermitteln beziehungsweise zu sammeln und sich am nächsten Tag erneut zu unterhalten. Klären Sie aber unbedingt folgende Punkte:

- Gefährdungsbeurteilung;
- Freiwilligkeit (Umstände der Aufnahme);
- rechtliche Betreuung;
- Verdachtsdiagnose (oft ergibt diese sich auch aus der Krankheitsanamnese);
- drängende soziale Themen (z. B. Kinder, Haftbefehl).

Fragen Sie in jedem Fall Suizidalität ab und machen Sie sich ein Bild über eine mögliche Fremdgefährdung. Ist aktuell eine glaubhafte Distanzierung möglich (s. Kapitel »Intervention«, S. 122)? Beachten Sie dabei, dass Fremdgefährdung unterschiedlich aussehen kann. Beispiele sind Zündeln im Hausflur, gewaltsame Wutausbrüche, gefährliche Eingriffe in den Straßenverkehr oder erweiterte Suizidversuche. Beginnen Sie frühzeitig, fremdanamnestische Daten zu gewinnen. Konkreter formuliert: Fragen Sie mit dem Einverständnis des Betroffenen nach den Kontaktdaten der Wohnbetreuung, Angehörigen und anderen relevanten Personen. Meist finden Sie ein elektronisches Formular, in das Sie die Inhalte Ihrer Aufnahme einfügen können. Fragen Sie Ihre Kolleginnen danach.

Das AMDP-System

Das AMDP-System ist ein Fremdbeurteilungsverfahren bestehend aus einer Anamnese, einem psychischen und einem somatischen Befund. Das Akronym AMDP steht für Arbeitsgemeinschaft für Methodik und Dokumentation in der Psychiatrie.

Der psychische Befund im AMDP-System enthält zwölf Kategorien, die sich wiederum in insgesamt 100 einzelne Symptome unterteilen. Daneben gibt es eine Zusatzkategorie mit elf weiteren Merkmalen, die nach Bedarf hinzugezogen werden können. Planen Sie für die Erhebung des psychischen Befundes einiges an Zeit ein (> 30 Min.). Bevor Sie das erste Mal einen Befund erheben, sollten Sie die Erhebung trainieren und sich die Beschreibung der Symptome im Manual anschauen. Bei der Erhebung des psychopathologischen Befundes nach dem AMDP-System beachten Sie bitte die Reihenfolge der zu erhebenden Symptome (AMDP 2018).

Bitte erschrecken Sie nicht, wenn Sie nicht auf Anhieb mit allen Begriffen etwas anfangen können. Es handelt sich um eine sehr umfangreiche Nomenklatur, die sehr gut etabliert ist. In der Klinik wird man von Ihnen erwarten, dass Sie diese beherrschen oder sich zumindest rasch damit vertraut machen, denn sie ist das Fundament der Darstellung aller Symptome und damit der gesamten Dokumentation. Es ist nicht ganz einfach, die Begriffe immer korrekt anzuwenden, und es sollte von allen, die sie benutzen, immer wieder geübt und reflektiert werden:

- Bewusstseinsstörungen (z.B. Bewusstseinseinengung);
- Orientierungsstörungen (z.B. zeitliche);
- Aufmerksamkeits- und Gedächtnisstörungen (z.B. Konfabulation);
- Befürchtungen und Zwänge (z.B. Zwangshandlungen);
- Wahn (z.B. Schuldwahn);
- Sinnestäuschungen (z.B. optische Halluzinationen);
- Ich-Störungen (z.B. Gedankenausbreitung);
- Störungen der Affektivität (z.B. Insuffizienzgefühle);
- antriebs- und psychomotorische Störungen (z.B. Parakinesien);
- circadiane Besonderheiten (z.B. morgens schlechter);
- andere Störungen (z.B. Suizidalität).

BEISPIELFRAGEN zur Erhebung von Störungen der Affektivität:

»Sie sagten gerade, es geht Ihnen sehr schlecht. Können Sie mir das etwas genauer beschreiben? Woran merken Sie das?«
»Stellen Sie sich vor, Ihre Biografie würde verfilmt und Sie müssten dem Schauspieler Ihre momentane Gefühlslage beschreiben. Was würden Sie sagen? Wie sollte sich der Schauspieler verhalten, um Ihre Gefühle möglichst detailgetreu abzubilden?«
»Wie würden Sie Ihre momentane Stimmung beschreiben?«

Bezugstherapie

In vielen Kliniken gibt es ein Bezugstherapeutinnensystem. Das bedeutet, dass jeder Patientin kurz nach der Aufnahme eine Psychotherapeutin, Ärztin oder in einigen Fällen auch Vertreterin anderer therapeutischer Berufe zugeordnet wird. Diese hat dann »den Hut auf«, was die Behandlung anbelangt: Sie muss den Überblick behalten über anstehende Termine (Entlassung, Besuch einer Selbsthilfegruppe noch aus dem stationären Setting, Belastungserprobungen) sowie Weiterbehandlung (somatisch, psychotherapeutisch, sozial; s. Kapitel »Jenseits der Klinik – gemeindepsychiatrische Zusammenarbeit«, S. 160) und Therapien im (teil-)stationären Setting. Bei der Bezugstherapeutin bündeln sich die

Informationen. Deshalb verfasst sie in der Regel den Arztbrief oder bittet die daran Beteiligten, ihre Beiträge einzureichen.

Einzelgespräche und Entlassungsplanung

Der Vollständigkeit halber erwähne ich diese beiden Punkte schon an dieser Stelle. Näheres dazu entnehmen Sie bitte den nachfolgenden Kapiteln.

Rechnen Sie als Faustregel erst einmal mit einem Einzelgespräch in der Woche mit jeder Patientin, die Ihnen bezugstherapeutisch anvertraut ist. Dieses Gespräch muss nicht unbedingt die klassischen 50 Minuten dauern. Hin und wieder bietet es sich an, die Zeit auf mehrere Termine aufzuteilen. In einigen Kliniken sind aber auch mehrere 50-minütige Gespräche pro Woche üblich (oft handelt es sich um Privatstationen). Sollten Sie die Kapazitäten haben, spricht nichts dagegen, dies zu tun, Sie sollten allerdings die Indikation dazu kennen. Das könnte zum Beispiel der Fall sein, wenn eine Expositionstherapie notwendig ist (mehrere Stunden hintereinander) oder wenn Sie aufgrund der Persönlichkeitsstruktur der Patientin viel Kontakt brauchen, um arbeiten zu können (z. B. bei schizoiden Patientinnen).

In der Regel wird die Entlassung aus der Klinik langfristig geplant. Behalten Sie dies im Auge und ermöglichen Sie eine oder mehrere Belastungserprobungen (s. Kapitel »Das therapeutische Einzelgespräch« und »Jenseits der Klinik – gemeindepsychiatrische Zusammenarbeit«) und die Planung der Weiterbehandlung (medizinisch, psychotherapeutisch und sozial, s. S. 160). In psychosomatischen Kliniken wird oft ein Nachschlag beim Kostenträger vereinbart, wenn Patientinnen noch nicht ihre gesteckten Ziele erreicht haben oder noch sehr symptombelastet sind. Planen Sie vor der Entlassung unbedingt eine Abschlussdiagnostik ein, um den Krankheitsverlauf und die Besserung während des Klinikaufenthaltes zu objektivieren und zu evaluieren.

Dokumentation

»Wer schreibt, der bleibt.«
Redensart

Viele empfinden die Dokumentation als leidig, doch Psychotherapeutinnen sind dazu verpflichtet. Dies regeln die Berufsordnung und der Bundesmantelvertrag, genauer: die Psychotherapievereinbarung. Sie sollten sich also gleich zu Beginn der Tätigkeit mit dieser lästigen Pflicht auseinandersetzen.

Machen Sie sich ein Bild von den Akten und den darin enthaltenen Unterlagen. Dann wissen Sie erstens genauer, was von Ihnen erwartet wird, und können sich zweitens ein paar Formulierungshilfen abschauen. Fragen Sie auch Ihre Kolleginnen, welche Aufgaben Psychotherapeutinnen in Ihrer Klinik haben, was die Dokumentation anbelangt. Das Krankenhaus ist verpflichtet, die Dokumentation 30 Jahre nach dem Behandlungsende aufzubewahren. In der ambulanten Praxis sind es nur zehn Jahre. Dokumentation ist zeitnah zu erledigen, das bedeutet, Sie sollten noch am gleichen Tag die Gespräche des Tages dokumentieren (Kandale & Rugenstein 2014).

In den meisten Kliniken wird die Dokumentation elektronisch geführt. Dafür existieren Systeme, mit denen Sie sich vertraut machen sollten (z. B. IQ5/clinical software, Nice, Avedis). Zu Beginn wirken diese Systeme etwas unübersichtlich. Lassen Sie sich davon nicht abschrecken, Sie werden nach und nach die für Sie relevanten Funktionen entdecken und bedienen können. Sollten Sie nicht weiterkommen, bitten Sie um ein Training oder eine Einführung durch die IT-Beauftragte.

Sie entscheiden, welche Informationen im Team geteilt werden.

Im Zusammenhang mit einem elektronischen Dokumentationssystem sollten Sie sich Gedanken darüber machen, wer Ihre Dokumentation lesen kann, und gegebenenfalls die Einstellungen an Ihrem Account überprüfen. Transparenz ist ein hohes Gut, dennoch müssen nicht alle Teammitglieder über Details der psychotherapeutischen Einzelgespräche Auskunft haben. Es obliegt Ihnen zu entscheiden, welche Informationen relevant sind und im Team geteilt werden. Sollte es keine elektronische Akte geben und sollten Sie angehalten sein, handschriftlich zu dokumentieren, dann tun Sie das bitte leserlich.

In der Regel wird zwischen einer Basis- und einer Verlaufsdokumentation unterschieden. Die erste beinhaltet die Stammdaten. Das sind zum Beispiel demografische Angaben und Diagnosen, alte Befundberichte und biografische Anamnesen. Sie dient dem Zweck, dass Informationen bei einem erneuten Aufenthalt aus alten Akten übernommen werden können und nicht jedes Mal neu angelegt werden müssen. Nicht selten werden Patientinnen auf psychiatrischen Stationen wieder aufgenommen. In der Verlaufsdoku werden die aktuell relevanten Termine, Therapieinhalte, Befunde etc. dokumentiert.

Inhaltlich sollten Sie sich an die Faustregel »So viel wie nötig, so wenig wie möglich« halten. Die Dokumentation hat üblicherweise mehrere Funktionen: Sie dient dem Nachweis der erbrachten Leistung, der rechtlichen Absicherung und als Gedächtnisstütze für Dokumentierende. Sie sind verpflichtet, alle relevanten Informationen angemessen zu erfassen. Auch wenn es im Gesetzestext nicht explizit geregelt ist, sollten Sie auf Stichworte verzichten, da diese nach einiger Zeit nur noch sehr schwer nachzuvollziehen sind. Es existieren keine einheitlichen Regelungen zum Umfang oder Form der Dokumentation, dennoch sollten Sie einige Punkte bei Ihrer Dokumentation beachten. Insbesondere sollten Sie relevante Veränderungen, Gefährdungsbeurteilung, Diagnosen und den Therapieverlauf mitsamt Ihrer Interventionen und deren Wirkungen dokumentieren. Auch Ihre Kolleginnen werden umfangreich dokumentieren. In der Regel ist die Basisdokumentation schon erledigt, wenn Sie das erste Mal dokumentieren müssen. Selbstverständlich kann es aber auch vorkommen, dass Sie gebeten werden, die Akte anzulegen.

In rechtlich schwierigen Situationen werden Psychotherapeutinnen hin und wieder aufgefordert, »gut zu dokumentieren«. Damit ist gemeint, alle ergriffenen Maßnahmen aufzuschreiben. Gibt die Patientin beispielsweise ein Antisuizidversprechen mit Handschlag, woraufhin der Ausgang am Wochenende geplant wird, sollte dies so aufgeschrieben werden. Besondere Ereignisse wie Auto- oder Fremdaggression sollten stets dokumentiert werden.

Nach dem Patientenrechtegesetz haben Patientinnen Einsichtsrechte in ihre Krankenakten, also auch in Ihre Dokumentation und alle anderen schriftlichen Unterlagen. Das Bürgerliche Gesetzbuch (§ 630 BGB) regelt die Einsichtsrechte. Diese sind auf Wunsch umfänglich zu gewähren. Wenn eine Patientin stirbt, erben die Angehörigen dieses Recht, es sei denn, dies war nicht im Sinne der Patientin. Sie sollten also so dokumentieren, dass Patientinnen Ihre Akten lesen können. Das bedeutet nicht, dass Sie keine Fachtermini verwenden dürfen, Sie sollten sich aber mit Wertungen oder Ihren Gefühlen zurückhalten. Dokumentieren Sie sachlich und wertschätzend. Reaktionen auf Geschehnisse und Interventionen

Ihre Patientinnen haben Einsichtsrechte in Ihre Dokumentation, dokumentieren Sie also sachlich und wertschätzend.

sowie deren Verarbeitung sind für den therapeutischen Prozess relevant und damit auch die zentralen Punkte der Dokumentation. Ein Punkt, der in der Fachwelt immer wieder auftaucht, wenn es um Einsichtsrechte von Patientinnen geht, sind die persönlichen Notizen der Therapeutin. Sind diese ebenfalls zu offenbaren? Die Antwort lautet: Im Zweifelsfall ja, dokumentieren Sie deshalb nur einmal und ganz offiziell.

BEISPIEL für die Dokumentation einer Sitzung:

Frau O. erscheint zwanzig Minuten zu spät zu unserem Termin. Sie habe heute große Schwierigkeiten gehabt, aus dem Bett zu kommen, und in der Folge ihren Bus in die Tagesklinik verpasst. Sie berichtet, unter Grübelgedanken zu leiden. Sie wirkt unruhig, spricht sehr leise. Sie fühle sich schuldig und wertlos, mache sich für alles verantwortlich. Ihre Stimmung sei nach wie vor sehr gedrückt, sie habe zu nichts Lust.

INTERVENTION Psychoedukation zum Thema Depression (Symptome und Depressionsspirale). Wir besprechen die Gedankenstopptechnik.

HAUSAUFGABE Gedankenstopp mindestens dreimal am Tag üben, Protokoll führen.

NÄCHSTER TERMIN 20.02.20 um 9:30 Uhr.

WICHTIGE EREIGNISSE Frau O. distanziert sich aktuell glaubhaft von akuter Suizidalität, sie wirkt absprachefähig.

Arztbriefe und Epikrisen

Sollten Sie das Vergnügen haben, einen Arztbrief, eine Epikrise oder Teile davon verfassen zu müssen, fragen Sie sich bitte zuerst, wer diesen Brief erhält. In der Regel wird er an die behandelnde Hausärztin oder ambulante Psychiaterin geschickt. Ambulante Psychotherapeutinnen oder die ambulante Wohnbetreuung sind in der Regel nicht die Adressatinnen, auch wenn sie oft deutlich enger mit der Patientin arbeiten. Allerdings fragen sie und andere häufig nach Kopien, damit haben Sie oft eine stille Mitleserschaft. Arztbriefe sind kurz, Epikrisen sind ausführlicher (LINDEL & SELLIN 2007). In der Regel werden Sie Briefe in Zusammenarbeit mit Ihren ärztlichen Kolleginnen verfassen. Diese müssen bestimmte Inhalte auf jeden Fall beisteuern.

Mit einiger Sicherheit finden Sie in Ihrer Klinik ein elektronisches Formular, in das Sie die Inhalte Ihres Briefes einfügen können. Bevor Sie einen Brief schreiben, lesen Sie sich die Briefe Ihrer Kolleginnen durch, am besten über Patientinnen, die Sie kennen. Gute Formulierungen können Sie ruhig in Ihr Repertoire übernehmen.

Schildern Sie kurz und knackig den Verlauf der Einzel- und Gruppentherapie. Was waren relevante Themen? Was waren Ihre Interventionen? Wie lief es in der Gruppe? Wie hat die Patientin auf die Therapie reagiert? Wie ist der Eindruck zum Entlassungszeitpunkt? Wie geht es weiter? Auch die Ergebnisse psychologischer Diagnostik (Anfangs-, Verlaufs- und Entlassungsdiagnostik) müssen unbedingt im Arztbrief dargestellt werden. Es bietet sich an, diese mit einem Interpretationshinweis zu versehen.

Formulieren Sie den Brief bedingungslos wertschätzend, denn er wird Ihrer Patientin anhaften.

Inhaltlich dreht es sich hier meist um die Aufnahmesituation, wichtige biografische Eckdaten, Diagnose (inkl. Psychodiagnostik), Behandlungsverlauf (medikamentös, psychotherapeutisch, sozialtherapeutisch, ergotherapeutisch usw.), weiterführende Behandlung und Entlassungsmedikation. In einigen Fällen kommen noch somatische Befunde hinzu. Machen Sie sich Gedanken darüber, wie Sie welche Inhalte verschriftlichen wollen. Es ist keine gute Lösung, einfach alle Inhalte in den Brief aufzunehmen, weil Sie zeigen möchten, dass Sie gewissenhaft gearbeitet haben. So sind Einzelheiten aus psychotherapeutischen Gesprächen inhaltlich nicht relevant für die Hausärztin. Filtern Sie noch etwas stärker als bei Ihren Schilderungen im Team. Sollten Sie zu dem Schluss kommen, dass Sie bestimmte Inhalte benennen wollen, überlegen Sie genau, wie Sie dies formulieren möchten. Die interessierte Weiterbehandelnde hat dann Anlass genug, die Betroffene selbst zu fragen oder sich eine Schweigepflichtsentbindung geben zu lassen und Sie anzurufen. Die Inhalte des Briefes sollten unbedingt bedingungslos wertschätzend formuliert sein, denn sie werden der Patientin anhaften und möglicherweise an einigen Stellen für sie wieder auftauchen. Nennen Sie Ressourcen.

Diagnostik

Die Diagnostik gehört zu den Kernaufgaben in der Klinik. Berufseinsteigerinnen sollten sich früh einen Überblick über die vorhandene Testbatterie verschaffen und sich mit den Tests vertraut machen. In den Testhandbüchern finden Sie alle wichtigen Informationen zu Gütekriterien, Anwendungsbereich, Normen, Auswertungs- und Interpretationshinweisen. Inhaltlich werden in Kliniken am häufigsten Testungen zu Demenzen, Depression, Persönlichkeitsstörungen oder -stilen,

Schizophrenie, Substanzstörungen und Intelligenz oder Teilaspekten davon durchgeführt.

Gehen Sie vor der Testung sicher, dass sie im aktuellen Kontext sinnvoll ist.

Wenn Sie im vollstationären psychiatrischen Bereich arbeiten, können Sie sich zum Beispiel fragen, ob Ihr Test aussagekräftig ist bei einem Menschen, der akut an einer psychischen Störung leidet. Auf die Ergebnisse eines Demenztests bei einem Menschen mit einer schweren depressiven oder psychotischen Episode können alle Beteiligten verzichten. Wie sind die psychometrischen Eigenschaften des Tests? Misst der Test die zu messenden Konstrukte? Wenn Sie eine Verlaufsmessung machen wollen, sollten Sie darauf achten, dass Ihr Instrument änderungssensitiv ist. Die Testlänge und der intellektuelle Anspruch des Tests sollten zum aktuellen Zeitpunkt zumutbar sein. Vor der Testung sollten alle notwendigen Materialien wie Testbögen bzw. Interviewheft o.Ä., Auswertungsbögen oder -datei, Interpretationshilfe oder -manual bereitliegen. Planen Sie genügend Zeit ein und berücksichtigen Sie, dass viele Tests in klinischen Situation länger dauern als unter Studienbedingungen. Gehen Sie sicher, dass die Testsituation ungestört ist.

Klären Sie die Patientin vorher über Sinn und Zweck der Testung auf.

Die Patientinnen sollten über ihr Recht aufgeklärt werden, die Testung jederzeit abzubrechen, und darüber in Kenntnis gesetzt werden, dass Testungen Pausen nur schlecht vertragen. Erklären Sie unbedingt, dass es keine richtigen und falschen Antworten gibt. Zu guter Letzt sollten Sie klären, dass alle benötigten Hilfsmittel in erreichbarer Nähe sind (z.B. Hörgeräte inklusive funktionierender Batterien, Brillen, Wasserglas, Stifte). Manche ältere Patientinnen haben Schwierigkeiten mit dem Hören, bemühen Sie sich also, laut, deutlich und langsam zu sprechen. Es spricht nichts dagegen, nachzufragen, ob das Gesagte sowohl akustisch als auch inhaltlich verstanden wurde. Für Menschen, die schlecht hören, kann es sehr unangenehm sein, immer wieder nachfragen zu müssen. Schaffen Sie eine sachliche und freundliche Gesprächsatmosphäre. Dabei hilft der Explorationsleitfaden. Er erleichtert den Einstieg und die spätere Zusammenfassung der Eindrücke.

Beobachten Sie während der Testung gut.

Wie wirkt die Patientin affektiv? Ist sie so nervös, dass es möglicherweise die Ergebnisse beeinträchtigen könnte? Wie motiviert wirkt die Patientin? Arbeitet sie gut mit oder bleibt sie passiv? Wie ist die Interaktion zwischen Ihnen beiden? Wie ist die Auffassung der Patientin? Versteht sie die Aufgaben? Sprechen Sie laut und deutlich und halten Sie direkten Blickkontakt.

Die Ergebnisse müssen der Patientin zurückgemeldet und erläutert werden. Beachten Sie bei der Interpretation und Rückmeldung der

Testergebnisse, dass ein Test nur einen Teil der Realität abbilden kann, nämlich den, der zu einem bestimmten Zeitpunkt mit einem Konstrukt gemessen wurde. Testbefunde sind eben auch nur Testbefunde. Und damit anfällig für Messfehler und Verzerrungen.

Nach der Testung heißt es auswerten, interpretieren und den Befund verschriftlichen.

Bitte beachten Sie beim Testen immer, dass Screeningverfahren keine umfassende Diagnostik ersetzen können, sondern nur einen Hinweis darauf liefern, ob Sie weiter testen müssen. Differenzialdiagnostik ist wichtig.

TABELLE 1 Beispiele häufig verwendeter Testverfahren

Störung	Test	Was wird gemessen?
Allgemeine Skalen	Symptom-Checkliste-90-Standard (SCL-90-S; FRANKE 2014)	Selbstbeurteilung, subjektive Beeinträchtigung durch körperliche und psychische Symptome
	Brief Psychiatry Rating Scale (BPRS; OVERALL & GORHAM 1962)	Fremdbeurteilung, misst das Ausmaß an Psychopathologie, veränderungssensitiv, wird oft bei Psychosen eingesetzt
Depression	Beck-Depressions-Inventar (BDI II; deutsche Fassung HAUTZINGER u. a. 2009)	Selbstbeurteilung, aktuelle Schwere der Depression
	Hamilton Depression Rating Scale (HAMD, HAMILTON 1960)	Fremdbeurteilung, aktuelle Schwere der Depression
Substanzstörungen	Alcohol Use Disorder Identification Test (AUDIT; BARBOR u. a. 2001)	Selbstbeurteilung, Screening auf alkoholbezogene Störung
	Münchner Alkoholismus-Test (MALT; FEUERLEIN u. a. 1999)	Selbst- und Fremdbeurteilung, alkoholbezogene Störung
Demenz	Consortium to Establish a Registry for Alzheimer's Disease (CERAD Plus; Memoryclinic.ch)	Testbatterie bestehend aus sieben Tests, Goldstandard des Screenings auf Demenz
	Uhrentest (SHULMAN u. a. 1993)	Screening der visuospatialen und frontalen Fähigkeiten, Demenzscreening
Generalisierte Angststörung	Penn State Worry Questionnaire (PSWQ; MEYER u. a. 1990)	Selbstbeurteilung, Charakteristika pathologischer Sorgen

Störung	Test	Was wird gemessen?
Panikstörung	Panik- und Agoraphobie-Skala (PAS; Bandelow 2015)	Selbstbeurteilung, aktuelle Schwere der Symptome
Schizophrenie	Early Recognition Inventory (ERIraos; Maurer u.a. 2006)	Früherkennung von Psychosen im Prodromalstadium, Checkliste als Screening, Symptomliste zur Diagnostik
Intelligenz	Intelligenz-Struktur-Test 2000-R (I-S-T 2000-R; Liepmann u.a. 2007)	Erfasst elf Intelligenzbereiche, modular aufgebaut, daher sind Module auch einzeln verwendbar, eher aufwendig in der Durchführung (77 bis 130 Min.)
Persönlichkeit	Persönlichkeits-Stil- und Störungs-Inventar (PSSI; Kuhl & Kazén 2009) Strukturiertes Klinisches Interview für DSM-5 Persönlichkeitsstörungen (SCID-5-PD; früher SKID II, deutsche Version Beesdo-Baum u.a. 2019)	Selbstbeurteilung, misst die relative Ausprägung von Persönlichkeitsstilen, keine Diagnostik von Persönlichkeitsstörungen Diagnose von Persönlichkeitsstörungen (Goldstandard)
Soziale Phobie	Liebowitz Social Anxiety Scale (LSAS-S; Liebowitz 1987)	Screening auf soziale Phobie
Zwangsstörungen	Yale-Brown Obsessive Compulsive Scale (Y-BOCS; deutsche Version Hand & Büttner-Westphal 1991)	Halbstrukturiertes Interview, Schweregrad und Art der Symptome
Trauma	Impact of Event Scale (IES-R; deutsche Fassung Maercker & Schützwohl 1998)	Selbstbeurteilung, erfasst Reaktionen auf Extremereignisse, Abschätzung einer PTBS-Diagnose

Anmerkung zur Tabelle: Prüfen Sie unbedingt, welche Tests in Ihrer Institution verwendet werden. Einige der Tests sind lizenzfrei erhältlich, die meisten sind urheberrechtlich geschützt und müssen kostenpflichtig beim jeweiligen Verlag erworben werden. Einige der hier genannten Tests finden Sie im Handbuch Internationale Skalen Psychiatrie (Collegium Internationale Psychiatriae Scalarum, CIPS 2015).

BEISPIEL für Explorationsleitfaden vor einem Demenzscreening

ANMERKUNG Für den tatsächlichen Gebrauch bieten sich eher Stichworte an, sonst müssen Sie zu viel lesen und können zu wenig beobachten. Aufklärung über die Testung und Einwilligung der Patientin. Name, Geburtsdatum und Alter abfragen. (Prüfen Sie, ob das Alter stimmt.)

»Zunächst würde ich gerne wissen, warum Sie im Krankenhaus sind. Wie kam es dazu? Kennen Sie Ihre Diagnose?« Falls nichts kommt: »Können Sie mir sagen, wo wir sind? Und warum wir hier sind?«

»Haben Sie selbst Veränderungen an sich festgestellt, was Ihr Gedächtnis, Ihre Aufmerksamkeit oder Konzentration anbelangt? Beispiele: Müssen Sie sich einen Einkaufszettel schreiben? Können Sie einen Zeitungsartikel bis zum Ende durchlesen? Wie ist es damit, den roten Faden zu behalten, wenn Sie einen Film schauen? Haben Sie sich in der letzten Zeit einmal verlaufen, obwohl Sie den Weg eigentlich kannten? Haben Sie Schwierigkeiten, sich neue Namen oder Gesichter zu merken? (Wissen Sie noch, wie ich heiße?) Verlegen oder verlieren Sie häufiger Sachen? Kommen Sie häufiger nicht auf Worte, auch wenn diese ganz naheliegend sind?« Wenn ja, eigenes Beispiel.

»Haben andere Leute Ihnen schon einmal zurückgemeldet, dass Sie vergesslicher oder schusseliger geworden sind?
Seit wann ist das so?
Kam das eher schleichend oder plötzlich?
Haben Sie noch andere Veränderungen festgestellt oder die Rückmeldung bekommen, dass Sie sich verändert hätten?
Waren Sie damit schon bei einer Ärztin?
Wie ist Ihre Lebenssituation? Arbeiten Sie? Wie leben Sie (allein, mit anderen zusammen)?
Trinken Sie Alkohol oder konsumieren Sie irgendwelche anderen Substanzen, Medikamente? Wenn ja, wie viel etwa (Frequenz und Menge abfragen)? Seit wann ungefähr?
Was arbeiten Sie oder was haben Sie gearbeitet? Was ist Ihr höchster erreichter Schulabschluss? Haben Sie eine Ausbildung gemacht oder studiert? Wie lange haben Sie da gearbeitet?«

VERHALTENSBEOBACHTUNG Wie ist die Interaktion? Wirkt die Patientin motiviert und gibt sie sich Mühe bei der Erledigung der Aufgabe? Wie ist das Gespräch (berichtet sie kohärent, sprunghaft)? Kommt die Patientin pünktlich? Versteht sie die Ausführungen?

LITERATURHINWEISE

Arbeitsgemeinschaft für Methodik und Dokumentation in der Psychiatrie (AMDP) (2018): Das AMDP-System. Manual zur Dokumentation psychiatrischer Befunde. 10. korrigierte Auflage. Göttingen: Hogrefe.

Mahler, L.; Jarchov-Jardi, I.; Montag, C.; Gallinat, J. (2014): Das Weddinger Modell. Resilienz- und Ressourcenorientierung im klinischen Kontext. Köln: Psychiatrie Verlag.

Stieglitz, R.-D.; Baumann, U.; Freyberger, H.J. (2001): Psychodiagnostik in Klinischer Psychologie, Psychiatrie, Psychotherapie. Stuttgart: Thieme.

Therapeutische Haltung und Beziehungsgestaltung

Hört man Praktikern zu, dann scheinen die Haltung und die Therapiebeziehung die beiden entscheidenden Merkmale einer gelungenen Therapie zu sein. Verhaltenstherapeuten ordnen sich einem biopsychosozialen Verständnis zu. Zugleich verorten sie sich in lernpsychologischen Gefilden, denn dysfunktionales Verhalten ist genauso gelernt wie funktionales – und damit veränderbar (RIST u. a. 2010). Tiefenpsychologische Psychotherapeuten hingegen legen besonderen Wert auf Abstinenz, Neutralität, Konfliktorientierung und ein biopsychosoziales Menschenbild.
Sie werden noch einiges über die therapeutische Beziehung und die unterschiedlichen Herangehensweisen der Verfahren in Ihrer Ausbildung lernen. Die folgenden Absätze sollen Ihnen einen Einblick geben und so etwas wie den kleinsten gemeinsamen Nenner darstellen.

Was ist diese therapeutische Haltung nun ganz genau?

Zunächst ist die therapeutische Haltung ein wissenschaftlich schlecht definiertes Konzept. Am ehesten lässt sie sich als die Umsetzung der Interventionen beschreiben, eingebettet in das Menschenbild des Therapeuten, aber auch in dessen Interpretation wissenschaftlicher und praktischer Erkenntnisse (PRESS & GMELCH 2014). Welches Menschenbild Sie selbst haben und wovon das geprägt ist, werden Sie noch in der Selbsterfahrung reflektieren. Als Berufseinsteiger müssen Sie das noch nicht alles auf dem Schirm haben. Ihr Menschenbild wird sich bestimmt durch Ihre Arbeit verändern, sprechen Sie dieses Thema ruhig auch mal in der Supervision an oder beobachten Sie erfahrene Kollegen in dieser Hinsicht.
Bei der Entwicklung Ihrer eigenen therapeutischen Haltung eignet sich für den Berufseinstieg ein integrativer oder schulenübergreifender Ansatz. Dafür bieten sich die therapeutischen Grundvariablen nach Carl ROGERS (1957) an. Diese sind, abgesehen von der ersten, jeweils als ein Kontinuum zu verstehen und keinesfalls als dichotome Kategorien. Die

Variablen drei bis fünf werden oft als Therapeutenvariablen bezeichnet und kennzeichnen die Anforderungen an Therapeuten (zum Folgenden vgl. Rogers 1957; Auckenthaler 2012). Die ersten vier Variablen:

1. Damit eine Therapie stattfinden kann, muss psychologischer Kontakt bestehen, dessen sich die zwei Menschen bewusst sind. Konstruktive Veränderungen sind also nur in Beziehungen möglich.
2. Im Zustand der Inkongruenz sind Menschen ängstlich oder verletzlich. Inkongruenz bedeutet, dass eine Diskrepanz zwischen dem besteht, wie ein Mensch sich selbst sieht, und dem, wie er sich aktuell erlebt. Der Patient erlebt diesen Zustand bewusst oder unbewusst.
3. Der Therapeut ist kongruent. Das bedeutet, er bietet seinen Patienten eine aufrichtige menschliche Beziehung an, in der der Therapeut genuin er selbst ist. Therapeuten sollten sich also nicht verstecken oder Floskeln einüben, sondern vor allem sich selbst gegenüber ehrlich ihre Gefühle reflektieren und den therapeutisch nützlichen Teil davon zeigen. Die Erfahrung zeigt, dass viele Menschen mit einer psychischen Störung ein feines Gespür für menschliche Irritationen haben. Das bedeutet selbstverständlich nicht, dass die Gefühle des Therapeuten dem Patienten vollkommen ungefiltert entgegenschlagen sollten oder die therapeutische Beziehung der Befriedigung der Bedürfnisse des Therapeuten dienen sollte. Wie viel Selbstoffenbarung gut ist, hängt stark von der Situation und der Person des Therapeuten ab. Als Faustregel gilt, die Dinge erst einmal anzunehmen und dann »verdaut« wieder zurückzugeben. Seien Sie also authentisch, aber seien Sie selektiv authentisch. Manche Gefühle gehören nicht in das therapeutische Gespräch, sondern in die Selbsterfahrung oder in die Supervision.
4. Bedingungslose positive Wertschätzung bedeutet, den Patienten anzunehmen, wie er ist, und als Menschen zu akzeptieren. Es geht darum, dem Gesprächspartner gegenüber ein warmes Gefühl zu entwickeln und ihn nicht in positive und negative Eigenschaften zu unterteilen und damit bestimmte Seiten abzulehnen. Rogers merkt an, dass die perfekte bedingungslose positive Wertschätzung eher ein theoretisches Konstrukt ist, dem es sich anzunähern gilt. Je mehr davon, desto besser.

Um dies zu erreichen, ist es hilfreich, vermeintliche Dysfunktionalität als kreativen Lösungsprozess zu begreifen. Alle Störungen, aber auch alle Widerstände gegen den therapeutischen Prozess werden damit nachvollziehbar. Wer lässt sich schon gerne seine Lösung gegen abzuwehrende Gefühle wegnehmen? Motivationspsychologisch ausgedrückt gilt es, sich mit Annäherungs- und Vermeidungszielen auseinanderzusetzen. Ambivalenzen sind normal, arbeiten Sie damit. Gleichzeitig bedeutet das auch, dass nicht alles, was aus der Norm fällt oder ein vermeintlicher Tick ist, therapiert werden muss. Auch Therapeuten tun Dinge, die spleenig wirken. Zur Illustration eine kleine Anekdote: Die Therapeutin Susanne P. hatte sich aus modischen Gründen eine lange Kette zugelegt, die sie um ihre Finger zwirbelte, wenn sie nachdachte. Ein Patient in einer manischen Episode beobachtete dies und warf ihr – wie es ihm von Familienmitgliedern oft vorgeworfen worden war – vor, sie habe einen Tick und müsse erst mal selbst eine Therapie machen. Susanne P. fragte daraufhin den Patienten, wie er zu der Annahme komme, dass alle Ticks therapiert werden müssten, und schon waren die beiden in einem konstruktiveren Fahrwasser. Sozialpsychologische Grundkenntnisse z. B. über Reaktanz oder den fundamentalen Attributionsfehler helfen, schwieriges Verhalten nicht allzu persönlich zu nehmen und komplizierte Dynamiken, die manche Patienten im Klinikkontext auslösen, distanziert zu betrachten (Lammers & Schneider 2009). Therapeuten bleiben handlungsfähig, wenn sie Dinge, die im Prozess geschehen, auch auf diesen attribuieren und nicht die beteiligten Personen abwerten. Kein Patient ist nervig. Dinge, die er tut, können Therapeuten allerdings nerven. Wer es schafft, einen Menschen bedingungslos anzuerkennen, gerät weniger in die Gefahr, ihm die eigenen moralischen oder lebenspraktischen Vorstellungen aufdrücken zu wollen, und wahrt damit auch die Abstinenz. Eine weitere Konsequenz, die aus bedingungsloser positiver Wertschätzung erwächst, ist die zwingende Notwendigkeit zur Wahrnehmung von Ressourcen. Zurück zu Rogers Variablen:

5. Empathie bedeutet, sich vollständig in einen Patienten einzufühlen und seine Gefühle mitzuerleben, ohne sich darin zu verlieren. In Gesprächen gelingt dies oft von allein. Wenn nicht, kann es hilfreich sein, sich zu fragen, wie man sich selbst in der Situation fühlen würde. Überlegen Sie sich, was dem Menschen, der Ihnen gegenübersitzt, wichtig ist (Kinder, Freunde, Haustiere, moralische Werte). Wie sieht er sich selbst? Keinesfalls sollten Sie seine Gefühle abtun (das kennen viele Patienten schon von Angehörigen).
6. Wahrnehmung des mitfühlenden Verstehens durch den Patienten: Der Patient nimmt zumindest in Ansätzen das mitfühlende Verstehen wahr.

Wenn Sie sich dafür interessieren, wie Rogers selbst diese Variablen verkörpert hat, sollten Sie die unten stehenden Literaturhinweise beachten.

Die therapeutische Beziehung ist eine zwischenmenschliche Beziehung!

Die therapeutische Beziehung ist nicht nur eine zwischenmenschliche, sondern auch eine professionelle Beziehung. Sie darf zum Beispiel nie dem Zweck dienen, die Bedürfnisse des Therapeuten zu befriedigen. Die Forschung zeigt, dass sie einen sehr großen Einfluss auf den Therapieerfolg hat (z. B. Norcross & Wampold 2011). Auf ihrer Grundlage werden Interventionen überhaupt erst möglich. Zugleich sind Interventions- und Beziehungsebene nicht klar voneinander abgrenzbar (Kahraman 2008). Beispielsweise zeigte eine Studie, dass Therapien, in denen der Therapeut den Patienten auch mit unangenehmen Inhalten konfrontiert, erfolgreicher sind als nur schonende Therapien (Caspar 2013). Die therapeutische Beziehung beschreibt allerdings nicht nur Faktoren, die der Therapeut beeinflussen kann: Sie ist das, was der Therapeut und der Patient zu ihrer Beziehung beitragen und davon wahrnehmen (Sachse 2006). Den Therapeutenanteil nennt man Beziehungsgestaltung. Diese erfordert aktives Handeln und stetige Arbeit. Beziehungsgestaltung selbst korreliert nur schwach mit dem Therapieoutcome, aber stark mit der Problembewältigung (bitte beachten Sie den Kasten im anschließenden Kapitel zu Grawes Wirkfaktoren) und diese wiederum stark mit dem Erfolgsoutcome (Sachse 2006).

Recovery oder das Prinzip Hoffnung

In den letzten Jahren hat das Recoverykonzept, das aus der Psychiatrieerfahrenenbewegung stammt, einige Beachtung gefunden. Recovery ist nicht die Genesung im Sinne einer Abwesenheit von Symptomen, sondern ein individueller Prozess zu einem selbstbestimmten Leben nach der Krise. Als Kernaspekte von Recovery werden Hoffnung, Sinn und Aufgabe, Kontrolle und Wahlmöglichkeiten, Selbstmanagementtechniken, kreativer Umgang mit Risiken, Beziehungen und soziale Inklusion genannt (Zuaboni u. a. 2012). Eine recoveryorientierte Praxis bedeutet also, bedingungslos optimistisch in Bezug auf die Lebensperspektive von Betroffenen zu sein, diese in Entscheidungsprozesse einzubeziehen (»shared decision making«), personenzentrierte Angebote zu machen und originelle Entscheidungen zu respektieren, wenn nicht gar zu fördern (Amering 2011). Vielfach wird in diesem Zusammenhang auch von Empowerment gesprochen: Betroffene sollen darin unterstützt werden, eigene Entscheidungen über ihr Leben treffen zu können. Wenn Sie sich näher mit dem Thema Recovery beschäftigen wollen, finden Sie bei den Literaturhinweisen unten einige Inspirationsquellen.

ÜBUNG

Was glauben Sie, wo stehen Ihre Patienten, wenn Sie die eben genannten Kriterien für Recovery anlegen? (Vgl. Zuaboni u.a. 2012)

Wie stelle ich eine gelungene Therapiebeziehung her?

Die nun folgenden Hinweise sollen einen Überblick über die wichtigsten Strategien der therapeutischen Beziehungsgestaltung geben. Es ist unmöglich, immer alles zur gleichen Zeit zu beachten, überfrachten Sie also Ihre Ansprüche an sich selbst nicht.

→ *Flexibel sein* ←

Passen Sie die Therapiebeziehung nicht nur an diagnostische Kriterien an, sondern auch an die Bedürfnisse und Charakteristika Ihres Patienten (Lammers & Schneider 2009). Ein Patient, der in seinem Leben schlechte Erfahrungen mit kontrollierenden Bezugspersonen erlebt hat, wird möglicherweise negativ auf direktives Therapeutenverhalten reagieren (Stucki & Grawe 2007). Bei Menschen, die gerade in sehr akuten Krisen sind, kann es Ihnen aber genauso passieren, dass Sie die Verantwortung zeitweise stellvertretend übernehmen und direktive Handlungsanleitung geben müssen. Bei aller Flexibilität sollten bestimmte Regeln eingehalten werden, z. B. in Bezug auf selbstverletzendes Verhalten. Regeln können in Phasen des inneren Chaos Orientierung und Halt geben (Bohus 2002).

→ *Flexibel bleiben* ←

Seien Sie empfänglich für sich verändernde Bedürfnisse des Patienten und die Therapiephasen. Sie können sich z. B. am transtheoretischen Modell (Prochaska & DiClemente 1983) orientieren oder an dem aktuell dominanten Wirkfaktor nach Grawe (1998; s. u.) oder dem aktivierten Grundbedürfnis ausrichten (Lammers & Schneider 2009). Dabei können dialektische Strategien helfen. Das bedeutet, auf Veränderung hinzuwirken, aber gleichzeitig das Leid zu validieren und anzuerkennen, wie schwierig Veränderungen sein können (Bohus 2002). Sie können Patienten die Wahl lassen, ob sie aktuelle Themen oder langfristige Ziele bearbeiten wollen. Idealerweise bearbeiten Sie dann gemeinsam Aktuelles vor dem Hintergrund der langfristigen Ziele.

→ *Keep it simple* ←

Geben Sie knappe und verständliche Erläuterungen, wenn möglich mithilfe grafischer oder metaphorischer Darstellungen. Vermeiden Sie Fachtermini und verwenden Sie stattdessen Alltagssprache oder greifen Sie die Sprache des Patienten auf. Daraus resultieren keine Rollenschwierigkeiten wie z. B. der Verlust der Expertenrolle, sondern ein verbessertes gegenseitiges Verständnis.

Lassen Sie sich nicht zu Problemhopping hinreißen. Konkretisieren und präzisieren Sie stattdessen lieber und halten Sie die Struktur der Sitzungen ein. Bei zu vielen Problemen sollten Sie bei der Auswahl der aktuell relevantesten unterstützen und gegebenenfalls weitere Unterstützungsmöglichkeiten einbeziehen (s. Kapitel »Jenseits der Klinik – gemeindepsychiatrische Zusammenarbeit«, S. 160).

→ *Keep it real* ←

Statt auf persönliche Fragen von Patienten abweisend oder pikiert zu reagieren, sollten Sie sich gezielt der Technik der Selbstoffenbarung bedienen und die Motive des Patienten beachten. Eine echte menschliche Beziehung ist heilsam, nicht das therapeutische Pokerface. Selbstoffenbarung seitens des Therapeuten sollte allerdings wohldosiert sein und ist nur indiziert, wenn sie dem Wohl des Patienten langfristig förderlich ist (vgl. Bohus 2002; Kircher 2017). Halten Sie auf keinen Fall dogmatisch an Methoden fest, das gilt für Interventionen und Therapieschulen (Lammers & Schneider 2009).

Es empfiehlt sich ein konstruktiver und entspannter Umgang mit Rückschlägen, Entpathologisieren ist dabei eine wichtige Strategie (Hoyer u. a. 2003). Über- oder Unterforderung ist zu vermeiden. Stehen Sie zu Ihren Fehlern und nutzen Sie diese therapeutisch (Bohus 2002).

→ *Keep it nice* ←

Seien Sie empathisch. Dies gelingt z. B. durch das Verbalisieren emotionaler Erlebnisinhalte, Validieren und Verdeutlichen, dass die Probleme vor dem Hintergrund der Biografie nachvollziehbar sind. Weiter sollten Sie Wärme, Loyalität und Respekt zeigen: Sie sind für den Patienten da, setzen sich für ihn ein (Norcross & Wampold 2011). Die Patienten entscheiden über den Verlauf ihres Lebens, daher ist Offenheit gegenüber kreativen oder ungewöhnlichen Lösungsansätzen empfehlenswert. Das bedeutet: Gehen Sie auf Anregungen und Vorschläge des Patienten ein. Diese Techniken können Ihnen dabei helfen (vgl. Kircher 2017):

- aktives Zuhören und sich aufrichtig interessieren;
- offene Fragen, soziales Grunzen (»mmh«, »ja«, »aha!«);
- paraphrasieren;
- Ressourcen aktivieren, Werte und Ziele des Patienten herausarbeiten;
- dysfunktionales interaktionelles Verhalten auf akzeptable Motive zurückführen;
- über gesunde Anteile sprechen und diese unterstützen.

Auch gemeinsames Lachen ist gut: Mit feinfühlig eingesetztem Humor können Sie unangenehme Situationen erleichtern (s. dazu auch Kapitel »Was Sie für sich selbst tun können«, S. 197). Würdigen Sie Erfolge und drücken Sie Freude über kleine Fortschritte aus. Aber Achtung: Würdigen Sie nur Dinge, die Anstrengung gekostet haben (Hoyer u. a. 2003). Falls nötig, dürfen Sie auch mal Cheerleading machen.

Konfrontation benötigt Beziehungskredit.

Fahren Sie keinen übermäßig konfrontierenden Stil. Vor allem nicht, wenn er in Ihren hohen Ansprüchen wurzelt. Konfrontation kann sehr heilsam sein, sollte aber wohldosiert eingesetzt werden. Die therapeutischen Beziehungen im stationären psychiatrischen Setting sind kurz, überfordern Sie also sich und Ihre Patienten nicht. Im tagesklinischen Setting oder in der psychosomatischen Klinik haben Sie etwas mehr Zeit. Wenn Sie das Gefühl haben, Sie hätten genug Beziehungskredit aufgebaut, können Sie konfrontieren (Sachse 2006). Versuchen Sie, sich und Ihre Patienten nicht zu überfordern. In jahrelangen ambulanten therapeutischen Beziehungen haben Sie mehr Spielraum. Das bedeutet nicht, dass Sie bagatellisieren, beschwichtigen oder schönreden sollen. Wählen Sie lieber einen geschmeidigen Umgang mit Widerstand, drücken Sie Empathie aus, entwickeln Sie gemeinsam Diskrepanzen wie im Motivational Interviewing (z. B. Miller & Rollnick 2015, s. Literaturhinweis Kapitel »Weitere besondere Situationen im Klinikalltag«, S. 139). Machen Sie keine negativen oder abwertenden Kommentare gegenüber dem Patienten oder seinem Erleben (auch nicht in Bezug auf andere Patienten, die gerade nicht im Raum sind, oder den Kollegen gegenüber). Die Unterscheidung zwischen Person und dysfunktionalem Verhalten ist zentral (Rogers 1957)!

→ *Keep it clear* ←

Übernehmen Sie aktiv und klar die Therapeutenrolle. Sie sind der Experte für die Therapie, und Ihr Patient ist der Experte für sich.

Nähe und Distanz müssen reguliert, Grenzen eingehalten werden, denn Abstinenz ist ein sehr hohes Gut (s. Kapitel »Weitere besondere Situationen im Klinikalltag«, S. 139, KIRCHER 2017). Ein professionelles Auftreten ist empfehlenswert. Dazu gehört auch, dass Sie sich einigermaßen vorhersagbar verhalten: Achten Sie auf Stringenz und Konsequenz. Strukturieren Sie die Sitzungen und kommen Sie nicht zu spät. Vermeiden Sie es, Sitzungen zu vergessen, spontan zu verschieben oder frühzeitig zu beenden. Gehen Sie sorgsam mit Akten und Unterlagen um. Verhalten Sie sich transparent, überlassen Sie Patienten Wahlmöglichkeiten, erklären Sie Ihr Vorgehen (HOYER u. a. 2003). Fragen Sie auch mal nach, ob von Ihnen Erklärtes akustisch und inhaltlich verstanden wurde (insbesondere ältere Patienten hören hin und wieder schlecht und tun dies erst auf Nachfrage kund).

→ *Stimmig sein* ←

Stellen Sie auch nonverbal Signalkongruenz her. Das gelingt Ihnen durch eine ruhige, offene und zugewandte Körperhaltung, Nicken, sozial angemessenen Abstand, moderate Gestik, flexiblen Blickkontakt sowie freundliche und aufmerksame Mimik (GRAWE 2004; HOYER u. a. 2003; KIRCHER 2017). Vermeiden Sie es, auf die Uhr zu schauen, und stellen Sie lieber einen Wecker auf den Tisch, den Sie beide sehen können (KIRCHER 2017).

Wir sind alle mal aufgeregt oder gestresst und fühlen uns gerade nicht in der Stimmung, nett und aufmerksam zu sein. Bitte werfen Sie sich das nicht vor, denn aller Anfang ist schwer, und auch erfahrene Therapeuten sind nicht immer entspannt. Wenn das so sein sollte, sorgen Sie dafür, dass Sie bald kongruenter werden können. Kümmern Sie sich um sich selbst (s. Kapitel »Was Sie für sich selbst tun können«, S. 197) und sichern Sie sich Unterstützung.

→ *Feedback einholen* ←

Therapeuten sollten sich in angemessenem Rahmen Rückmeldung einholen, indem sie den Patienten fragen, wie es ihm im Kontakt geht und welche Wünsche und Erwartungen er hat. Beachten Sie die Perspektive des Patienten, denn zur Vorhersage des Therapieerfolges eignet sich das

Therapeutenurteil weniger als das des Patienten (NORCROSS & WAMPOLD 2011). Fragen Sie also nach Fortschritten, machen Sie Verlaufskontrolle anhand von Fragebögen. Kritik seitens Patienten gilt es ernst zu nehmen und zu überdenken. Reflektieren Sie sich und Ihr Verhalten stets.

LITERATURHINWEISE

GREEN, H. (2000): Ich habe dir nie einen Rosengarten versprochen: Bericht einer Heilung. 16. Auflage. Hamburg: Rowohlt Taschenbuch.

KNUF, A. (2016): Empowerment und Recovery. Köln: Psychiatrie Verlag.

LAUFEND, A. (2010): Morgen bin ich ein Löwe. Wie ich die Schizophrenie besiegte. 2. Auflage. München: BTB Verlag.

SACHSE, R. (2006): Therapeutische Beziehungsgestaltung. Göttingen: Hogrefe.

VIDEOHINWEISE

ROGERS, Perls und Ellis im Gespräch mit der Patientin Gloria. Über YouTube verfügbar: https://www.youtube.com/watch?v=NFT89grAUOI

Ted Talks zum Thema »mental health« (Videos) im Internet frei verfügbar: z. B.

Eleanor LONGDEN (2013): The voices in my head. https://www.ted.com/talks/eleanor_longden_the_voices_in_my_head.

Elyn SAKS (2012): A tale of mental illness – from the inside. https://www.ted.com/talks/elyn_saks_a_tale_of_mental_illness_from_the_inside

Joshua WALTERS (2011): On being just crazy enough. https://www.ted.com/talks/joshua_walters_on_being_just_crazy_enough/discussion#t-84337

Das therapeutische Einzelgespräch

Die individuellen Ziele, die während einer Behandlung in der Klinik verfolgt werden, können je nach Kontext recht unterschiedlich aussehen. Häufig ist der zeitliche und damit auch der inhaltliche Rahmen begrenzt. Ihre Aufgabe ist es, sich Ihrer Klientel anzupassen, sich zu fokussieren und zu strukturieren.

Deshalb finden Sie in diesem Kapitel einen Abriss über die wichtigsten Themen in Einzelgesprächen, zu herausfordernden Situationen als Bezugstherapeutin und einige hilfreiche Beispielformulierungen. Auf der Metaebene sollte für alle Patientinnen gelten, dass es um eine positive Beziehungserfahrung mit dem Helferinnensystem geht.

Inhalte

In Therapiegesprächen müssen einerseits Ziele mit der Patientin gemeinsam identifiziert werden, andererseits müssen diese unbedingt realistisch sein. Daher ist es ratsam, sich schon im Vorfeld ein paar Gedanken darüber zu machen. Therapieziele aus psychotherapeutischen Manualen können für akut erkrankte Patientinnen zu hoch sein. Wenn Sie auf einer psychotherapeutischen Station oder in einer psychosomatischen Klinik arbeiten, haben Sie in der Regel mehr Zeit und stabilere Patientinnen. Da können Sie näher an der störungsspezifischen Literatur arbeiten. In allen Fällen lohnt sich aber ein Blick in die störungsspezifische Literatur.

Und dann sind da ja auch noch die Ziele und Erwartungen Ihrer Kolleginnen an Ihre Gespräche: Ärztinnen wollen zum Beispiel oft eine abgesicherte Diagnose, oder es sollen bestimmte Regeln eingehalten werden und Sie sollen die Botschaft überbringen.

Exkurs Die SMART-Regel

Als Faustregel für Ziele bietet sich die SMART-Regel an. Diese geht auf die Zielsetzungstheorie nach Locke und Latham (1990) zurück: Ziele sollen »specific« (spezifisch), »measureable« (messbar), »attainable« (erreichbar), »realistic« (realistisch) und »time-phased« (auf einen bestimmten Zeitraum bezogen) sein.

In den Gesprächen wird es viel um das aktuelle Geschehen auf der Station oder in der Bezugsgruppe gehen, die unmittelbare Zeit vor der Aufnahme und die Zeit nach der Entlassung, bei tagesklinischen Patienten um die Zeit zu Hause und das Therapiegeschehen in den Gruppen. Eine Aufarbeitung der Biografie oder Offenlegung von Traumata sind in beiden Rahmen eher nicht indiziert. In der Klinik geht es vorrangig um Psychoedukation, Ressourcenaktivierung sowie Hoffnung, Stabilisierung, Verhinderung und Prophylaxe von Suiziden und erneuten Dekompensationen, Motivation zur Weiterbehandlung und Akzeptanz von Gesundheitsangeboten (vgl. Klingberg & Hesse 2014). Für Patientinnen im teilstationären Setting oder in der psychosomatischen Klinik spielen oft zusätzlich das Wiedererlangen einer eigenständigen und haltgebenden Tagesstruktur, der Erhalt des Arbeitsplatzes oder Konflikte in der Familie eine große Rolle. In diesem Rahmen können Sie sich auch mal an anspruchsvollere Interventionen wie eine Exposition herantrauen. Die notwendige inhaltliche Fokussierung in allen genannten Settings bedeutet dabei übrigens nicht, dass Sie auf psychotherapeutische Strategien verzichten sollen. Im Gegenteil: Das Herausarbeiten von Ambivalenzen, Containing, Validieren etc. sind hier außerordentlich hilfreich.

Versuchen Sie, keine allzu detaillierten Modelle einzuführen und keine übermäßig komplizierten Interventionen anzustoßen, die im jeweiligen Kontext nicht zu Ende zu führen sind. Die eine oder andere Neueinsteigerin beschleicht das Gefühl, dass gar keine echte Therapie stattfände, weil ständig Alltägliches an sie herangetragen wird und sich das Gespräch um Regeln, Konflikte mit der Bettnachbarin oder aus der Bezugsgruppe dreht. Konzentrieren Sie sich in diesen Fällen erst mal auf den heilsamen menschlichen Kontakt und bedenken Sie, dass die Bearbeitung von Reibungspunkten für viele Menschen therapeutisch äußerst hilfreich ist.

Lassen Sie sich nicht verunsichern, Sie arbeiten psychotherapeutisch.

BEISPIELE für Behandlungsziele und mögliche Interventionen:

AKZEPTANZ VON GESUNDHEITSANGEBOTEN z. B. Medikamentencompliance während des stationären Aufenthaltes und nach Möglichkeit im Anschluss daran bei einer Patientin mit paranoider Schizophrenie.

INTERVENTIONEN Psychoedukation, Einbezug der behandelnden Ärztin zur Aufklärung über mögliche Alternativen, Besprechen der Vor- und Nachteile der Pharmakotherapie, Herausarbeiten der Nebenwirkungen und möglicher Strategien zum Symptommanagement, Umgang mit Widerständen, Eindenken in das System der Patientin: Medikamente sollen vor allem den Leidensdruck mindern, sie können zum Beispiel in Ordnung sein, wenn durch sie die Angst weniger wird.

RESSOURCENAKTIVIERUNG z. B. schrittweiser Abbau depressiver Einengung nach Verstärkerverlust (z. B. Trennung) bis zur Entlassung.

INTERVENTIONEN Gesunde Anteile herausarbeiten: Was hat früher mal Vergnügen bereitet? Welche wichtigen Bezugspersonen gibt es? Welche schönen Erlebnisse hatte die Patientin? Gibt es Dinge, die überdauernd positives Feedback geben, z. B. Haustiere? Perspektive wechseln: Was ist vielleicht auch langfristig hilfreich an der Krise?, Feenfrage.

MOTIVATION ZUR WEITERBEHANDLUNG z. B. wöchentlicher Besuch einer Selbsthilfegruppe (SHG) für alkoholabhängige Menschen im nächsten Jahr oder einer ambulanten Psychotherapie.

INTERVENTIONEN Psychoedukation zur Wirksamkeit von SHG, Formen von SHG, Ängsten und Befürchtungen sowie Vor- und Nachteile, realistische Terminplanung und Logistik besprechen, Umfeld zur Unterstützung der Aufrechterhaltung einbeziehen (z. B. Ehefrau einladen und Vorhaben besprechen), ersten Besuch planen.

SUIZIDPROPHYLAXE z. B. Verhinderung eines Suizidversuchs.

INTERVENTIONEN Hoffnung induzieren, suizidales Erleben fokussieren, Psychoedukation, Erstellen eines Notfallplans, Einbezug von eingeweihten Angehörigen, Aufbau positiver Aktivitäten, zu Weiterbehandlung motivieren und möglicherweise einleiten (vgl. TEISMANN u. a. 2018).

Wirkfaktoren nach Klaus GRAWE (1998)

Motivationale Klärung: Unterstützung bei der Einsicht in schwierige Muster, Problemzusammenhänge, die Wünsche der Patientin kennenlernen

Problemaktivierung: emotionales Erleben der Probleme im Therapiesetting z. B. durch Exposition in sensu

Problembewältigung: Unterstützung bei der Selbsthilfe, Techniken vermitteln (z. B. Skills)

Ressourcenaktivierung: Nutzen der Stärken, Veränderung der Perspektive

Der erste Kontakt

Bevor eine Patientin das Zimmer einer Therapeutin betreten kann, muss sie vom gemeinsamen Termin wissen. Dazu sollten Sie sich ihr vorstellen und einen Zettel mit dem Termin aushändigen. Möglicherweise müssen Sie noch beschreiben, wo Sie zu finden sind.
Die Funktion des ersten Gespräches ist es, sich kennenzulernen und Informationen zu sammeln. Eine Möglichkeit, der Patientin die Situation etwas zu erleichtern, ist es, zunächst einen Icebreaker einzusetzen. Das gibt Gelegenheit, sich im Raum zu orientieren.

BEISPIELE für Icebreaker:

»Schön Sie zu sehen. Haben Sie den Weg in mein Büro gleich gefunden?«
»Da sind Sie ja schon. Ich mache noch gerade das Fenster zu, nehmen Sie doch schon einmal Platz.«
»Möchten Sie ein Glas Wasser?«

Danach sollten Sie in knappen Worten etwas über sich erzählen und den Rahmen abstecken:
»Ich wollte mich heute gerne mit Ihnen zusammensetzen, weil ich Sie gerne kennenlernen möchte. Ich fühle mich als Bezugstherapeutin für Sie zuständig. Ich bin Frau Müller und Psychotherapeutin hier in der Tagesklinik. Sie können mich jederzeit ansprechen, wenn Sie eine Frage haben oder Unterstützung bei irgendetwas brauchen. Was wir miteinander besprechen, unterliegt der Schweigepflicht, mit meinen Kolleginnen im Team werde ich mich allerdings hin und wieder austauschen. Ich würde sehr gerne von Ihnen erfahren, was Sie hierhergeführt hat oder wobei ich Sie unterstützen kann.«

Hin und wieder kann es vorkommen, dass Patientinnen dann nicht wissen, wo sie anfangen sollen. Dann bietet es sich an, eine konkretere Frage zu stellen oder in wertschätzenden Worten und immer unter dem Vorbehalt, dass es sich um Fehlinformationen handeln könnte, etwas anzusprechen, was schon zur Aufnahmesituation bekannt ist:
»Wenn ich meine Kolleginnen richtig verstanden habe, dann war der Auslöser für Ihre Krise eine schwierige Situation bei Ihrer Arbeitsstelle. Wie geht es Ihnen jetzt damit?«
»Wie geht es Ihnen hier in der Tagesklinik?«

Manche Therapieschulen legen großen Wert auf das therapeutische Schweigen, denn in der Stille kann sich emotional einiges regen. Für Menschen mit schweren psychischen Störungen kann das überfordernd sein. Sie sind oft nicht gewohnt, über ihr Erleben zu sprechen, oder Sprache ist nicht ihr Medium. Helfen Sie also ruhig ein bisschen.
Schrauben Sie Ihre Erwartungen an sich nicht zu hoch: Sie haben noch ein ganzes Berufsleben Zeit, den perfekten Gesprächsanfang zu finden. Versuchen Sie aber, bei der ganzen Aufregung des Anfangs nicht ins Schwadronieren zu kommen. Offene Fragen laden das Gegenüber eher zum Erzählen ein als geschlossene.

Der Informationsfluss muss behutsam strukturiert und geleitet werden, sollte aber noch genug Raum haben, sich zu entfalten.

Patientinnen haben oft hohe Erwartungen an ihre Therapeutin und überschütten sie mit Informationen. Versuchen Sie also, das Gespräch in der ersten Sitzung nicht zu emotional, aber auch nicht zu technisch werden zu lassen. Es ist unmöglich, im ersten Gespräch alle Informationen zu sammeln. Wenn Sie etwas nicht wissen oder mit einer Situation überfordert sind (z. B. akute Suizidalität, Fremdgefährdung), holen Sie sich Hilfe und führen Sie das Gespräch zu dritt weiter. Reagieren Sie auf persönliche Fragen nicht zu pikiert und sachlich. Vielen Menschen ist der Rahmen einer solchen Sitzung nicht klar, sie wissen beispielsweise nicht, dass es nicht infrage kommt, sich mit seinem Therapeuten zu duzen.

Setting

Vor einem Einzelgespräch heißt es, den Raum vorzubereiten und sich einen Überblick über die Situation zu verschaffen. Lüften schafft eine angenehmere Raumatmosphäre. Sorgen Sie dafür, dass während der Sitzung niemand stören kann: Schalten Sie Telefone aus, Ihr privates Handy muss lautlos in die Schublade (bitte auch keinen Vibrationsalarm). Ein Schild an der Tür hält unangekündigte Besuche ab. Der Computer sollte aus Datenschutzgründen im Sperrbildschirm sein, der Schreibtisch aufgeräumt sein. Wenn eine weitere Person (z. B. eine Praktikantin) mit im Raum ist, ist es kein Einzelgespräch mehr. Das gilt auch, wenn diese nichts sagt.

Ein Klemmbrett, Zettel und Stifte helfen Ihnen dabei, Notizen zu machen, wenn Sie mitschreiben wollen. Einige Kolleginnen denken, dass ein klareres Bild von Patientinnen entsteht, wenn die Therapeutin nicht mitschreibt und so abgelenkt ist. Auch meinen sie, dass das Mitschreiben die Beziehung in ihrer Entstehung stört, weil dann die Aufmerksamkeit der Therapeutin dauernd zwischen verschiedenen Aufgaben hin und her springt. Es gilt also, seinen individuellen Stil zu finden. Sollten Sie sich entscheiden mitzuschreiben, kündigen Sie dies am Anfang der Sitzung an und erklären Sie es.

Viele Patientinnen sind etwas nervös und freuen sich über ein Glas Wasser, psychiatrische Medikation sorgt oft für Mundtrockenheit. Die Erfahrung zeigt ebenfalls, dass es sich anbietet, Papiertaschentücher in der Nähe zu haben.

Zu guter Letzt: Die klassische 50-minütige Therapiesitzung ist für viele Menschen mit schweren psychischen Störungen zunächst zu lange. Wägen Sie vor und während des Termins ab, wie lang das Gespräch sein soll. Bei Patientinnen mit Problemen der Reizüberflutung oder Konzentrationsproblemen reichen oft 15 oder 25 Minuten aus. Länger als 50 Minuten sollten die Gespräche nach Möglichkeit nicht sein, denn damit wird der Rahmen der Therapie gesprengt und das falsche Signal vermittelt.

Einige Patientinnen, z. B. akut psychotische, profitieren davon, wenn Sie zunächst keinen Einzeltermin vereinbaren, sondern sie immer wieder kurz auf ihrem Zimmer besuchen. In diesen täglichen fünf- bis zehnminütigen Kontakten kann ein positiver erster Eindruck entstehen, wenn Sie sich nach dem Befinden erkundigen und möglicherweise an Stationsunannehmlichkeiten Anteil nehmen und eine zuverlässige Konstante werden.

Sollten Sie den Eindruck haben, dass sich eine Patientin im klassischen Setting nicht wohlfühlt, zum Beispiel, weil sie es als emotional belastend erlebt, von Ihnen angeschaut zu werden, sollten Sie das Setting verändern. Spaziergänge auf dem Klinikgelände bieten sich an, die Situation etwas aufzulockern. Dabei können Sie über Dinge sprechen, die Sie sehen oder die Ihrer Patientin gefallen. Wie oben bereits erwähnt geht es um eine positive Beziehungserfahrung mit dem Helfersystem, überfrachten Sie Ihre Patientinnen also nicht mit Ihrem therapeutischen Anspruch.

Entlassungsplanung

Die meisten Patientinnen genesen in der Klinik nicht vollständig. Vielmehr geht es darum, sie zu stabilisieren und den Weg für die weitere Unterstützung zu ebnen. Die ambulanten Möglichkeiten sind vielfältig, einen Überblick finden Sie im Kapitel »Jenseits der Klinik – gemeindepsychiatrische Zusammenarbeit« (ab S. 160). Sprechen Sie mit Ihrer Patientin über ihre Vorstellungen für die Zukunft und schließen Sie sich mit Ihren Kolleginnen kurz, welche Ideen diese haben. Der Sozialdienst ist üblicherweise sehr gut regional vernetzt.

Geben Sie Ihrer Patientin die Möglichkeit, ihre Entlassung in einer Belastungserprobung zu üben.

Vor der stationären Entlassung sollten die Patientinnen die Möglichkeit haben, ihre Entlassung in der Belastungserprobung zu üben. Damit ist ein Ausflug ins häusliche Umfeld gemeint, bei dem die Patientin sich mit dem Gedanken auseinandersetzen kann, demnächst nach Hause zu kommen. Diese Auseinandersetzung kann vieles bedeuten, z. B. sich mit dem Zustand der eigenen Wohnung zu konfrontieren, einige Stunden allein zu verbringen, bestimmte Erledigungen zu machen, sich zu strukturieren oder sich wieder mit der ungeliebten Mitbewohnerin zu vertragen. Besprechen Sie diese Belastungserprobungen mit den Patientinnen vor, aber auch nach. Klären Sie, welche Aktivitäten geplant sind, wie der Weg bewerkstelligt wird, welche Risikosituationen es geben könnte und wie die Patientin damit umgehen kann. Bemerken Sie, dass ein vorzeitiger Abbruch keine Schande ist und Ihre Patientin lieber auf Nummer sicher gehen und früher auf die Station zurückkehren sollte, als sich unnötigem Druck auszusetzen. Bei Verspätungen sollte sie auf der Station anrufen und Bescheid geben. Händigen Sie ihr eine Visitenkarte mit Telefonnummer aus. Im Verlauf der Behandlung können diese Ausflüge zeitlich immer weiter ausgedehnt werden und auch mal eine Übernachtung beinhalten. Für diese Gespräche sollten Sie mindestens fünfzehn Minuten einplanen. Der Ausflug muss selbstverständlich mit Ihren Kolleginnen abgesprochen und an irgendeiner Stelle verschriftlicht werden, z. B. in der Kurve oder auf einem zentralen Bettenplan.

Im teilstationären Bereich haben Patientinnen schon während ihres Aufenthaltes die Gelegenheit, sich mit den Belastungen zu Hause auseinanderzusetzen und diese mit Ihnen zu besprechen. Für diese Patientinnen geht es oft darum, die hohe Dosis Therapie auszuschleichen. Denkbar sind ambulante Gespräche nach der Entlassung oder eine schrittweise Eingliederung in die alte Arbeitsstelle bei immer weniger Tagesklinikbesuch (s. Kapitel »Jenseits der Klinik – gemeindepsychiatrische Zusammenarbeit«, S. 160). Wenn es keine Arbeitsstelle gibt, sollte Ihr besonderes Augenmerk der Tagesstruktur gelten. Geht sie verloren, steigen die Chancen für einen Rückfall. Es heißt also, gemeinsam einen Plan zu entwerfen, Termine zu vereinbaren, Hindernisse zu besprechen, Verabredungen zu treffen (die erhöhen die Verbindlichkeit), die weiteren

Unterstützungsmöglichkeiten auszuloten und anzubahnen. Viele Patientinnen sind gegen Ende ihres tagesklinischen Aufenthaltes recht beschwingt. Um diesen Elan aufrechtzuerhalten, braucht es oft trotzdem noch einen hilfreichen orientierenden Plan, denn niemand kann jeden Tag das Rad neu erfinden. Auch Rückschläge gehören zum Genesungsprozess und müssen ebenso abgefedert werden.

Wie oben bereits am Rande erwähnt, werden Sie im vollstationären psychiatrischen Bereich vermutlich oft auf »heavy users« treffen: Etwa 10–30% der Patientinnen in der psychiatrischen Abteilung nehmen 50–80% der Ressourcen in Anspruch. Neben massiven sozialen Problemen leiden diese Menschen vor allem an psychotischen Störungen, Persönlichkeits- und Substanzstörungen (Kent u.a. 1995). Häufig zeigt sich, dass diese Patientinnen nach einer Krisenintervention einigermaßen stabilisiert nach Hause entlassen werden und schon kurze Zeit danach wieder stationär aufgenommen werden müssen. In Extremfällen sind sie monate- oder gar jahrelang stationär aufgenommen. Der Hilfebedarf dieser Menschen ist so groß, dass sie eine personenzentrierte Hilfe brauchen, die weit über die Möglichkeiten der Klinik hinausgeht.

In diesen Fällen ist es schwer, sich als Einzelkämpferin nicht irgendwann entmutigen zu lassen. Holen Sie sich neben Ihrer Teamarbeit also unbedingt Perspektiven aus der Gemeindepsychiatrie ins Boot (s. Kapitel »Jenseits der Klinik – gemeindepsychiatrische Zusammenarbeit«). Das System Psychiatrie besteht nämlich aus sehr viel mehr als nur der Klinik. Bei Helferinnenkonferenzen können maßgeschneiderte Hilfsangebote besprochen werden, und Patientinnen haben die Gelegenheit, andere Akteurinnen zu Gesicht zu bekommen, um einen Realitätstest zu machen. Viele Patientinnen sträuben sich beispielsweise gegen eine betreute Wohnform. Sie fürchten, sie verlören zu viel ihrer Autonomie oder würden »ins Heim abgeschoben«. Das ist menschlich nachvollziehbar. Die Kernaufgabe der ambulanten Anbieter ist es, im Rahmen der Möglichkeiten zu größtmöglicher Selbstbestimmung zu befähigen und zu unterstützen. Nehmen Sie die Ängste der Patientinnen ernst und sprechen Sie sie dahin gehend an, am besten in einem gemeinsamen Gespräch mit externen Helferinnen. Diese sind für dieses Thema sensibilisiert, gemeinsam können Sie konkretere Hilfestellung entwerfen.

Vernetzen Sie sich mit Kolleginnen außerhalb der Klinik.

Aus der Klinik heraus ist es oft schwer einzuschätzen, welche Angebote es in den komplementären Bereichen »draußen« überhaupt gibt und für wen diese geeignet sind. Betreutes Wohnen heißt heute zum Beispiel keineswegs, dass es im Heim stattfinden muss (s. Kapitel »Jenseits der

Klinik – gemeindepsychiatrische Zusammenarbeit«, S. 160). Gute Vernetzung hilft dabei, ein Bild der Angebote in Ihrer Region zu bekommen. Diese sind je nach Region äußerst unterschiedlich. Sprechen Sie mit den Kolleginnen »draußen«. Auch Hospitationen sind oft sehr gern gesehen. So bekommen Sie ein viel besseres Bild vom Angebot und potenziellen Nutzerinnen.

Auch auf sich selbst sollten Sie gut achtgeben und sich bestenfalls Unterstützung durch Supervision sichern. Wenn Sie nämlich das Gefühl haben, nichts ausrichten zu können, ist das für die Genese eines Burnouts nicht ganz unerheblich.

Abschied

Der Abschied von Patientinnen, die Sie im Einzelgespräch gesehen haben, ist etwas sehr Besonderes. Die therapeutische Beziehung endet. Nur selten in unserem Leben beenden wir unsere Beziehungen aus erfreulichen Anlässen, üblicherweise tun wir dies eher mit negativen Gefühlen. Überlegen Sie sich also, wie Sie den Abschied gemeinsam mit Ihrer Patientin gestalten wollen. Welche Wünsche hat sie? Wollen Sie gemeinsam zurückschauen und darüber sprechen, was in der Klinikzeit wichtig war? Gibt es etwas, das Sie ihr mit auf den Weg geben wollen? Ein Ritual, das Ihnen beiden helfen könnte (z. B. eine Postkarte an sich selbst schreiben und nach Ablauf einer Frist abschicken)? Wo sieht Ihre Patientin sich in einem Jahr? Wie geht es weiter? Wie geht es ihr mit dem Abschied aus der Klinik und von Ihnen?

Denken Sie bitte unbedingt darüber nach, wie Sie mit eventuellen Geschenken umgehen wollen (s. Kapitel »Was Sie für sich selbst tun können«, S. 197). Sie sollten sich auch fragen, welche Bedeutung Abschiede in Ihrem Leben spielen. Welche Erfahrungen haben Sie mit guten, aber auch mit misslungenen Abschieden, und welche Faktoren haben zu dieser Bewertung geführt?

Viele Therapeutinnen berichten, dass ihnen der Abschied von Patientinnen schwerfällt. Gerade in der Klinik macht sich oft das Gefühl breit, man sei gerade erst so richtig in Fahrt gekommen, habe die interessanten Themen berührt und schon ende die Therapie wieder. Patientinnen werden zum Ende eines Aufenthaltes in der Regel gesünder und haben so mehr Möglichkeiten, sich zu verändern und die Therapie aktiv zu gestalten, das Arbeiten wird für viele Therapeutinnen also immer attraktiver.

Wenn Sie eine funktionierende therapeutische Beziehung zu Ihrer Patientin haben, dann beruht diese unter anderem auf reziproker Sympathie. Sollten Sie sich also ein bisschen traurig fühlen, Ihre Patientin nicht mehr wiederzusehen, ist das nachvollziehbar. Sie dürfen diese Gefühle auch auf angemessene Art und Weise offenbaren.

BEISPIELFORMULIERUNGEN zum Thema Abschied aus der Therapie:

»In einigen Tagen steht Ihre Entlassung aus der Tagesklinik an. Wie geht es Ihnen damit, nun nicht mehr jeden Morgen hierherzukommen?«

»Was wünschen Sie sich für unsere letzte Sitzung?«

»Ich würde gerne mit Ihnen darüber sprechen, wie es Ihnen in unseren Gesprächen ergangen ist und was Sie für Ihren Abschluss noch brauchen.«

»Wir haben uns während Ihrer Therapie hier gut kennengelernt, und ich muss sagen, ich sehe Ihrer Entlassung mit einem lachenden und einem weinenden Auge entgegen. Einerseits freue ich mich sehr für Sie, dass es Ihnen besser geht und Sie eine Perspektive für sich entwickeln konnten. Andererseits habe ich sehr gern mit Ihnen gearbeitet. Sie haben sehr viel angepackt, Veränderungen begonnen und sich nicht gescheut, auch über unangenehme Themen zu sprechen. Das hat mich beeindruckt.«

Grenzen psychotherapeutischer Strategien

Voraussetzung für den Erfolg psychotherapeutischer Strategien sind selbstverständlich immer die Motivation, etwas zu verändern, und eine realistische Zielsetzung (s.o.). Manche Patientinnen und Therapeutinnen haben falsche Vorstellungen davon, was psychotherapeutisches Arbeiten schaffen kann. Wünsche wie »Ich möchte nie wieder Angst haben« oder »Ich möchte so sein wie früher« sind keine realistischen Therapieziele. Zudem gibt es Menschen, für die sich eine Veränderung aufgrund eines sekundären Störungsgewinns nicht lohnt. Bekannte Beispiele dafür sind das Rentenbegehren aufgrund psychischer Symptomatik oder

Angehörige, die sich aufopfernd um die Betroffene kümmern. Seien Sie aber bitte vorsichtig mit voreiligen Schlussfolgerungen: Auch vermeintlich unmotivierte Patientinnen wollen oder können Dinge ändern. Sie sind schließlich in Behandlung gekommen, möglicherweise gilt es nur, die Zusammenhänge zwischen dem eigenen Verhalten und dem Erleben zu entdecken. In einigen Fällen sind Psychotherapeutinnen nicht die richtigen Ansprechpartnerinnen. Dann können andere Berufsgruppen wie Ärztinnen, Rechtsanwältinnen, rechtliche Betreuerinnen, Sozialarbeiterinnen oder Pflegerinnen besser oder auch lebenspraktischer unterstützen (s. oben zu den »heavy users«). Hin und wieder geschieht es auch, dass Kolleginnen unerfüllbare Aufträge an Psychotherapeutinnen herantragen. Dahinter steht oft die Annahme, Psychotherapie (insbesondere Verhaltenstherapie) funktioniere wie eine Pille: Einmal Expo und weg ist die Angst. Viel häufiger werden wir allerdings mit Sätzen konfrontiert wie: »Der muss das mal aufarbeiten, machst du das?« Machen Sie sich darauf gefasst, diesen herrlich inkonkreten Arbeitsauftrag in Ihrer Laufbahn oft zu hören.

Kanfer und Schmelzer (2005) beschreiben vier Grenzen ambulanter Psychotherapie, die sich auch auf die Behandlung in der Klinik anwenden lassen:

- **Allgemeine Grenzen des menschlichen Daseins** Bestimmte Ereignisse im Leben sind traurig und fürchterlich. Psychotherapeutinnen können diese begleiten und in der Bewältigung unterstützen, aber nicht ungeschehen machen.
- **Spezielle persönliche Grenzen** Alle Menschen sind begrenzt in ihren Fähigkeiten und Möglichkeiten, sei es intellektuell oder körperlich. Angewandt auf die Arbeit in der Klinik heißt das unter anderem: Es gibt Menschen, die das Ziel Symptomfreiheit nicht erreichen können. Seit Jahrzehnten bestehende psychotische Symptomatik ist in den allermeisten Fällen während einer stationären Krisenintervention oder tagesklinischen Behandlung nicht wegzubekommen. In diesen Fällen sollten Sie Ihre Ziele überdenken, vielleicht geht es eher um soziale Teilhabe oder mehr Selbstbestimmung. Manchen Patientinnen können wir aber auch gar nicht helfen. Mit diesem Gedanken sollten Sie sich auseinandersetzen: Wie gehen Sie dann damit um?

- **Soziale und kulturelle Grenzen** Kanfer und Schmelzer sprechen hier von einem »therapiefeindlichen Umfeld«, das Veränderungen aktiv oder passiv behindert. Fälle, in denen das Umfeld auf die eine oder andere Art traumatisierend ist, sind nicht ungewöhnlich. Als Beispiel genannt seien hier toxisches Familienklima wie im Expressed-Emotion-Konzept (s. Exkurs) oder häusliche Gewalt. Bei substanzabhängigen Menschen konsumiert oft das gesamte soziale Umfeld und erschwert damit eine Abstinenz enorm. In Bezug auf kulturelle Grenzen ist therapeutisches Feingefühl gefragt, um sich hier einzudenken und Möglichkeiten auszuloten (s. Kapitel »Kultursensibles Arbeiten«, S. 132).
- **Materielle Grenzen** Je schwerer und langwieriger eine psychische Störung ist, desto eher haben diese Menschen in der Konsequenz einen niedrigen sozioökonomischen Status. Dieser wiederum hat ebenfalls einen Einfluss auf die psychische Gesundheit von Menschen. Bedenken Sie dies bei der Planung von positiven Aktivitäten. Eine lange Urlaubsreise in ferne Länder oder regelmäßige Konzertbesuche sind für viele Menschen einfach nicht im Budget.

Exkurs Expressed Emotions

Das Expressed-Emotion-Konzept beschreibt ein Muster destruktiver familiärer Kommunikation, gekennzeichnet von übermäßiger Kritik und emotionaler Überinvolviertheit. Ein Zusammenhang zur Rückfallwahrscheinlichkeit in psychotische Episoden gilt als gesichert (Rey 2006).

Fallbeispiele für prägnante Situationen

Alle Psychotherapeutinnen geraten hin und wieder in herausfordernde oder auch mal unangenehme Situationen, in denen sie rasch und souverän reagieren wollen. Eine perfekte Vorbereitung auf solche Momente ist selbstverständlich nicht möglich und würde unseren Beruf deutlich langweiliger machen. Dennoch finden Sie in diesem Abschnitt eine Sammlung an »Klassikern«, mit denen sich Berufseinsteigerinnen häufiger konfrontiert sehen. So können Sie sich zumindest schon einmal überlegen, wie Sie sich verhalten möchten.

Meine Patientin findet mich zu jung

Sie sind nicht die erste Psychotherapeutin, die von Patientinnen aufgrund ihres Alters zunächst nicht ernst genommen wird. Worum geht es dabei? Sie werden sicherlich an vielen Stellen weniger Lebenserfahrung als Ihre Patientinnen haben. Räumen Sie dies ein und honorieren Sie es. Sie können nur versuchen zu verstehen, worum es geht. Letztlich gilt das für alle menschlichen Erfahrungen, die sind schließlich immer subjektiv. Bestimmte Lebenserfahrungen haben Sie eben noch nicht gemacht, und andere werden Sie vermutlich nie am eigenen Leib erfahren. Fragen Sie nach, wie das ist und wie es sich anfühlt, was es für Ihre Patientin bedeutet. Sie werden von den Berichten sehr profitieren und daran reifen, das können Sie auch zugeben.

Übrigens muss die Frage nach dem Alter nicht unbedingt abwertend gemeint sein. Es kann genauso gut sein, dass sich gerade junge Patientinnen mit Ihnen vergleichen und sich so noch ein Stück weiter ihrer Situation gewahr werden. Manche ältere Patientinnen sind fürsorglich motiviert und wollen sich gern ein bisschen um Sie kümmern (vielleicht auch, weil das einfacher ist, als sich um sich zu kümmern).

Sie können die Frage nach Ihrem Alter wahrheitsgemäß beantworten. Wahrscheinlich kann man es sowieso schätzen, und Sie sollen ja authentisch sein.

Meine Patientin wertet mich ab und will lieber von meiner Kollegin behandelt werden

Erst einmal herzlichen Glückwunsch, das passiert fast allen einmal. Sie müssen sich nun gut mit Ihren Kolleginnen besprechen, denn Sie brauchen als Team einen guten Fahrplan, um mit diesen Verhaltensweisen umzugehen. Es empfiehlt sich, prinzipiell keinem Therapeutinnenwechsel innerhalb eines Teams zuzustimmen, denn damit würden Sie Teamkonflikten Vorschub leisten. Selbstverständlich ist es ganz normal, mit einem Menschen besser klarzukommen als mit einem anderen. Im ambulanten Setting gilt die freie Arztwahl. Das bedeutet, dass eine Patientin zu einer anderen Therapeutin gehen kann, wenn die Passung nicht stimmt. Innerhalb eines Teams geraten Sie damit aber in Probleme, denn dann kommt es schnell zu einer »guten Therapeutin« und einer »schlechten Therapeutin«. Das können Sie und Ihre Kolleginnen nicht wollen. Übrigens: Auch im umgekehrten Fall müssen Sie im Team an einem Strang ziehen, selbst wenn Sie denken, dass Sie es besser können als Ihre Kollegin. Teamwork eben ...

Wägen Sie aber auch ab, woher der Wunsch nach einem Therapeutinnenwechsel rührt und wie er vorgetragen wird. Oft möchte man mit der Diskussion um einen Wechsel irgendetwas vermeiden. Zum Beispiel wünscht man sich nur die allerbeste, allerklügste und allererfahrenste Therapeutin (nachvollziehbar, aber Anna Freud, Marsha Linehan und Co können nicht überall sein), statt sich auf die Auseinandersetzung mit der eigenen Störung und die therapeutische Beziehung einzulassen. Oder spricht die Psychotherapeutin irgendetwas in der Patientin an, das ihr zu nah geht? Sieht sie vielleicht aus wie ihre Tochter oder jemand anderes, den sie kennt? Warum ist das dann schwierig? Wie könnte es gelingen, trotzdem eine funktionierende therapeutische Beziehung hinzubekommen? Müsste man nicht genau darüber mal reden?

In manchen Fällen ist ein Wechsel gerechtfertigt. Wenn Personen wahnhaft besetzt sind, sollten sie in der Tat erst mal Abstand halten. Hin und wieder kommt es auch vor, dass Patientinnen traumatisiert sind und Therapeutinnen etwas in ihnen triggern. Dann sollten Sie sich gut überlegen, ob Sie nicht eine Ausnahme von der Regel machen.

Abwertungen sind tendenziell ein Hinweis auf ein interaktionelles Problem.

Meine Patientin leidet an chronischen Symptomen, kann ich da überhaupt etwas machen?

Wie oben bereits erwähnt ist für einige Patientinnen das Therapieziel nicht die Symptomfreiheit. Stattdessen geht es bei ihnen darum, das Leben so selbstbestimmt wie möglich zu gestalten. Welche Ziele wären kurz- und mittelfristig lebensverbessernd? Das bedeutet meistens, bestimmte Dinge zu tun, obwohl man Symptome hat.

Auch das soziale Umfeld muss sich an Menschen mit persistierender Symptomatik gewöhnen. Manchen Patientinnen gelingt es, ihre Mitmenschen einzuweihen. So können diese mehr Rücksicht nehmen und haben Verständnis, wenn die Patientinnen mal eine Pause brauchen oder ungewöhnliche Verhaltensweisen an den Tag legen.

Beispiele dafür könnten sein:

- Eine Freundin besuchen, auch wenn die Stimmen sagen, dass dies keine gute Idee ist. Sie können im Gespräch versuchen, diese in einem Modell eher als fehlattribuierte innere Stimmen einzuordnen. Das setzt allerdings voraus, dass sich Ihre Patientin ein Stückchen von ihren Symptomen distanzieren und diese als solche besprechen kann.

- Auf die Familienfeier gehen, auch wenn man eigentlich gerade sehr niedergeschlagen ist.
- Die Tagesstätte besuchen, auch wenn dort jemand ist, der aussieht wie jemand, mit dem man sehr schlechte Erfahrungen gemacht hat.
- Jemanden zu sich nach Hause einladen, auch wenn man eigentlich denkt, dass einen keiner leiden kann.

Meine wahnhafte Patientin will am Wochenende nach Hause – geht das?

Die Antwort darauf lautet wenig überraschend: »Kommt darauf an.« Grundvoraussetzung ist eine Absprachefähigkeit. Haben Sie den Eindruck, Ihre Patientin kann sich merken, was Sie miteinander besprochen haben, und sich auch daran halten? Oder ist sie impulsiv? Wie äußert sich das im Alltag? Und was möchte sie zu Hause machen? Besteht Eigen- oder Fremdgefährdung? Gibt es eine gerichtliche Unterbringung? Wie lange besteht der Wahn schon, und worum geht es dabei? Viele Menschen leben einige Jahre mit einem Wahn oder Halluzinationen und kommen im Alltag zurecht. Wenn Sie Zweifel haben, vertagen Sie Ihre Entscheidung und besprechen Sie sich noch einmal im Team.

Meine Patientin möchte trotz Symptomatik ihre Medikamente nicht nehmen

Nicht jede psychische Störung muss medikamentös behandelt werden.

Nicht alle psychischen Störungen müssen medikamentös behandelt werden. In einigen Fällen richtet die Einnahme von Psychopharmaka sogar mehr Schaden als Nutzen an. Zum Beispiel haben viele Psychopharmaka nachgewiesenermaßen eine Absetzsymptomatik, die für die Betroffenen äußerst unangenehm sein kann. Gerade ältere Patientinnen nehmen häufig mehrere Medikamente ein. Damit steigt die Zahl der möglichen Interaktionen und so auch die Gefahr für unerwünschte Nebenwirkungen. Zu den zu berücksichtigenden Substanzen zählen auch Koffein und Nikotin (Greiner 2009).

Nun sind Psychotherapeutinnen nicht für die Verordnung der Medikamente zuständig. Sie sollten sich hier aber durchaus interessieren, informieren und mit allen Beteiligten darüber sprechen. Kritische Nachfragen nach der Sinnhaftigkeit des (Langzeit-)Einsatzes von Psychopharmaka müssen im Sinne des »informed consent« und des »shared decision making« ernst genommen werden (s. Kapitel »Ethischer und rechtlicher

Rahmen«, S. 179). Einiges in Bezug auf Psychopharmaka ist unklar, und über die neurophysiologischen Ursachen psychischer Störungen ist wenig bekannt (Padberg 2018). So gibt es zum Beispiel keinen empirischen Beleg für die weitverbreitete Auffassung, Depressionen entstünden durch einen Serotoninmangel im synaptischen Spalt. Klar ist, dass es keine Medikamentenwirkung ohne Nebenwirkung gibt. Und die Vermutung, dass wir nicht über einen längeren Zeitraum in unseren Hirnstoffwechsel eingreifen können, ohne diesen auf die eine oder andere Art zu verändern, liegt nahe (Schlimme & Brückner 2017). Zu einiger Berühmtheit gelangte die Metaanalyse von Kirsch und Kolleginnen (2008) zur Wirksamkeit von SSRI bei depressiven Störungen: Erst bei sehr schweren Depressionen konnte eine verhältnismäßig kleine Überlegenheit gegenüber Placebos nachgewiesen werden. Die Studie wurde mittlerweile mit vergleichbaren Ergebnissen repliziert (s. dazu Padberg 2018). Trotzdem ist der Einsatz von Medikamenten oft sinnvoll.

Unter dgppn.de können Sie kostenfrei auf die Leitlinien der Deutschen Gesellschaft für Psychiatrie und Psychotherapie, Psychosomatik und Nervenheilkunde (DGPPN) zugreifen und sich dort über die gängige Pharmakotherapie informieren. Fragen Sie Ihre ärztlichen Kolleginnen, warum sie welches Medikament einsetzen. Insbesondere, wenn nicht leitliniengerecht behandelt wird, wird dies seine Gründe haben.

Die psychotherapeutische Behandlung ist gegenüber einer medikamentösen oft scheinbar der langwierigere und zunächst schmerzhaftere Prozess. Dabei ist sie aber in sehr vielen Fällen das Mittel der ersten Wahl und oft auch einer Kombinationstherapie vorzuziehen. Das hat mit wissenschaftlich gut belegter Wirksamkeit, nebenwirkungsarmen Interventionen und einer langfristigen Veränderung zu tun. In vielen Fällen sind schon Kurzzeitinterventionen sehr effektiv. Behandlerinnen sollten immer gemeinsam mit ihren Patientinnen eine transparente Kosten-Nutzen-Abwägung treffen. Empirisch-evidenzbasiertes Arbeiten bedeutet eben auch, darüber aufzuklären, was wir nicht wissen (s. Kapitel »Ethischer und rechtlicher Rahmen«, S. 179).

LITERATURHINWEISE

Arolt, V.; Kersting, A. (Hg.) (2010): Psychotherapie in der Psychiatrie. Heidelberg: Springer.

Hammer, M.; Plössl, I. (2012): Irre verständlich. Menschen mit psychischer Erkrankung wirksam unterstützen. Köln: Psychiatrie Verlag.

Herpertz, S.C.; Schnell, K.; Falkai, P. (Hg.) (2012): Psychotherapie in der Psychiatrie. Störungsorientiertes Basiswissen für die Praxis. Stuttgart: Kohlhammer.

S3-Leitlinen, umfassender Überblick über die verschiedenen Störungen, deren Epidemiologie und Behandlungsmöglichkeiten. Verfügbar über www.dgppn.de.

Die therapeutische Gruppenarbeit

In Gruppen beschleunigen sich die Dinge manchmal. Deshalb fühlen sich viele Berufseinsteiger zu Beginn etwas ins kalte Wasser geschubst, wenn sie gebeten werden, eine Gruppentherapie zu leiten. Nicht ganz zu Unrecht, denn in der Tat konnte die Forschung der letzten Jahre einige Nebenwirkungen der Gruppentherapie nachweisen. Doch insgesamt handelt es sich um ein hochwirksames Therapieverfahren, dessen Gefahren sich durch Aufklärung und Vorbereitung begrenzen lassen. Sollten Sie eine Gruppe leiten, beschäftigen Sie sich unbedingt mit dem zugrunde liegenden Konzept. Einige dieser Konzepte werden Sie in diesem Kapitel kennenlernen. Ansonsten müssen Sie sich eigentlich nur noch auf ein paar spannende Stunden gefasst machen.

Die Gruppe in der Gruppe in der Gruppe …

Psychotherapie in der Klinik ist immer Gruppentherapie, denn dort entsteht eine therapeutische Gemeinschaft, mit der sich Therapeuten auseinandersetzen müssen (Staats 2010). Die gegenseitige Unterstützung durch andere Patienten in der therapeutisch geführten und in der (teil-) stationären Gruppe spielt in der Genesung die wohl wichtigste Rolle. Dabei prägen steter Wechsel und enorme Heterogenität Gruppen in der Klinik am stärksten. Für stationäre Gruppen gilt das noch mehr als für teilstationäre oder psychosomatische Gruppen.

In diesen Gruppen entwickeln sich Dynamiken fernab von der Kontrolle des Personals. Welche Freundschaften nachts im Raucherraum oder nach Therapieende auf dem Heimweg entstehen, zeigt sich oft erst Tage später und hat selbstverständlich auch eine Auswirkung auf den Fortgang Ihrer Gruppentherapie. Vieles bekommt das Personal aber auch gar nicht mit. In den Gruppen ändert sich stetig alles, das meiste davon entzieht sich Ihrer Kontrolle, vieles auch Ihrer Kenntnis.

Interaktionen sind keine Störungen. Sie machen Ihre Arbeit komplizierter, aber auch viel interessanter.

Selbstredend kommt es auch zu Interaktionen, die schwierig sein können. Diese sind aber keine Störung, sondern Teil des therapeutischen Prozesses. Sie machen Ihre Arbeit komplizierter, aber auch interessanter. Gruppen teilen sich meist in ein System aus vielen kleinen Gruppen. Oft sind das Zweierkonstellationen (HAUBL 2012), denn mit einer einzelnen Person fällt es uns viel leichter, Nähe aufzubauen und die Leidensgemeinschaft zu teilen, als mit mehreren. Manchmal kommt es auch zu regressiven Tendenzen, die Sie vielleicht noch aus der Schulzeit kennen: Patienten kichern miteinander oder tuscheln hinter dem Rücken des Personals. Oder es kommt zu Verschwörungen gegen das Personal, und es wird kollektiv über das Essen geschimpft. Freuen Sie sich darüber, das können Hinweise auf Besserung sein. Es ist wieder Raum, sich mit etwas anderem zu beschäftigen als mit den eigenen Symptomen.

Gruppentherapie oder doch lieber Eisbaden?

Im Klinikumfeld finden die meisten therapeutischen Interventionen im Gruppensetting statt. Damit bilden Gruppen den therapeutischen Nukleus der Therapie in der Klinik. Fast alle Ausbildungskandidaten werden damit konfrontiert, Gruppen leiten zu müssen. Trotzdem wird die Arbeit mit Gruppen in der allgemeinen Psychotherapieausbildung in Deutschland meist vernachlässigt, und es gibt gesonderte Weiterbildungen zum Gruppenpsychotherapeuten. In einer (nicht repräsentativen) Studie von STRAUSS und Kollegen (2012) wurde jedoch gezeigt, dass von den befragten stationär tätigen Gruppentherapeuten nur 60% über eine solche spezialisierte Weiterbildung verfügten. Dabei nannten Therapeuten mit weniger Berufserfahrung in der Arbeit mit Gruppen den stärksten Weiterbildungsbedarf.

In der ambulanten Therapielandschaft Deutschlands spielt die Gruppentherapie nur eine untergeordnete Rolle, (teil-)stationäre Gruppentherapie wird hingegen sehr oft eingesetzt (WEBER & STRAUSS 2015). Die Wirksamkeit beider Formen ist gut belegt (SILVERBERG 2010). Trotzdem haben viele Therapeuten und Patienten Befürchtungen in Bezug auf Gruppen. LIEBERMAN und Kollegen (1973) untersuchten in den 1970er-Jahren, warum manche Patienten in Gruppentherapien Schaden nehmen. Sie untersuchten damals sehr beliebte Encounter Groups, eine Form der

Gruppenselbsterfahrung, die u.a. auf Rogers (1970) zurückgeht. Die Probanden waren also zu Beginn der Gruppe in der Regel gesund. Lieberman und Kollegen kamen zu einem recht ernüchternden Ergebnis: Die Therapeuten waren schuld. Wie das passieren kann, erfahren Sie in den Dos and Don'ts in Tabelle 2 am Ende dieses Kapitels.

Selbst wenn die Therapeuten alles richtig machen, scheinen Nebenwirkungen aufgrund von Gruppentherapien keine Seltenheit zu sein. Die Zahlen, wie viele Patienten negative Effekte erleben, schwanken. Insbesondere konflikthafte Begegnungen mit anderen und Demoralisierung scheinen eine Rolle bei der Entwicklung von Nebenwirkungen zu spielen (Strauss & Burlingame 2012; Linden u.a. 2015; Schneibel u.a. 2017). Die Befürchtungen in Bezug auf Gruppen scheinen also nicht ganz aus der Luft gegriffen zu sein. Warum werden Gruppentherapien dann überhaupt so oft durchgeführt? Weil sie kosteneffizient sind und den großen Vorteil haben, dass sich hier einer der zentralen Faktoren für psychische Gesundheit gezielt üben lässt: haltgebende Beziehungen zu anderen Menschen. Nicht zu vergessen, dass sich die Gefahren der Gruppentherapie durch eine gute Vorbereitung begrenzen lassen. Eine hohe Sensibilität für negative Gruppeneffekte ist allerdings unerlässlich.

Neben Ursachen, die auf das Verhalten oder Persönlichkeitseigenschaften des Therapeuten zurückzuführen sind (z.B. Narzissmus; s.u.), scheitern Patienten in Gruppen, wenn ihre Ziele und Bedürfnisse nicht mit denen der Gruppe übereinstimmen. Zum Beispiel, wenn sie von den Inhalten überfordert sind (Strauss & Burlingame 2012; Fiedler 2005). Manche Patienten sind aber auch nicht gruppenfähig. Die Auswahl der Gruppenmitglieder ist in der Klinik einigen institutionellen Zwängen unterworfen, schließlich muss der Aufenthalt den Krankenkassen oder der Rentenversicherung gegenüber gerechtfertigt werden. Wünschenswert wäre eine Auswahl der geeigneten Patienten für die jeweiligen Gruppen. Instrumente zu diesem Zweck sind einige auf dem Markt (z.B. Löffler u.a. 2007). Patienten können aus vielen Gründen mit einem Gruppensetting überfordert sein. Diese Überforderung kann logistischer, intellektueller, psychologischer oder interpersonaler Natur sein (Yalom 2007).

Aber was genau ist Gruppenfähigkeit? In der Literatur werden dazu vor allem Erfahrungsberichte als Kontraindikatoren auf Patientenseite genannt: Patienten mit problematischem interaktionellem Verhalten (z.B. Dominanz, ständiges Zuspätkommen, Kritikunfähigkeit, externalisierende Verantwortungsattribution), einem geringen Einfühlungsvermögen, hirnorganischen Störungen, paranoiden oder schizoiden Tendenzen und akuten Psychosen scheinen Schwierigkeiten in Gruppen zu haben (Löffler u. a. 2007). Patienten, die antipsychotische Medikation nehmen, aber noncompliant gegenüber der psychopharmakologischen Behandlung sind und an Komorbiditäten leiden, erscheinen tendenziell weniger zu Gruppen (Silverberg 2010). Eine hohe Bereitschaft, sich zu beteiligen, und positive Wirkungserwartung hingegen scheinen sich prognostisch günstig auf den Therapieerfolg auszuwirken (Löffler u. a. 2007).

Wie oben erwähnt sind Gruppen in der Klinik oft sehr heterogen, sowohl in Bezug auf die Schwere der Beeinträchtigung bzw. die Art der Störungen als auch auf die Freiwilligkeit ihrer Teilnehmer. Damit können sie zu einer echten Herausforderung werden. Die Gefahr, dass Gruppen negative Effekte auf ihre Teilnehmer haben können, steigt damit.

Fiedler (2005) verweist darauf, dass Gruppen in der Klinik (insbesondere gilt das für den akutpsychiatrischen Bereich!) gut strukturiert sein und bestimmte Schwierigkeiten in der Gruppendynamik von vornherein vermieden werden sollten. Mit Gruppendynamik sind bestimmte Muster innerhalb einer Gruppe gemeint. Denn in Gruppen können sich Kräfte entfalten, die mehr sind als die Summe ihrer Teile. Ein Vermeiden negativer Gruppendynamik bedeutet nach Fiedler nicht, dass Konflikte unterdrückt werden sollten. Vielmehr sollten sie konstruktiv und rasch mit aktiver therapeutischer Hilfe gelöst werden.

Wahrscheinlich kennen Sie das Klischee von Gruppen, in denen sich die Teilnehmenden gegenseitig zerfleischen, während der Therapeut alles geschehen lässt. Steuern Sie also Ihre Gruppen und vermeiden Sie negative Gruppenprozesse. Als Faustregel können Sie sich merken: Je weniger Sie eingreifen, desto stärker arbeiten Sie mit der Gruppendynamik. Einen gewissen Teil müssen Sie geschehen lassen, ansonsten berauben Sie sich und Ihre Teilnehmenden der Wirkfaktoren. Das bedeutet auch, dass Sie mal Ihre vorbereiteten Arbeitsblätter zur Seite legen müssen. Bleiben Sie aber unbedingt wachsam und greifen Sie ein, wenn es zu negativen Prozessen kommt. Ihre Patienten brauchen Orientierung und Schutz von Ihnen.

TABELLE 2 Die wichtigsten Dos and Don'ts auf einen Blick (in Anlehnung an Fiedler 2005, Lieberman u.a. 1973)

Dos	Don'ts
Kohäsion fördern	Teilnehmer überfordern (z.B. durch inhaltliche oder emotionale Überfrachtung)
Transparenz	Einzelne ablehnen
Struktur	Druck ausüben (z.B. sich zu öffnen bzw. zu beteiligen oder Einzelheiten aus Einzelgesprächen preiszugeben)
Sensibilität für negative Gruppeneffekte	Laissez-faire-Stil (d.h. Verantwortung für den Verlauf an die Gruppe abgeben)
Flankierende Einzelgespräche (ggf. eigeninitiativ anbieten)	Rigide an überzogenen Gruppennormen festhalten (dadurch etablieren sich wiederum falsche Gruppennormen)
Auswahl der Teilnehmer nach Gruppenfähigkeit	Zulassen, dass es Außenseiter in der Gruppe oder konkurrierende Subgruppen gibt
Wahl einer geeigneten Gruppengröße	Schulmeisterliche Haltung (z.B. bei der Psychoedukation)
Vorbereitung der Teilnehmer	
Vertrauen durch wohldosierte Selbstoffenbarung fördern	
Lösungsorientiertes Vorgehen	
Einzelne schützen	

Wirkfaktoren in der Gruppentherapie

Bemühen Sie sich vor allem darum, in Ihren Gruppen eine gelungene Kohäsion herzustellen. In Anbetracht des stetigen Wechsels ist eine gute Gruppenkohäsion (s. Exkurs) ein sehr wichtiges Ziel, weil Sie und Ihre Teilnehmer es dauernd mit neuen Leuten zu tun haben. Die Forschung zeigt zudem, dass sie der wichtigste Faktor in der Vorhersage von Therapieerfolg für psychodynamische, interpersonelle und kognitiv-verhaltenstherapeutische Gruppen ist (Burlingame u.a. 2011; Löffler u.a.

2007). Richten Sie Ihre Interventionen also nach Möglichkeit danach aus, denn vergleichbar mit der Therapiebeziehung in der Einzeltherapie scheint die Kohäsion der Faktor zu sein, der alle anderen Wirkprinzipien erleichtert bzw. ermöglicht. Dabei gilt es zu beachten, dass damit immer die Beziehung der Gruppenmitglieder untereinander, des einzelnen Mitglieds zur Gruppe und der Mitglieder zum Therapeuten gemeint ist (AGPA 2007).

Exkurs Gruppenkohäsion

Der Begriff »Gruppenkohäsion« stammt aus der Sozialpsychologie und beschreibt die Bindung der Mitglieder an die Gruppe, das Zusammengehörigkeitsgefühl. Man kann zwischen interpersonaler und aufgabenbezogener Gruppenkohäsion unterscheiden (Six 2020).

Burlingame und Kollegen (2011) schlagen einige Interventionen vor, um die Kohäsion in Gruppen zu verbessern:

1. **die Gruppe strukturieren** Erwartungen und Befürchtungen an die Behandlung thematisieren, Gruppenregeln etablieren und die Rollen in der Gruppe besprechen;
2. **die verbale Interaktion gestalten** zur Selbstöffnung ermutigen, diese auch vorleben, unangemessenes Verhalten unterbrechen (z. B. wenn jemand vom Hölzchen aufs Stöckchen kommt), zu angemessenem Feedback ermutigen und, sollte dieses verletzend sein, auch unterbrechen;
3. **ein angenehmes emotionales Klima herstellen** sich offen für die Teilnehmenden und nicht feindselig bei abweichendem Verhalten zeigen, Unterstützung anbieten, nicht beleidigt sein, wenn Interventionen scheitern.

Yalom (2007) nennt zwölf Wirkfaktoren in der Gruppentherapie:

- **Hoffnung wecken** Erfahrung, dass andere Betroffene Fortschritte machen; Optimismus in Bezug auf die eigene Situation entwickeln;
- **Universalität des Leidens** Erfahrung, dass andere Menschen das Leiden teilen und ähnliche für sie erschreckende oder schambesetzte Gedanken oder Gefühle haben;
- **Mitteilung von Informationen / Anleitung** Vermittlung psychoedukativer Inhalte durch den Therapeuten und Tipps durch andere Teilnehmer;
- **Altruismus** durch die Erfahrung, anderen helfen zu können, den eigenen Selbstwert verbessern; Erfahrung, trotz Erkrankung etwas zu bieten zu können;

- **korrigierende Rekapitulation der primären Familiengruppe** Möglichkeit, wichtige Beziehungserfahrungen zu korrigieren, indem sie in der Gruppe erneut (aber heilsam!) erlebt werden;
- **Entwicklung sozialer Kompetenz** Erlernen effektiver Kommunikationsstrategien;
- **Imitationsverhalten** Erweiterung des eigenen Verhaltensrepertoires durch die Modellfunktionen der anderen Teilnehmer; Durcharbeiten und persönliche Entwicklung;
- **Katharsis** Verbalisieren und Kanalisieren intensiver Gefühle über vergangene und aktuelle Ereignisse;
- **existenzielle Faktoren** das Leben annehmen, wie es ist; Verantwortung für die eigenen Lebensentscheidungen übernehmen;
- **Gruppenkohäsivität** Zugehörigkeit, Vertrauen und Zusammenhalt in der Gruppe erleben;
- **interpersonales Lernen (Input und Output)** Korrektur dysfunktionaler interpersonaler Überzeugungen z. B. durch das Erleben, wie andere mich erleben; mich in andere einfühlen; Feedback über das eigene Verhalten von anderen bekommen; die Gruppe als sozialer Mikrokosmos;
- **Selbstverständnis** Einsichten über psychologische Hintergründe des eigenen Erlebens (z. B. durch Reflexion alter Muster); Verbesserung der Selbstakzeptanz.

Die Rolle des Gruppenleiters

Eine Gruppe ist wie ein Eisberg: Nur 10% von dem, was den eigentlichen Berg ausmacht, ragen aus dem Wasser, die restlichen 90% liegen darunter. Die unsichtbaren 90% sind die verborgenen Gefühle, Prägungen und Motive der Teilnehmer und die Dynamik untereinander (vgl. LANGMAACK & BRAUNE-KRICKAU 2000).

Psychotherapeuten werden in Kliniken oft ins kalte Wasser gestoßen, wenn es darum geht, eine Gruppe zu leiten. Machen Sie sich mit den Konzepten vertraut, wie diese Gruppe geführt wird. Theoretisch vorbereiten können Sie sich mit Manualen oder anderer Literatur, auch ein Gespräch mit anderen Teammitgliedern ist erhellend. Bitte beachten Sie dabei, dass die in den Manualen angegebenen Zeiten für die Durchführung bestimmter Module unter Forschungsbedingungen entstanden sind. Sollten Sie länger brauchen oder Inhalte abspecken, heißt das nicht, dass

Sie getrödelt oder versagt haben. Vielmehr deutet es darauf hin, dass Sie sich den Voraussetzungen Ihrer Teilnehmer angepasst haben.

Die Rolle, die Therapeuten in Gruppen haben, kann recht unterschiedlich sein (s.u.). Erfahrungen als Einzeltherapeut können nicht einfach auf die Arbeit mit Gruppen übertragen werden, da in Gruppen noch viel komplexere Prozesse stattfinden. Gruppentherapeuten sitzen mit allem, was sie während einer Sitzung machen, auf dem Präsentierteller (Strauss u.a. 2012). Eine gute Kenntnis der eigenen Außenwirkung und Werte ist also Voraussetzung für ein erfolgreiches Leiten von Gruppen, schließlich wirkt die Persönlichkeit mit (Langmaack & Braune-Krickau 2000).

Praktisch bietet sich die Möglichkeit an, als Co-Therapeut mit in eine Gruppe zu gehen und sich ein Bild zu machen. Das heißt dann, enge Absprachen mit dem leitenden Therapeuten über die Co-Therapeutenrolle zu treffen. Was ist zu tun? Zum Beispiel auf den emotionalen Ausdruck der Patienten achten und diesen wertschätzend ansprechen oder hin und wieder die eigene Perspektive einbringen? In jedem Fall sollten sich Co-Therapeuten ab und an zu Wort melden und sich damit einschätzbarer machen. Schweigende Besucher können Patienten stark verunsichern.

Die amerikanische Gesellschaft für Gruppentherapie formuliert in Anlehnung an Yalom und Miles vier grundlegende Funktionen und drei Nebenbedingungen eines Gruppenleiters, die sehr aufschlussreich sind und hier auf die Bedürfnisse von Patienten in der Klinik etwas angepasst wurden (AGPA 2007):

Die exekutive Funktion beschreibt die Aufgabe des Therapeuten, Grenzen zu setzen und die Rahmenbedingungen zu verdeutlichen: Wann beginnt eine Gruppe und wann endet sie? Wer ist Mitglied? Welche Themen werden in der Gruppe besprochen? Es geht darum, ein Gefühl der Vorhersagbarkeit und Sicherheit zu vermitteln, deshalb sollten Gruppenleiter z.B. auch immer auf dem gleichen Platz sitzen (Center for Substance Abuse Treatment 2015). Es ist etwas leichter, die Gruppe zu navigieren, wenn sie manualisiert oder anders stark strukturiert ist. Dann können sich Leiter inhaltlich vorbereiten und immer wieder zur Sacharbeit lenken, wenn die Emotionen mal überborden, denn die Route ist sehr klar vorgezeichnet. Legen Sie sich also unbedingt Strategien zur Steuerung zurecht, egal, welchem Verfahren Sie sich verpflichtet fühlen. Dies ist insbesondere in Gruppen für Menschen mit schweren psychischen Störungen unerlässlich. Beobachten Sie Ihre Kollegen dabei und begrenzen Sie Ihre Patienten im Zweifel auf freundliche Art und Weise.

Rituale am Anfang oder Ende von Sitzungen können sowohl Therapeuten als auch Patienten einen Teil ihrer Unsicherheit nehmen. Beispiele dafür sind:

- zu Beginn jeder Runde ein Blitzlicht machen;
- zum Abschluss fragen, was aus dieser Sitzung mitgenommen wurde;
- bei Neuaufnahmen in die Gruppe immer die gleichen drei Fragen stellen: »Was führt Sie her?«, »Was wünschen Sie sich?«, »Was darf hier auf gar keinen Fall passieren?«.

In Kliniken ist die Rolle von Gruppenpsychotherapeuten manchmal die des Aufpassers und Teamvertreters. Das kann die Therapie um einiges erschweren, besonders, wenn Gruppen nicht vollständig freiwillig sind (s. Kapitel »Weitere besondere Situationen im Klinikalltag«, S. 139).

Die zweite Funktion des Gruppenleiters ist das Caring: Er interessiert sich für das Wohlergehen der Gruppenmitglieder und ist daran interessiert, dass die Behandlung ihnen weiterhilft. Das bedeutet, dass Sie sich nicht nur über den Fortgang Ihrer Gruppentherapie Gedanken machen sollten, sondern auch darüber, wer da eigentlich in Ihrer Gruppe sitzt und was er braucht. Der Gruppenleiter muss dabei auch für ethische Themen empfänglich sein, z. B. wann die Gruppenregeln auch mal verletzt werden dürfen, wo Gruppendruck auf Einzelne entsteht, wann die Gruppe schadet (Center for Substance Abuse Treatment 2015). Das ist wichtig, da es auch unmittelbare Auswirkungen auf den Umgang der einzelnen Gruppenmitglieder untereinander hat. Die Metabotschaft sollte zu jeder Zeit sein: »Wir sitzen alle auf demselben Eisberg, dem Eisberg, auf dem wir uns helfen wollen.« In der Gruppe führen Therapeuten stets mehrere Beziehungen parallel: zu den einzelnen Patienten und zur Gruppe insgesamt. Wenn mehrere Therapeuten eine Gruppe führen, kommt noch die Beziehung der Therapeuten untereinander hinzu. Nicht zu vergessen sind die Beziehungen der Gruppenmitglieder untereinander und die Beziehung der Einzelnen zur Gruppe. Ohne Vertrauen in all diesen Beziehungen kommt keine Gruppe besonders weit. Die Gruppenpsychotherapie sollte daher stets von Einzelgesprächen flankiert werden, damit Irritationen und Fragen geklärt werden können (Fiedler 2005). Einige Patienten schaffen es nicht, ihren Bezugstherapeuten anzusprechen, wenn sie ein Einzelgespräch wünschen. Es empfiehlt sich also, auf das Verhalten der Personen in den Gruppen zu achten und gegebenenfalls aktiv einen Termin anzubieten. In der Gruppe selbst sollten zu jedem Zeitpunkt alle Mitglieder wertschätzend und fair behandelt werden. Der Mensch ist ein soziales Wesen, sobald ein Mitpatient vom Therapeuten übermäßig kritisiert wird, merken die anderen das und fürchten, dass ihnen das gleiche Schicksal widerfährt (FIEDLER 2005). Sollten Sie gemeinsam mit einem Kollegen eine Gruppe leiten, bemühen Sie sich unbedingt um einen guten Austausch, eine klare Rollenverteilung und eine funktionierende Arbeitsbeziehung. Bedauerlicherweise kommt es immer wieder zu Konkurrenzverhalten der beiden Therapeuten untereinander. Für den Fortgang der Gruppentherapie hat das fatale Konsequenzen.

Die dritte Funktion des Gruppenleiters wird *emotionale Stimulation* genannt. Sie beschreibt die Aufgabe des Therapeuten, die Gruppenmitglieder zu ermutigen, sich zu öffnen und über ihre Gefühle, Werte und Erfahrungen zu sprechen. Gruppentherapeuten sollten in der Lage sein, anderen Menschen zu vertrauen und flexibel auf Anforderungen zu reagieren (Center for Substance Abuse Treatment 2015). Therapeuten können Modell stehen oder auf Emotionen und Einsichten fokussieren. Dies sollte kontrolliert geschehen und den Mitgliedern noch genug Luft zum Atmen lassen, damit sie wieder in einen Reflexionsprozess kommen können. Therapeuten sollten auch bei der Emotionsregulation unterstützen (z. B. Hinweise geben, auf die Metaebene gehen). Gerade in Gruppen mit Menschen, die an schweren Störungen leiden, ist hier allerdings Vorsicht geboten, seien Sie behutsam. Hier gilt es, nicht auf Affekte und Einsichten zu fokussieren, sondern vor allem zu unterstützen und zu strukturieren (FIEDLER 2005).

Die vierte Gruppenleiterfunktion ist die *Bedeutungszuschreibung*. Sie beschreibt die Aufgabe des Therapeuten, die Gruppenmitglieder darin zu unterstützen, sich selbst, andere und Menschen außerhalb der Gruppe besser zu verstehen und zu wissen, was sie tun können, um Dinge zu verändern. Behutsame Interpretationen durch den Therapeuten oder Rückmeldungen durch andere Teilnehmer können diesen Prozess unterstützen. Je wichtiger eine Erkenntnis für den jeweiligen Patienten ist, desto emotional aufgeladener ist sie.

Als erste erweiternde Nebenfunktion des Gruppenleiters wird die *Unterstützung der Selbsterkenntnis* genannt. Damit ist eine Verbesserung des eigenen biografischen Verständnisses gemeint: Wie hat mich meine Vergangenheit geprägt? Was löst das Verhalten anderer bei mir aus?

Weiter wird das *Etablieren von Gruppennormen* als Nebenfunktion genannt. Als Therapeut können Sie diese implizit, aber auch explizit beeinflussen: Ihre Äußerungen als Gruppenleiter werden von Patienten hin und wieder als wahrer oder richtiger als die Wortmeldungen anderer

Teilnehmer interpretiert. Zugleich sind Letztere aber oft heilsamer, da sie näher an der eigenen Lebensrealität sind und es sich besser anfühlt, von einem Peer verstanden zu werden als von einem professionellen Helfer. Wenn Sie also möchten, dass sich die Gruppennorm »Wir helfen uns gegenseitig« etabliert, sollten Sie sich mit Lösungen oder Ratschlägen zurückhalten und Fragen an die Gruppe zurückgeben. Außerdem können Sie die Teilnehmer ermutigen, sich gegenseitig Rückmeldung zu geben und Problemlösungen anzubieten. Je nachdem, auf welche Fragen Sie besonders reagieren und welche Äußerungen Sie ignorieren, können Sie beeinflussen, dass sich produktive Gruppennormen etablieren. In der Klinik werden Sie Gruppennormen häufig explizit etablieren müssen, Ihre Patienten haben nur wenig Zeit miteinander.

Die dritte Nebenfunktion des Gruppenleiters ist *Transparenz und therapeutische Selbstoffenbarung*. Gehen Sie mit Ihrer möglicherweise vorhandenen Nervosität (wohldosiert!) offen um und nehmen Sie diese an. Selbstöffnung und Selbstreflexion gelten als günstige Prädiktoren in Gruppen. Ein Therapeut, der als Modell vorangeht, kann dies fördern. Öffnen Sie sich allerdings immer nur so weit, wie es für den Prozess hilfreich ist, kontrollierbar bleibt und nicht den Fokus auf Sie lenkt. Wenn es sich unangenehm anfühlt, sollten Sie lieber auf eine Selbstoffenbarung verzichten.

ÜBUNG Nehmen Sie sich einen Moment Zeit und überlegen Sie (in Anlehnung an Langmaack & Braune-Krickau 2000):

Welche Erfahrungen haben Sie in Gruppen und mit deren Leitern? In der Selbsterfahrung? Im Sportverein? In Ihrer Familie? Wer hat dort Leitungsrollen übernommen? Was hat Ihnen in Ihrer persönlichen Entwicklung weitergeholfen und was nicht? Worüber haben Sie sich gefreut und was hat Sie verärgert? An welche Leitsätze können Sie sich erinnern? Wie war das Nähe-Distanz-Verhältnis?

Beispiel für Gruppenregeln

Informationen, die Sie in der Gruppe erfahren, unterliegen der Schweigepflicht. Bitte besprechen Sie keine Inhalte mit Ihrem Zimmernachbarn oder im Anschluss an die Gruppe beim Kaffee. Wenn Angehörige Sie fragen, worum es gegangen ist, können Sie eine Überschrift nennen oder eine eigene Erkenntnis nennen. Bitte nennen Sie keine Namen anderer Teilnehmer.

In der Gruppe soll es um gegenseitige Unterstützung gehen. Positive Rückmeldungen und konstruktive Kritik in Bezug auf das Verhalten von Personen sind jederzeit willkommen. Bitte sprechen Sie dabei über sich, Ihre Erfahrungen und Ihre Gefühle. Formulieren Sie Ich-Botschaften.
Manche Themen können andere Gruppenmitglieder überfordern. Bitte berichten Sie in den Gruppensitzungen nicht detailreich über Suizidversuche, Suizidgedanken oder Gewalterfahrungen. Sprechen Sie in diesen Fällen unbedingt Ihren Einzeltherapeuten an.
Bitte kommen Sie pünktlich und regelmäßig zu unseren Gruppensitzungen.
Jedes Gruppenmitglied darf selbst über die eigene Beteiligung entscheiden, niemand muss etwas sagen oder sich beteiligen.
Bitte achten Sie aufeinander: Wir sind alle Menschen, die Fehler machen oder hin und wieder bedürftig sind. Bitte vermeiden Sie gegenseitige Bewertungen.
Sie dürfen den Raum verlassen, wenn Sie das Gefühl haben, es wird Ihnen zu viel. Bitte sagen Sie vorher Bescheid und kommen Sie innerhalb der nächsten fünf Minuten wieder.

Anmerkung zum Kasten In geschlossenen Gruppen ist es relativ einfach, gemeinsam mit den Teilnehmern Gruppenregeln zu erarbeiten. In Kliniken finden häufig halb offene oder offene Gruppen statt. Regeln können vorbereitend in einem Einzelgespräch besprochen oder schriftlich ausgehändigt werden, auf einem Plakat an der Wand hängen oder als Ritual bei Neuaufnahmen in der Gruppe genannt werden. Doch halten Sie nicht zu rigide an diesen Regeln fest, wenn sie keinen Sinn ergeben, sie dienen vielmehr als Orientierungspunkte.

Formen der Gruppentherapie

Die folgenden Darstellungen sollen Ihnen einen Eindruck vermitteln, welche Formen der Gruppentherapien existieren und wo Sie weiterlesen können. Durch ihren hohen Strukturierungsgrad bieten sich für die Arbeit in der Klinik verhaltenstherapeutische Konzepte an. Doch selbstverständlich gibt es auch viele Gruppenkonzepte anderer Therapierichtungen, die hier nur am Rande erwähnt werden.

Verhaltenstherapeutische Gruppen sind klassischerweise auf ein Ziel gerichtet und fokussieren nicht auf das Gruppengeschehen, sondern auf die Therapie des Einzelnen in der Gruppe. Sie bedienen sich also nicht der Gruppendynamik. Das bedeutet, die Gruppe wird nicht als sozialer Mikrokosmos genutzt. Vielmehr werden Probleme individualisiert und mithilfe der Gruppe gelöst. Das heißt nicht, dass Verhaltenstherapeuten die Interaktionen in der Gruppe nicht nutzen sollten: Konstruktives Feedback, Modellstehen und -lernen, Rat und Unterstützung durch die anderen Teilnehmer sind durchaus gewünscht. Gruppenkonflikte sollten aber nicht in den Fokus von Diskussionen gestellt werden, indem beispielsweise gezielte Fragen danach gestellt werden, was das Verhalten eines Einzelnen mit der Gruppe als Ganzes macht (s. Fiedler 1996).

Wie oben bereits erwähnt ist die Gruppenpsychotherapie eine gesonderte Weiterbildung. In Ihrer praktischen Tätigkeit können Sie erste Erfahrungen sammeln und entscheiden, ob Sie die Arbeit mit Gruppen vertiefen wollen. In jedem Fall sollten Sie sich mit der einschlägigen Originalliteratur beschäftigen, wenn Sie eine Gruppe leiten wollen.

Offene, halb offene und geschlossene Gruppen

Das wohl einfachste Merkmal von Gruppen ist, ob sie in einem offenen, halb offenen oder geschlossenen Format angeboten werden. Offene Gruppen finden fortlaufend zu einem bestimmten Zeitpunkt an einem bestimmten Ort statt, die Teilnehmer können ein- und aussteigen, wann sie das möchten. Diese Gruppen finden vor allem im ambulanten Setting statt, zum Beispiel in Kontakt- und Beratungsstellen. Von dieser Art Gruppen profitieren Menschen, die einen klaren Anlaufpunkt brauchen, aber sehr beeinträchtigt sind.

In Kliniken finden sehr viele halb offene Gruppen statt. Auch sie haben keinen klaren Endpunkt. Die Teilnehmer steigen ein und aus, es gibt aber eine höhere Verpflichtung zur Teilnahme. Sie können also nicht einfach entscheiden, ob sie kommen oder nicht, es wird erwartet, dass sie sich zumindest abmelden. Scheidende Mitglieder werden durch neue ersetzt. Gruppenleiter müssen den Einsteigern und den »alten Hasen« die Gelegenheit geben, miteinander ins Gespräch zu kommen. Dazu sollten Sie sich etwas überlegen (s.u.). Neu in einer Gruppe sein ist nicht einfach. In (halb-)offenen Gruppen kann sich die Gruppendynamik durch die Neuen jederzeit ändern. Häufig haben halb offene Gruppen in Kliniken auch keine feste Mitgliederzahl, vielmehr wird die Gruppe nach Bedarf mit

Teilnehmern aufgestockt. Da es kein klares Ende und keinen klaren Mitgliederstamm gibt, verändert sich auch das Arbeiten mit diesen Gruppen: Die Dosis und auch die Weiterentwicklung der Gruppe ist völlig unklar, schließlich kann niemand sagen, wer im weiteren Verlauf dazustößt und die Dynamik beeinflusst (Mattke u.a. 2012).

Geschlossene Gruppen haben einen klaren End- und Zielzeitpunkt. Sie haben über den gesamten Zeitraum die gleichen Teilnehmer. Diese Form der Gruppentherapie kann für Therapeuten reizvoll sein, da die Gruppenmitglieder in einen längeren therapeutischen Prozess untereinander eingebunden sind.

Zieloffene interaktionelle verhaltensanalytische Gruppen

Da in vielen Einrichtungen halb offene Gruppen angeboten werden, bedienen sich viele Verhaltenstherapeuten am sogenannten Ein-Sitzungskonzept. In der Regel orientieren sich diese Gruppen an zieloffenen interaktionell-verhaltensanalytischen Konzepten. Da aus Kostengründen nicht immer störungsspezifische Gruppen angeboten werden, sind diese Gruppen in der Regel heterogen. Stellen Sie sich einmal eine Psychotherapiestation mit 20 Patienten vor, die an ganz unterschiedlichen Störungen leiden. Alle diese Patienten sollen aber ein psychotherapeutisches Angebot erhalten, es arbeiten aber nur zwei Psychotherapeuten auf der Station. Da bleibt fast keine andere Möglichkeit, als zwei zieloffene Gruppen anzubieten.

Ist die Gruppe verhaltenstherapeutisch geführt, bietet sich das Konzept der verhaltensanalytischen Gruppe nach Fiedler (1996) an (s. dazu auch Marwitz 2017): Zu Beginn der Sitzung berichten die Teilnehmer, wie es ihnen geht oder was sie aktuell beschäftigt. Häufig geschieht dies in Form eines Blitzlichtes. Darauf wird das Thema ausgewählt, und der Patient schildert sein Anliegen etwas ausführlicher. Mithilfe der anderen Teilnehmer wird besprochen, was das Ziel der Sitzung ist. Im Anschluss führt der Therapeut geeignete Interventionen durch, um dieses zu erreichen. Oft ist gar nicht klar, was das Problem ist. Dann ist auch das Ziel nicht klar, denn »Es soll mir besser gehen« oder »Alles soll wie früher sein« sind keine konkreten Ziele. Das Letztere ist nicht einmal realistisch. In diesen Fällen muss das Problem im Verlauf der Sitzung mithilfe geeigneter Interventionen (z.B. Rollenspiel) zunächst geklärt werden. Die Lösung muss dann andernorts stattfinden, nachdem ausgelotet wurde, was zur

Zielerreichung gebraucht wird. Im Anschluss werden die Hausaufgaben vom letzten Mal besprochen, und jeder Patient bekommt neue.

Störungsspezifische Gruppen

In diesen Gruppen finden sich Menschen, die mehr oder weniger an der gleichen Störung leiden. Dadurch wird die Gruppe homogener, was das Arbeiten in diesen Gruppen deutlich vereinfacht.

Inhaltlich vermittelt werden in diesen Gruppen meist ein Störungsmodell wie das Vulnerabilitäts-Stress-Modell und psychoedukative Inhalte (Symptome, Verlauf, Epidemiologie, Behandlung). Themen neben störungsbezogenem Wissen sind oft der Aufbau von selbstfürsorglichem Verhalten, Entlastung, Verhinderung überstürzter Lebensentscheidungen, Ressourcenaktivierung, eine ausgeglichene Lebensführung (z. B. Waagemodell der seelischen Gesundheit). Weitere mögliche Themen können zentrale biografische Erfahrungen oder kognitive Faktoren sein, diese stehen aber wegen der Kürze der Aufenthalte oft hintan. Wenn die Gruppe gut läuft, sollte unbedingt das Thema Scham und Möglichkeiten, mit anderen über seine psychische Störung ins Gespräch zu kommen, eine Rolle spielen. Auch die Möglichkeiten und Motivation zu einer weiteren Behandlung nach der Entlassung aus der Klinik (s. Kapitel »Jenseits der Klinik – gemeindepsychiatrische Zusammenarbeit«, S. 160) sowie eine Rezidivprophylaxe mit Frühwarnzeichen sollten besprochen werden.

Patienten können in diesen Gruppen klären, was sie eigentlich für ein Problem haben, und sich von anderen konstruktive Lösungen für derartige Probleme abschauen. Gleichzeitig können sie anderen Unterstützung anbieten und damit die Patientenrolle verlassen. Damit werden Vereinsamung und Stigma abgebaut (s. Yaloms Wirkfaktoren in Kapitel »Wirkfaktoren in der Gruppentherapie«, S. 75). Ihre Aufgabe als Therapeut ist hier einerseits, als Experte und Unterstützer bei der Bewältigung bestimmter Probleme aufzutreten, und andererseits, zwischen den Teilnehmern zu moderieren.

Trainings

Im verhaltenstherapeutischen Spektrum existieren einige Trainings, die an dieser Stelle nur exemplarisch erwähnt werden können. Ihnen allen ist gemeinsam, dass sie stark manualisiert sind. Viele von ihnen sind störungsspezifisch, andere nicht, wie das hier dargestellte Training zum

Aufbau sozialer Kompetenzen. Ihnen als Therapeut kommt dabei die Rolle eines sachlichen Trainers zu, der empathisch auf die Bedürfnisse der Patienten eingeht, sozial verstärkt und dennoch stark strukturiert.

Das Gruppentraining sozialer Kompetenzen (GSK, auch SKT) nach Hinsch und Pfingsten (2007) ist indiziert bei sozialen Phobien, depressiven Störungen, unter Umständen auch bei psychotischen Störungen sowie Persönlichkeits- und Substanzstörungen. Da bei Menschen, die an schwerwiegenden psychischen Störungen leiden, meist der Selbstwert und interpersonelle Verhaltensweisen mit betroffen sind, kann eher von einer allgemeinen Indikation ausgegangen werden. Es gilt also, neben dem Vorliegen von interpersonellen Problemen zu prüfen, ob die Patienten motiviert sind, Probleme in der Kompetenz zu verändern, diese in Zusammenhang zur psychischen Störung stehen und eine Veränderung sich prognostisch günstig auswirkt. Grundlegender Wirkmechanismus des Trainings ist das Einüben und Etablieren neuer Verhaltensweisen. Es gilt das Prinzip »Selbstsicherheit kann man lernen«. Das bedeutet: Selbstsichere Verhaltensweisen werden zu selbstsicheren Verhaltensgewohnheiten und diese gehen schließlich in eine selbstsichere Persönlichkeit über. Hinzu kommen Verhaltensproben, Rückmeldung durch andere Teilnehmer über das eigene Verhalten, die Erfahrung, nicht allein mit sozialen Unsicherheiten zu sein, Modelllernen, kognitive Umstrukturierung und Erlernen von Selbstinstruktion.

Weitere Beispiele für Trainings:

- Das metakognitive Training (MKT) ist ein verhaltenstherapeutisches Training für Menschen mit Psychosen (v.a. aus dem schizophrenen Formenkreis), das auf empirischen Erkenntnissen zur Informationsverarbeitung schizophrener Menschen basiert (Moritz u.a. 2017).
- Das Skillstraining, auch Fertigkeitentraining, der dialektisch-behavioralen Therapie (DBT) nach Marsha Linehan ist eine der bekanntesten verhaltenstherapeutischen Gruppeninterventionen für Menschen mit einer Borderlinestörung. DBT ist immer eine Kombinationstherapie aus Einzel- und Gruppentherapie. Hintergrund für die Trennung zwischen Skillstraining und Einzeltherapie ist die Erfahrung, dass das Einüben der Fertigkeiten bei aktuellen Problemen leicht in den Hintergrund rückt (Bohus 2002).
- Das Problemlösetraining vermittelt Techniken zur effizienten Bewältigung von Problemen. Dies geschieht in mehreren aufeinanderfolgenden Schritten. Auch hier kann von einer allgemeinen Indikation ausgegangen werden (Kanfer u.a. 2012).

Angehörigengruppen

Mit Angehörigengruppen sind in der Klinik oft psychoedukative Gruppen gemeint, die auf die psychische Störung der Patienten fokussieren. Eher selten handelt es sich um familientherapeutische Interventionen oder Angehörigengruppen, die Angehörige in den Fokus stellen. Bei Letzteren nehmen die Patienten nicht oder nur ausnahmsweise teil. Dabei sprechen die Angehörigen über ihr Erleben und tauschen sich über Bewältigungsmöglichkeiten aus. Daneben existieren Angehörigengruppen, die der Selbsthilfe zugehörig sind. Doch damit haben Psychotherapeuten in der Regel nur zu tun, wenn sie vermittelnd oder beratend tätig werden (Borbé u. a. 2011).

Inhaltlich wird in den psychoedukativen Angehörigengruppen das Gleiche wie in herkömmlichen psychoedukativen Gruppen vermittelt. Ziel ist es, die Angehörigen einzubeziehen und gegenseitige (!) Unterstützung zu initiieren und die innerfamiliäre Kommunikation zu verbessern (Fiedler 2005). Näheres zu den Zielen und Vorgehensweisen der Angehörigenarbeit finden Sie in Kapitel »Suizidalität« (ab S. 118).

Entspannungsgruppen

Entspannungsverfahren werden häufig eingesetzt, und ihre Wirksamkeit bei Schwierigkeiten wie z. B. Depressionen ist gut belegt (Stetter 2004). Kontraindiziert sind sie bei akuten Psychosen, wahnhaften und dissoziativen Störungen, manischen Episoden, akuten Migräneanfällen, fortgeschrittenen Demenzen, organischen Psychosen und schweren, insbesondere wahnhaften Depressionen. Für neurologische Störungen gilt eine relative Kontraindikation (Derra & Linden 2011; Stetter 2004; Gerber-von Müller u. a. 2014). Entspannungsverfahren wirken vor allem über eine Verbesserung der Selbstwirksamkeit, ein verbessertes Kontrollerleben, eine Reduktion der Aktivität des sympathischen Nervenstranges (»flight and fight«), eine Schulung der Konzentration und einer Verbesserung des Wohlbefindens (Stetter 2004; Petermann & Vaitl 2014).

Der bei der Entspannungsübung vorzulesende Text sollte im Vorfeld einstudiert werden, damit der Leiter die Möglichkeit hat, auf die Patienten zu achten und bei Schwierigkeiten einzugreifen. Einige Therapeuten lassen im Hintergrund leise Instrumentalmusik laufen. Dies ist bei vielen Patienten beliebt, aber sicherlich logistisch im Klinikkontext manchmal schwierig und zweifelsohne Geschmacksache.

Der Gruppenleiter, der Entspannungsverfahren anbietet, sollte eine sachliche therapeutische Haltung haben und die Teilnehmer gut vorbereiten. Es sind keine langen Explorationen geplant. Zu Beginn der Sitzung sollten einige Erläuterungen zur Wirkweise und zum Ablauf des Entspannungstrainings gemacht werden. Dabei kann es wichtig sein, Teilnehmer zu bitten, eigenverantwortlich den Raum zu verlassen, wenn sie im Verlauf der Sitzung bemerken, dass sie in einen unangenehmen Gefühlsbereich abgleiten. Da in diesen Gruppen eine aktive Entspannung eingeübt werden soll, ist es nicht das Ziel der Übung, dass Teilnehmer einschlafen. Sollte dies jedoch der Fall sein, sollten sie spätestens dann geweckt werden, wenn sie schnarchen und damit die anderen Teilnehmer stören. Oft reicht es schon, wenn der Übungsleiter sich dem Patienten während der Übung nähert. Die Übungen sollten zu einer günstigen Tageszeit angeboten werden. Sollten Patienten während einer Übung offensichtlich dissoziieren oder sich anders auffällig verhalten, sollte der Übungsleiter sie sofort behutsam ansprechen und wenn nötig aus dem Raum schicken. Entspannungsübungen brauchen viel Übung, damit sie wirksam sind, daher sollten die Erwartungen der Teilnehmer in einem realistischen Rahmen gehalten werden. Allgemein wird davon ausgegangen, dass mindestens zwei bis drei Übungen in der Woche notwendig sind, um einen guten Effekt zu erzielen. Andere Autoren sprechen von mehrmaligem täglichem Üben (Rist u. a. 2010; Stetter 2004). Die Teilnehmer sollten in jedem Fall zwischen den Sitzungen selbstständig üben (Hofmann 2012). Es sollte nicht der Eindruck vermittelt werden, dass Entspannungsverfahren zur Bewältigung akuter (Angst-)Situationen geeignet sind, sondern vielmehr auf eine langfristige psychische Stabilisierung wirken (Rist u. a. 2010). Solche Techniken existieren auch, ihre Indikation ist allerdings in einem größeren therapeutischen Rahmen zu prüfen. Dazu gehört die z. B. angewandte Entspannung nach Öst (1987) für Patienten mit einer generalisierten Angststörung (s. dazu Becker & Markgraf 2007).

Die Entspannungsübung kann mit offenen oder geschlossenen Augen, im Sitzen oder im Liegen durchgeführt werden. Auch hier hängen die Möglichkeiten von den Gegebenheiten des Raumes ab, in dem die Übung durchgeführt wird. Die Dauer der Übung variiert, je nachdem, ob eine Kurz- oder eine Langform angeboten wird, überschreitet aber selten 50 Minuten. Die Teilnehmerzahl kann ebenso flexibel gehandhabt werden wie die Frage, ob die Gruppe in einem offenen oder geschlossenen Rahmen stattfindet.

Am Ende der Sitzung sollte der Leiter die Patienten nach ihren Erfahrungen fragen und diese gemeinsam kurz einzuordnen. Stellenweise können aufgrund der ungewohnten Aufmerksamkeitslenkung auf innere Prozesse sogenannte relaxationsinduzierte Ängste auftreten (STETTER 2004; DERRA & LINDEN 2011). Andere Teilnehmer berichten von Muskelzuckungen (ein Zeichen für Entspannung), störenden Gedanken, einer verzögerten Entspannungsreaktion und anderen Schwierigkeiten (HOFMANN 2012).

An dieser Stelle soll nur auf zwei der bekanntesten Entspannungsverfahren eingegangen werden:

- **Progressive Muskelentspannung (PME, auch PMR) nach Jacobson** Das Entspannungsverfahren folgt der Logik, dass eine Verringerung der äußeren Anspannung auch eine Verringerung der inneren Anspannung zur Folge hat und umgekehrt.
- **Autogenes Training** Dabei handelt es sich um ein autohypnotisches Verfahren, das als kleine Schwester der Hypnose angesehen werden kann. Es geht auf den Berliner Arzt J.H. Schultz zurück, der verschiedene autosuggestive Übungen entwarf, um Menschen die Möglichkeit zu geben, sich unabhängig von einem Therapeuten in einen Entspannungszustand zu versetzen.

Wenn Sie sich dafür interessieren, sollten Sie sich die Gelegenheit nicht entgehen lassen, sich näher mit Hypnose, imaginativen Verfahren und Meditation auseinanderzusetzen. Einen Überblick dazu geben PETERMANN und VAITL (2014).

Euthyme Verfahren

Zu den euthymen Verfahren gehört die »kleine Schule des Genießens« oder »Genussgruppe« (s. LUTZ 2011 zum Folgenden). Indikationen für diese Gruppen sind neurologische Erkrankungen, depressive, psychotische und psychosomatische Störungen sowie Zwangs-, Schmerz- und Substanzstörungen. Ziel des Programms ist es, hedonistische Inseln im Alltag zu etablieren und sich selbstfürsorglich zu begegnen. Dies geschieht durch Aufmerksamkeitslenkung auf angenehme Reize, Einübung von Verhaltensweisen im Umgang mit positiven Sinnesreizen, Vermittlung von Genussregeln.

Das Programm kann relativ flexibel eingesetzt werden (offen, geschlossen). Es werden Genussregeln eingeführt (s.u.). Der Therapeut bereitet die

Sitzungen vor und präsentiert Reize zu den jeweiligen Sinnesbereichen (Riechen, Tasten, Schmecken, Hören, Schauen). Die Teilnehmer explorieren diese Reize und tauschen sich dazu aus. Als Hausaufgabe sollen die Patienten ihr Lebensumfeld achtsam weiter erkunden. Wirkmechanismen sind die Auseinandersetzung mit alternativen Genussmitteln (z. B. bei Menschen mit Substanzstörungen), Erleben von positiven Emotionen und Selbstwirksamkeit, Erkundung der Umwelt, Einübung nichtdepressiver Kommunikationsmuster.

Der Therapeut tritt hier mit einer eher moderierenden therapeutischen Haltung auf, aufkommende Gefühle werden in diesem Setting nicht besprochen. Allerdings sollten klärende Einzelgespräche angeboten werden.

Psychoedukation

Nach dem Patientenrechtegesetz sind Behandler verpflichtet, über die Erkrankung, die Behandlung und deren Folgen aufzuklären. Dies ist die kleinste mögliche Intervention, die in jedem Fall durchgeführt werden sollte. Dabei geht es um die Vermittlung von störungsbezogenem Wissen mittels didaktischer und psychotherapeutischer Techniken. So soll ein verbesserter Umgang mit der Störung erreicht werden (Bäuml 2010).

Die Evidenzlage zu psychoedukativen Interventionen ist aufgrund der Fülle der Interventionen recht heterogen (z. B. mit oder ohne Angehörige, unterschiedliche Störungen). Insgesamt scheint Psychoedukation zu wirken. Als Effekte dabei zu nennen sind vor allem eine verbesserte Compliance, Reduktion der Rückfallwahrscheinlichkeit, verbessertes Funktionsniveau, verbesserte Wissensstände, Reduktion der Belastung der Angehörigen und der Patientinnen und verringerte stationäre Behandlungszeiten bzw. Wiederaufnahmen (DGPPN 2019).

Wenn Psychoedukation in einer Gruppe stattfindet, hat sie auch immer das Ziel, den Betroffenen die Möglichkeit zu geben, sich auszutauschen, Schamgefühle abzubauen und emotionale Entlastung zu schaffen. Eine Umfrage an deutschen Kliniken zeigte, dass Psychoedukationsgruppen vor allem für Patienten mit Störungen des schizophrenen Formenkreises stattfinden (86%), häufig auch für Menschen mit affektiven Störungen (67%). Andere Störungen werden viel seltener berücksichtigt (Angst- und Zwangsstörungen 18%, Sucht 17%, Persönlichkeitsstörungen 8%; Bäuml 2014). Hin und wieder gibt es auch störungsübergreifende Psychoedukationsgruppen. In diesen wird Patienten allgemeines Wissen zu psychischen

Störungen vermittelt. Ein klassisch verhaltenstherapeutisches Thema sind z. B. dysfunktionale Grundüberzeugungen oder Verhaltensanalysen.

Mittlerweile existieren für fast alle Störungen Psychoedukationsmanuale. Ein Blick in diese lohnt sich. Es gibt praktisch keine Kontraindikationen für psychoedukative Gruppen außer bei sehr schweren Verständnisproblemen, dissozialem Verhalten, akuter Manie oder schwerer Suizidalität (Bäuml 2010).

Üblicherweise findet die Psychoedukation ein- bis zweimal wöchentlich statt. Idealerweise sollte sie von einem Therapeuten und einem Co-Therapeuten geleitet werden. Die Gruppen sollten eine Größe von zwölf Patienten nicht überschreiten. Gruppen für Patienten, die an Psychosen leiden, sollten etwas kleiner sein (fünf bis sieben Patientinnen; Borbé u. a. 2011). Psychoedukative Gruppen können halb offen oder geschlossen angeboten werden.

Die therapeutische Haltung des Leiters sollte immer den persönlichen Erfahrungsschatz der Patienten wertschätzend berücksichtigen (Bäuml 2010). Wenn Sie eine Gruppenpsychoedukation leiten, sollten Sie die empirischen Erkenntnisse vermitteln, dabei aber unbedingt vermeiden, zu belehren. Hier ist strukturierte Sacharbeit gefragt (Struktur hilft, sich zu orientieren). Patienten sind die besten Experten für sich selbst, ihre subjektive Perspektive ist also sehr hilfreich für den Fortgang der Gruppe. Bemühen Sie sich, nicht zu konfrontativ aufzutreten, sondern ressourcenorientiert Inhalte zu vermitteln. Auch hat es sich bewährt, Angehörige in psychoedukative Gruppen einzubeziehen (s.u. und Kapitel »Die Angehörigen«, S. 102).

Die Psychoedukation beginnt meist mit einer Informationsphase. In dieser lernen sich die Teilnehmer zunächst kennen, berichten über ihre Erfahrungen und bekommen die wichtigsten Informationen zur Störung vermittelt. Das sind meist das biopsychosoziale Modell, Symptome (insbesondere Frühwarnzeichen) und Diagnose, Epidemiologie, Verlauf, Behandlungsmöglichkeiten (psycho- oder sozialtherapeutische Eingriffe, Medikamente und deren Wirkung und Nebenwirkungen). Außerdem wird ein individuelles Störungsmodell erarbeitet. Darauf folgt die therapeutische Phase, in der Fähigkeiten zur Symptombewältigung bzw. Verhaltensveränderung (z. B. durch Problemlösetraining oder soziales Kompetenztraining) vermittelt, aber auch Strategien zur Bewältigung erneuter Krisen besprochen werden (z. B. Krisenplan s. Kapitel »Jenseits der Klinik – gemeindepsychiatrische Zusammenarbeit« ; Bäuml 2010; Borbé u. a. 2011).

Spezifische Wirkfaktoren der Psychoedukation (Bäuml 2010, S. 129)

- professionelle Simplifizierung komplexer Fakten;
- laiengerechte Vermittlung komplizierter Fachinformationen (»Dolmetscherfunktion«);
- Ermöglichen von Durchblick und Aha-Erlebnissen;
- Darbieten von Missing Links;
- Vermitteln von Einsicht in die Störung und die erforderlichen Behandlungsmaßnahmen;
- Patienten und Angehörige zu Experten machen (»Wissen ist Macht«);
- Struktur und Ordnung in die therapeutischen Einzelmaßnahmen bringen;
- zweiseitige Informationsvermittlung;
- klare schulmedizinisch orientierte Grundhaltung der Therapeuten als Orientierungshilfe;
- gleichzeitig Respekt und Achtung vor subjektiven Einzelmeinungen;
- Fokus auf Ressourcen, keine Defizitorientierung;
- Förderung adäquater Trauerarbeit mit Adaption der Lebensplanung;
- Einbeziehung der Angehörigen, Befähigung zur Rolle des »Co-Therapeuten«;
- Stärkung des protektiven Potenzials der Familien.

Neben Psychoedukationsmanualen, die häufig Patienteninformationen in schriftlicher Form vorhalten, bieten einige Fachgesellschaften digitale Materialien zum kostenlosen Download an. Diese können Patienten ausgehändigt werden oder als Inspirationsquelle für eigene psychoedukative Sitzungen dienen:

- Depressionen: www.deutsche-depressionshilfe.de
- Schizophrenie: www.kompetenznetz-schizophrenie.info
- Zwangsstörungen: www.zwaenge.de
- Substanzstörungen: www.sucht.de
- bipolare Störungen: www.dgbs.de

Allgemeine Informationen finden Sie unter www.psychiatrie.de oder www.patienten-information.de. Dies sind knappe Darstellungen durch die Bundesärztekammer und die kassenärztliche Bundesvereinigung. Auf der Website der Deutschen Gesellschaft für Psychoedukation finden Sie eine Liste mit störungsspezifischen Manualen für psychoedukative Gruppen (www.dgpe.de).

Gruppen außerhalb der verhaltenstherapeutischen Tradition

An dieser Stelle soll besonders die interpersonelle (vielerorts auch interaktionelle) Gruppentherapie nach Irvin YALOM (2007) erwähnt werden. Im Fokus bei dieser Form der Gruppentherapie stehen die haltgebenden Beziehungen der Gruppenmitglieder untereinander. Durch das Nutzen der Dynamiken, wenn die Patienten in Interaktion miteinander treten, sollen alte Erfahrungen durch neue in der Gruppe korrigiert werden. Die Gruppe fungiert als sozialer Mikrokosmos, in dem vor allem die gesunden Anteile der Patienten genutzt werden (NICKEL & EGLE 2012). Die therapeutische Haltung in diesen Gruppen ist empathisch und auf das Hier und Jetzt fokussierend. Anders als in anderen psychodynamischen Gruppen ist der Therapeut auch mal informierend. Er regt zur Selbstöffnung an und gestaltet das Therapiegeschehen aktiv mit, bietet also eine positive Beziehung an. Er macht sowohl Prozesskommentare in Bezug auf einzelne Gruppenmitglieder als auch auf die Gruppe als Ganzes. Solch ein Prozesskommentar könnte zum Beispiel so aussehen, dass der Therapeut zwei Teilnehmern eine Rückmeldung darüber gibt, dass sie sich immer wieder über politische Themen streiten, obwohl deutlich ist, dass die beiden sich mal über Schwierigkeiten in ihrer Beziehung zueinander unterhalten müssten. Prozesskommentare zur Gruppe als Ganzes lenken die Aufmerksamkeit auf das, was aktuell in der Gruppe geschieht (YALOM 2007).

Weitere bedeutsame Vertreter von psychoanalytisch fundierten Gruppentherapien sind S.H. Foulkes, der unter anderem den Begriff der Gruppenmatrix prägte (HEIGL-EVERS & OTT 2001; WEILAND 2010), W. Bion (1961/2001) mit seinen Theorien zur gruppenanalytischen Arbeit und das Göttinger Modell nach HEIGL-EVERS und HEIGL (1973). Letzteres beschreibt drei Arten der Gruppentherapie: psychoanalytisch-interaktionelle Gruppenpsychotherapie für Menschen mit strukturellen Störungen, tiefenpsychologisch-fundierte Gruppenpsychotherapie für konfliktbedingte Störungen und die analytische Gruppenpsychotherapie, die tiefe Regression und freie Assoziation verwendet (HEIGL-EVERS & OTT 2001). Zu den Formen der systemischen Gruppentherapie gehören unter anderem die Multifamilientherapie (ASEN & SCHOLZ 2019) und die lösungsorientierte systemische Gruppentherapie (MOLTER & HARGENS 2006).

Fallbeispiele schwieriger Gruppensituationen

Die folgenden Praxisbeispiele bereiten vielen Berufseinsteigern Schwierigkeiten. Bei der Bewältigung schwieriger Gruppensituationen ist es selbstverständlich sehr schwierig, schablonenartig Lösungen vorzugeben, dafür sind psychotherapeutische Gruppensituationen zu komplex. In jedem Fall sollten Sie erlebte Situationen in einem geeigneten Rahmen nachbesprechen und Manöverkritik üben, in der Sie Ihre eigenen Anteile berücksichtigen.

Übrigens gilt in den Gruppen Schweigepflicht über Inhalte der Einzelgespräche. Sie dürfen nur mit dem Einverständnis Ihrer Patienten ein relevantes Thema preisgeben.

»Ich habe eine sehr heterogene Gruppe in Bezug auf intellektuelle Fähigkeiten, Schwere der Störung etc.«

Versuchen Sie in jedem Fall, den schwächsten Gruppenteilnehmer mitzunehmen. Langeweile und Unterforderung sind weit weniger selbstwertschädlich als das Gefühl, zu dumm, zu krank oder zu ungebildet für die Gruppenpsychotherapie zu sein. Wenn es gut läuft, gelingt es Ihnen, die fitteren Teilnehmenden co-therapeutisch einzubeziehen, sodass diese sich kompetent in der Beratung anderer erleben können. Versuchen Sie, gegenseitiges Verständnis zu fördern. Schrauben Sie den Anspruch herunter, eine Intervention nach der nächsten machen zu können, Ihr Manual ist auf diese Teilnehmer vermutlich nicht vorbereitet. Sollten Menschen in der Gruppe sein, die nicht richtig lesen und schreiben können, sollten Sie auf Schriftliches gänzlich verzichten.

»Ein Patient bricht die Gruppentherapie ab«

Die starke Institutionalisierung in Kliniken führt dazu, dass Abbrüche im eigentlichen Sinn nicht so oft vorkommen. Viel häufiger lassen sich Patienten plötzlich entlassen und thematisieren dies nicht in der Gruppe, womit Therapeuten dann eher mit einer etwas unklaren Gemengelage dastehen. Die meisten Gruppen in Kliniken sind halb offen, daher sind Ein- und Ausstiege nichts Ungewöhnliches. Wenn Sie den plötzlichen Ausstieg nicht durch Gespräche verhindern konnten, die anderen Teilnehmer aber irritiert zurückgelassen sind, thematisieren Sie die Gefühle der Verbleibenden, aber nicht die Probleme des Abbrechers.

»Mein Patient äußert sich diskriminierend in der Gruppe«

Fragen Sie sich zunächst: Warum macht er das? Was wird da abgewehrt, was wird externalisiert? Ist die Empörung über andere vielleicht einfacher, als sich mit den eigenen Problemen auseinanderzusetzen? In jedem Fall sollten Sie im Einzelgespräch eine Rückmeldung über das Verhalten geben. In leichteren Fällen können die anderen Teilnehmer ein Feedback über das interaktionelle Verhalten geben. Die Vermutung, dass aus derartigen Schwierigkeiten ein konstruktiver Prozess entstehen kann, ist sehr oft berechtigt. Das Thema einer Gruppe sollte immer das Fortkommen in der eigenen Therapie sein. Fragen Sie also ruhig nach, was derartige Äußerungen mit dem betreffenden Patienten zu tun haben. Wenn die Äußerungen Grenzen überschreiten, müssen Sie als Bewahrer der Normen einschreiten und die anderen Patienten schützen! Wo genau diese Grenzen liegen, ist im Einzelfall zu prüfen. Wenn die Rechte anderer gefährdet sind, ist dies ein solcher Fall. Falls es in der Gruppe zu einer offenen Konfrontation kommt, ist der weitere Prozess erheblich erschwert. Wenn es um den Schutz der Rechte anderer geht, dürfen Sie sehr deutlich werden und notfalls jemanden aus einer Gruppe ausschließen.

»Einer meiner Patienten verlässt abrupt die Gruppe«

Prinzipiell gilt die Gruppenregel, dass Patienten rausgehen dürfen. Bevor sie gehen, sollten sie aber gebeten werden, zurückzukommen und einzuschätzen, wie lange es bis zu ihrer Rückkehr ungefähr dauern wird. Falls es zu schnell geht, sollte der Co-Therapeut hinterhergehen und nach dem Patienten schauen. Sollte es keinen Co-Therapeuten geben, können Sie auch einen stabilen Patienten bitten, nachzuschauen. Dieser muss selbstverständlich einverstanden sein. Damit zeigen Sie, dass Sie sich um alle Beteiligten sorgen. Die zurückbleibende Gruppe mitsamt ihres Therapeuten befindet sich dann meist in einer etwas schwierigen Lage. Vermeiden Sie eine gemeinsame Analyse des Verhaltens des Patienten, der den Raum verlassen hat. In jedem Fall sollten Sie selbst noch einmal am selben Tag den Patienten aufsuchen. Fragen Sie ihn, wie es ihm nun geht, und verabreden Sie sich zu einem Einzelgespräch.

»Einer meiner Patienten kann nicht mehr aufhören zu weinen«

Ignorieren Sie dieses Verhalten auf keinen Fall, schenken sie ihm allerdings auch nicht zu viel Aufmerksamkeit. Fragen Sie, was helfen könnte. Die Verantwortung sollte an den Betroffenen wieder zurückgegeben und der erwachsene Anteil im Patienten angesprochen werden. Therapeuten sollten aktiv bei der Emotionsregulation unterstützen, andere Gruppenmitglieder können hier ebenfalls unterstützen. Möglichkeiten dazu wären, auf die Metaebene zu gehen, die anderen Teilnehmer zu fragen, wie sie sich in einer ähnlichen Situation fühlen würden, und eine kurze Pause anzubieten. Wenn Sie dies zuvor abgesprochen haben, können Sie den Patienten auch weinen lassen und diesen Umstand kurz in der Gruppe erklären.

»Meine Patienten streiten sich«

Bieten Sie aktive Unterstützung zur Lösung an. Bemühen Sie sich aber auch, Konflikte zuzulassen, denn diese können Ihre Gruppe weiterbringen. Beispiele für Interventionen dieser Art könnten sein:

- Fragen Sie, warum ein bestimmtes Verhalten gerade so triggernd wirkt. Was hat das mit mir (Patient) zu tun? Es empfiehlt sich, zum individuellen Problem zu lenken und erst dann wieder das Problem in der Gruppe zu besprechen (Fiedler 2005). Jeder Einzelne ist wichtig!
- Fragen Sie, ob sich zwei andere, unbeteiligte Personen in jeweils eine beteiligte Partei einfühlen und die Perspektive noch einmal erläutern können. Oft kommen hier Themen zutage, die interessant und hilfreich für die Gruppe sein können.

Lassen Sie den Beteiligten Zeit, sich wieder zu beruhigen. Eine Klärung kann auch in der nächsten Sitzung noch erfolgen. Weisen Sie noch einmal auf die Gruppenregeln hin: Abwertende Kommentare über einen Mitpatienten sind inakzeptabel. Weisen Sie auch auf die Kommunikationsregeln hin: Ich-Botschaften, kein Gang durchs Museum, keine Verallgemeinerungen. Stattdessen sollte situative und konkrete Kritik geübt werden, die einen Lösungsvorschlag macht.

»In meiner Gruppe sagt keiner etwas« oder »Es sagen immer die Gleichen etwas«

Fragen Sie die Teilnehmer, was los ist. Damit laufen Sie selbstverständlich Gefahr, dass immer dieselben ein Thema anbieten. In keinem Fall sollten Sie Einzelne vor der gesamten Gruppe ansprechen und fragen, warum sie sich nicht oder wenig beteiligen. Mögliche Interventionen für Sie wären es, anzusprechen, dass es manchmal schwierig sein kann, sich zu öffnen, und nachzufragen, was es erleichtern könnte. Ermutigen Sie die Teilnehmer, sich zu zeigen. Benennen Sie, was die schweigende Gruppe in Ihnen auslöst: Möglicherweise fühlen Sie sich hilflos, ratlos oder etwas ärgerlich?

Insgesamt sollten Sie insbesondere von Menschen mit schweren psychischen Störungen nicht allzu viel erwarten, was ihre Beteiligung angeht. Oft kennen sich die Patienten untereinander kaum. Es ist sehr schwer, sich in einer unsicheren Atmosphäre zu offenbaren. Die Belegschaft der Gruppe ändert sich in der Klinik dauernd. Interventionen zum besseren Kennenlernen können hier helfen. Wenn Patienten stark beeinträchtigt sind und es an der Symptomlast liegt, dass sich niemand einbringen möchte, sollten Sie ohnehin eine Intervention anbieten, z.B. Psychoedukation zu einem bestimmten Thema. Je psychotherapeutischer Ihr Arbeitssetting ist, desto mehr werden sich die Patienten vermutlich beteiligen. Dennoch sollten Sie niemals Druck ausüben.

»Einer redet ganz viel und lässt sich nicht bremsen«

Bemühen Sie sich, weitschweifigem Verhalten vorsichtig Einhalt zu gebieten (z.B. »Ich würde gerne einhaken bei dem, was Sie gesagt haben«, »Ich möchte noch einmal auf das Thema XY zurückkommen«, »Ich bremse Sie mal kurz«). Die meisten Menschen bemerken derartiges eigenes Verhalten nicht, es sollte im Einzelgespräch thematisiert werden. Mit etwas Glück geben die anderen Teilnehmer eine Rückmeldung. Dazu sollten Sie allerdings nicht direkt auffordern. An anderen konstruktive Kritik zu üben, fällt stärker beeinträchtigten Menschen häufig schwer, es droht die Gefahr, andere zu verletzen. Oft haben diese Menschen mit Kritik ausschließlich negative Erfahrungen gemacht und wenig Repertoire für solche Situationen.

»Mein Patient schläft ein« oder »Mein Patient dissoziiert«

In diesem Fall müssen Sie einen Balanceakt auf einem schmalen Grat machen. Die zentrale Frage in diesem Fall lautet: Handelt es sich um Widerstand, Dissoziation im Rahmen einer Traumatisierung oder Medikamentennebenwirkung? Auf keinen Fall dürfen Sie Patienten vor der Gruppe bloßstellen, Scham ist bei vielen ein zentrales Thema. In jedem Fall sollten Sie Betroffene behutsam ansprechen und aus ihrem Zustand holen. Fragen Sie, was ihnen hilft, im Hier und Jetzt zu bleiben. Bei Dissoziation können Sie Skills besprechen. Bei Einschlafen sollten Sie ebenfalls besprechen, was helfen könnte. Bieten Sie eine weitere Vertiefung des Themas im Einzelgespräch an. Behalten Sie im Hinterkopf, dass es sich sowohl um Müdigkeit aufgrund symptomatischen Schlafmangels als auch stark sedierender Medikamente handeln könnte. Ein Gespräch mit dem behandelnden Stationsarzt hilft weiter, solche Rückmeldungen sind für ihn sehr wichtig.

»Die Gruppe verschwört sich gegen mich« oder »Umgang mit aggressivem Widerstand«

Hören Sie sich den Ärger der Patienten interessiert an. Rückmeldungen gilt es ernst zu nehmen und daraus zu lernen. Besprechen Sie diese Situationen im Nachgang mit Kollegen. Reflektieren Sie Ihr Verhalten. Sie müssen aber auch nicht alles annehmen.

»Es gibt einen Außenseiter oder Sündenbock«

Stellen Sie sich auf die Seite des Außenseiters. Patienten haben das Recht, nicht mitzumachen oder aus der Rolle zu fallen. Bedenken Sie immer, dass das, was dem Außenseiter in der Gruppe zustößt, auch Ängste bei anderen auslöst (Fiedler 2005).

»Meine Gruppe will dauernd politische oder gesellschaftliche Themen diskutieren«

Je nachdem, um welches politische oder gesellschaftliche Thema es sich handelt, kann hier die Verführung groß sein, mitzudiskutieren. Entscheiden Sie, ob die Diskussion die einzelnen Gruppenmitglieder in irgendeiner Weise weiterbringt. Der gesellschaftliche Umgang mit Menschen, die an einer psychischen Störung leiden, ist häufig von Unverständnis, Unwissenheit und Stigmatisierung geprägt. Das ist für viele ein wichtiges Thema. Mit einer Gruppe für Menschen mit Substanzstörungen exzessiv das Thema Cannabislegalisierung zu diskutieren, würde jedoch sicherlich eher der Vermeidung der eigenen Probleme Vorschub leisten. In jedem Fall sollten Sie immer den Rückbezug zu individuellen Themen machen und fragen: »Was hat das mit Ihnen zu tun?«, »Warum beschäftigt Sie das Thema?«, »Was machen Sie nun mit diesen Erkenntnissen?« oder »Wie können Sie für sich damit umgehen?«.

»Mein Patient verschläft die Sitzungen«

Nehmen Sie dies nicht allzu persönlich. In der Klinik geht es ganz viel um Motivationsarbeit, das kann im akutpsychiatrischen Bereich auch schon mal heißen, dass manche Menschen aus dem Bett geholt werden müssen, um an der Gruppe teilzunehmen. Zum praktischen Vorgehen dabei können unterschiedliche Absprachen getroffen werden. Die Erfahrung zeigt, dass es meist irgendwann von allein geht. Auch im tagesklinischen Setting oder in psychosomatischen Kliniken sollten Sie ressourcenorientiert sein, wenn es um das Verpassen der Gruppentherapie geht. Hier sind die Gründe neben Beeinträchtigungen durch die Störung häufig eher im Erleben der Gruppe zu verorten. Ergründen Sie dies im Einzelgespräch. Ist etwas in der Gruppe vorgefallen? Wird ein anderes Mitglied als unangenehm erlebt? Wie wirkt die Atmosphäre der Gruppe auf den Patienten? Soll ein Thema vermieden werden?

»Mein Patient hat Angst, die Themen der anderen emotional nicht aushalten zu können«

Die Angst vor emotionaler Ansteckung ist ein relativ weitverbreitetes Phänomen. Yalom weist darauf hin, dass sie ein Hinweis auf durchlässige Ich-Grenzen ist, und empfiehlt, Patienten noch besser auf Gruppensitzungen vorzubereiten, sie schrittweise zu exponieren und Strategien im Umgang zu besprechen. Das Ziel müsse es sein, zu lernen, andere auszuhalten, da Menschen Nähe brauchen (s. dazu Yalom 2007). Bei einigen Störungsbildern sollten Sie diese Befürchtungen allerdings sehr ernst nehmen und eine Teilnahme an der Gruppe nach hinten verschieben. Menschen in akuten Psychosen sollten sich nicht gleich zu Therapiebeginn mit stark emotionalen Themen beschäftigen.

LITERATURHINWEISE

American Group Psychotherapy Association (AGPA): Practice Guidelines for group psychotherapy. New York: American Group Psychotherapy Association 2007. Verfügbar über www.agpa.org.

Fiedler, P. (2005): Verhaltenstherapie in Gruppen. Weinheim: Beltz PVU.

Mattke, D.; Streeck, U.; König, O. (2015): Praxis stationärer und teilstationärer Gruppen. Stuttgart: Klett-Cotta.

Yalom, I. (2006): Die Schopenhauer-Kur (Roman). München: btb.

Zu störungsspezifischen Gruppen (Beispiele):

Klingberg, S.; Hesse, K. (2014): Stationäre evidenzbasierte Psychotherapie bei Psychosen. Kognitiv-verhaltenstherapeutisches Praxismanual. Stuttgart: Kohlhammer.

Schaub, A.; Roth, E.; Goldmann, U. (2013): Kognitiv-psychoedukative Therapie zur Bewältigung von Depressionen. Ein Therapiemanual. 2. aktualisierte und erweiterte Auflage. Göttingen: Hogrefe.

Zu Trainings:

Bohus, M.; Wolf-Arehult, M. (2018): Interaktives Skillstraining für Borderline-Patienten: Das Therapeutenmanual. 2. Auflage. Stuttgart: Schattauer.

Hinsch, R.; Pfingsten, U. (2015): Gruppentraining sozialer Kompetenzen GSK: Grundlagen, Durchführung, Anwendungsbeispiele. Weinheim: Beltz PVU.

Kanfer, F.H.; Reinecker, D.; Schmelzer, H. (2012): Selbstmanagement-Therapie. Ein Lehrbuch für die klinische Praxis. Berlin: Springer.

Moritz, S.; Krieger, E.; Bohn, F.; Veckenstedt, R. (2017): MKT+. Individualisiertes Metakognitives Therapieprogramm für Menschen mit Psychose. Reihe Psychotherapie: Manuale. Heidelberg: Springer.

Zu Entspannungsverfahren:

Hofmann, E. (2012): Progressive Muskelentspannung. Ein Trainingsprogramm. 3. korrigierte Auflage. Göttingen: Hogrefe.

Petermann, F.; Vaitl, D. (Hg.) (2014): Entspannungsverfahren: Das Praxishandbuch. 5. Auflage. Weinheim: Beltz PVU.

Zu euthymen Verfahren:

Koppenhöfer, E. (2004): Kleine Schule des Genießens: Ein verhaltenstherapeutisch orientierter Behandlungsansatz zum Aufbau positiven Erlebens und Handelns. Lengerich: Pabst.

Zu Psychoedukation:

Bäuml, J.; Behrendt, B.; Henningsen, P.; Pitschel-Walz, G. (Hg.) (2016): Handbuch der Psychoedukation für Psychiatrie, Psychotherapie und Psychosomatische Medizin. Stuttgart: Schattauer.

Die Angehörigen

Die Arbeit mit Angehörigen kommt im psychotherapeutischen Alltagsgeschäft oft viel zu kurz. Dabei ist wissenschaftlich längst belegt, welche wichtige Rolle sie im Genesungsprozess spielen. In diesem Kapitel geht es darum, das Problem des Einzelnen als Problem des Ganzen zu begreifen, um gelungene Kommunikation und die Kinder der Betroffenen. Diese Aspekte sind mir besonders wichtig, da sie für mich als Berufseinsteigerin erst nach einiger Zeit zutage traten. Aus heutiger Perspektive wundere ich mich etwas darüber, ist doch das Umfeld unserer Patientinnen entscheidend für den weiteren Fortgang der Therapie und ein ausgesprochen spannendes Tätigkeitsfeld für Psychotherapeutinnen.

Das Mobile Familie

Familien sind komplexe Systeme, in denen sich alle Akteurinnen gegenseitig beeinflussen. Leidet ein Familienmitglied an einer psychischen Störung, ist der Alltag kaum noch aufrechtzuerhalten. Eine depressive Partnerin zieht sich sozial zurück und kann ihren Aufgaben nicht mehr nachkommen, wodurch auch die anderen Familienmitglieder zu kurz kommen. Diese sind dadurch belastet und können leicht selbst in einen Strudel geraten. Ungünstige familiäre Kommunikations- und Beziehungsmuster sowie traumatisierende Erlebnisse in der Kindheit begünstigen die Genese und die Aufrechterhaltung psychischer Störungen. Der Kernidee der Familientherapie nach Salvador MINUCHIN (1997) folgend ist die ganze Familie als betroffenes System zu begreifen: Das pathologische Geschehen findet nicht nur im Kopf der Problemträgerin statt, sondern auch außerhalb. Genauso beeinflusst diese auch das Geschehen um sich herum. Die Forschung zeigt, dass Angehörige unbedingt von Anfang an in den Genesungsprozess einbezogen werden sollten (KLINGBERG & WITTORF 2012). Insbesondere bei der Behandlung schizophrener Psychosen gehören Familieninterventionen und Angehörigenpsychoedukation nicht zuletzt aufgrund der Forschungsarbeiten zu Konzepten wie Expressed Emotion mittlerweile zu den gut etablierten Behandlungsformen. Aber auch bei anderen psychischen Störungen gilt der Zusammenhang mit schwierigen familiären Mustern als gesichert (z. B. Depression und Hilflosigkeit, Angst und Überbehütung, Invalidieren und Borderlinestörung). Vergessen Sie nicht, dass Beziehungen der wichtigste Faktor sind, wenn es um unsere psychische Gesundheit geht (NORCROSS & GUY 2010). Deshalb sind Angehörige die Ressource im Genesungsprozess.

Für Veränderungen muss das System schwingen!

Wenn sich in einem komplexen System ein Faktor verändert, bringt das den Rest des Systems wie bei einem Mobile ebenfalls zum Schwingen. Die Verhaltensveränderungen Ihrer Patientinnen werden also Reaktionen provozieren. Vermehrte Konflikte können Ausdruck einer Besserung sein: Wenn die erkrankte Tochter aus dem elterlichen Haushalt ausziehen möchte, kann dies bei den Eltern Befürchtungen auslösen. Wenn ein zuvor stets aufopfernder Elternteil nun plötzlich die Hände in den Schoß legt, weil er erkannt hat, dass er Pausen und Müßiggang braucht, um gesund zu bleiben, müssen Aufgaben neu verteilt werden. Das werden nicht alle Beteiligten gut finden.

Die allermeisten Veränderungen wirken sich jedoch positiv aus: Wenn Patientinnen lernen, wieder mehr Verantwortung für das eigene Leben zu übernehmen, entlastet dies die anderen Familienmitglieder. Angehörige eines Menschen mit einer psychischen Störung zu sein kann nämlich ein sehr hartes Brot sein.

Kommunikation über die psychische Störung und die begleitenden Probleme ist der erste Schritt in Richtung eines entspannteren Kontakts. Es gibt aber auch Situationen, in denen diese ausgesprochen schwierig ist und trotzdem eine Bindung zueinander besteht. Machen Sie sich darauf gefasst, dass es sehr kompliziert werden kann.

Eine schwierige Kindheit oder komplizierte Familienverhältnisse sind also nicht unbedingt des Pudels Kern bei der Entstehung und Aufrechterhaltung psychischer Störungen. Alle Familiendynamiken lassen sich irgendwo zwischen den beiden Polen liebevoller Solidarität und Missbrauch verorten. Bitte vergessen Sie nicht, dass Menschen mit psychischen Störungen vielfach Erfahrungen mit Missbrauch und häuslicher Gewalt haben. Dann ist manchmal ein (vorläufiger) Kontaktabbruch das Richtige. Derart weitreichende Entscheidungen müssen die Patientinnen aber selbst treffen. Als Therapeutin können Sie nur Rückmeldung geben und Unterstützungsmöglichkeiten zeigen. In manchen Fällen ist das Umfeld derart therapiefeindlich, dass ein therapeutisches Fortkommen verhindert wird (s. Kapitel »Ethischer und rechtlicher Rahmen«, S. 179). Sollte Ihnen ein solcher Fall begegnen, arbeiten Sie im Team. Beschäftigen Sie sich nicht allein mit den Schilderungen und Ihren Fantasien dazu.

Über die Störung sprechen

Sie haben sich also entschieden, eine oder mehrere Angehörige (Achtung: Fortgeschrittenenlevel!) einzuladen und gemeinsam mit Ihrer Patientin ein Gespräch zu führen. Vielleicht sind Sie auch von den Angehörigen kontaktiert worden, und Ihre Patientin kann sich ebenfalls ein Gespräch vorstellen. Machen Sie sich klar, dass es in diesen Gesprächen ganz schön heiß hergehen kann. Manche Konflikte sind sehr festgefahren, und wenn die Stimmung hochkocht, kann es sehr schnell passieren, dass Vorwürfe durch den Raum fliegen. Ihre Aufgabe ist es zu unterbrechen, wenn der Ton zu heftig wird. Es empfiehlt sich, das Gespräch gemeinsam mit einer Kollegin zu führen. Das muss nicht unbedingt eine Psychotherapeutin sein. Es geht darum, die Rollen aufzuteilen und unterschiedliche Perspektiven einzunehmen: Die eine kann das Gespräch moderieren, während die andere eine emotionale Rückmeldung gibt. Manchmal ist es auch hilfreich, einen Vertreter des anderen Geschlechts in das Gespräch einzubeziehen. So bieten sich unterschiedliche Identifikationsfiguren.

Bei allen Bemühungen werden Sie es vermutlich nicht schaffen, sämtliche Themen anzusprechen, die Ihnen auffallen und die potenziell bearbeitet werden könnten. Fokussieren Sie sich deshalb auf die brennendsten. Dazu gehören die aktuelle psychische Störung (machen Sie dazu etwas Psychoedukation), die vorangegangene Dekompensation, die aktuelle Situation bzw. die anstehende Entlassung und weiterführende Hilfsangebote. Wenn Sie zentrale Konflikte erkennen, können Sie diese zum Beispiel mit einer Überschrift benennen und auf eine weitere Bearbeitung in einer ambulanten Familientherapie verweisen. In der Arbeit mit Angehörigen im klinischen Setting müssen Sie noch etwas pragmatischer sein als im Einzel, denn Sie haben wenig Zeit.

Vor dem Gespräch sollten Sie mit Ihrer Patientin klären, was das Thema sein soll. Welche Informationen dürfen Sie weitergeben bzw. was sollten Angehörige auf keinen Fall wissen? Eine offene Gesprächsatmosphäre wirkt sich günstig aus, dennoch sollten Sie sichergehen, keine Zwangsoffenbarung zu machen. Ihre Rolle sollte vielmehr die der Moderatorin sein, die über die psychische Störung informiert. Wenn Ihnen das gelingt, kommen Sie gar nicht erst in die Bredouille, versehentlich Geheimnisse zu verraten.

Das Sprechen über die eigenen Schwierigkeiten ist für viele Patientinnen hochgradig schamauslösend. Gegenüber Angehörigen kann es sehr schwer sein, die eigenen Probleme zu thematisieren. Psychische Störungen sind ein soziales Stigma, daher wird in vielen Familien nicht offen darüber kommuniziert. Eine Gesprächskultur muss erst etabliert werden. In den seltensten Fällen sind Angehörige psychologisch vorgebildet oder haben eine Vorstellung davon, was Diagnosen eigentlich bedeuten. Viele versuchen, sich im Internet Informationen zu beschaffen, diese sind in ihrer Qualität sehr unterschiedlicher Natur (Borbé u. a. 2011, s. Kapitel »Jenseits der Klinik – gemeindepsychiatrische Zusammenarbeit«). Geben Sie den Angehörigen unbedingt Raum und hören Sie ihnen sehr genau zu. Einerseits können sie Ihnen wichtige Informationen über die Lebensrealität, die Genese und die Aufrechterhaltung der Störung der Betroffenen geben. Andererseits gilt es, gemeinsam an einer realistischen Entlassungsplanung zu arbeiten.

Angehörige stehen oft unter einem großen Druck, haben einiges hinter sich und sind sehr besorgt. Hören Sie gut zu und beraten Sie zu weiteren Unterstützungsmöglichkeiten für die Angehörigen. Um einen inneren Leitfaden für ein gemeinsames Gespräch zu entwickeln, können Sie versuchen, Folgendes im Auge zu behalten (s. dazu auch Buchkremer 1989 zitiert nach Borbé u. a. 2011):

- **Krankheitsbild** Wie und in welcher Wortwahl soll über die psychische Störung gesprochen werden? Welche Informationen sollen die Angehörigen bekommen? Was ist das Ziel der Psychoedukation? Welches Erklärungsmodell für die Störung hat die Patientin und welches haben ihre Angehörigen? Sprechen Sie darüber, welche Verhaltensweisen oder welches Erleben als Symptom der Störung einzuordnen ist und wie Angehörige darauf reagieren sollen. Wie wird der weitere Behandlungsplan aussehen? Denken Sie dabei auch an Medikamente und deren Nebenwirkungen (z. B. Dyskinesien, Impotenz, Libidoverlust).
- **Ausblick** Wann ist die Entlassung geplant? Welche weitere Behandlung ist dann geplant? Wobei braucht die Patientin Unterstützung in der Lebensbewältigung und wie kann diese gewährleistet werden? Wer muss über die psychische Störung Bescheid wissen (z. B. Arbeitgeberin, Kinder, Eltern …)? Erstellen Sie einen Krisenplan (s. Kapitel »Jenseits der Klinik – gemeindepsychiatrische Zusammenarbeit«, S. 160) mit den Angehörigen.
- **Perspektive der Angehörigen** Wie haben sie die Zeit vor der Aufnahme erlebt? Sprechen Sie über die emotionale Belastung der Angehörigen und mögliche Hilfsangebote für diese (Angehörigengruppen, Selbsthilfe, Psychotherapie usw., s. auch Kapitel »Jenseits der Klinik – gemeindepsychiatrische Zusammenarbeit«). Wenn es Ihnen möglich ist, sollten Sie

sich um Entlastung von Schuldgefühlen bemühen. Was brauchen die Angehörigen, um sich mit der Entlassung wohlzufühlen? Wie kann in der nächsten Krankheitsepisode miteinander umgegangen werden?

Konflikte

Drei Fragen: Was stört mich an dir? Was wünsche ich mir von dir? Was mag ich an dir?

Sollte es darum gehen, Schwierigkeiten im Miteinander zu klären, können Sie Ihre Patientin bitten, sich im Vorfeld zu drei Fragen Gedanken zu machen:

1. Was stört mich an dir?
2. Was wünsche ich mir?
3. Was mag ich an dir?

Auch die Angehörigen sollten sich vorher Gedanken darüber machen. Ihre Aufgabe ist es nun, sich innerlich an den Fragen zu orientieren und das Gespräch entsprechend zu strukturieren.

Sprechen Sie über Kommunikationsstrategien (s.u.). Sie können auch konkrete Vorschläge machen, wie die Beteiligten wieder besser ins Gespräch kommen können (z. B. ein Ritual einführen und jede Woche am Dienstagabend für eine halbe Stunde über Probleme sprechen und dann für eine halbe Stunde über Dinge, die gut laufen).

Besprechen Sie vor dem Gespräch das Ziel mit Ihrer Patientin. Es empfiehlt sich, mit dem psychoedukativen Teil anzufangen, um allen Beteiligten die Chance zu geben, sich auf den neuesten Stand zu bringen und sich schon einmal von Befürchtungen und Schuldgefühlen zu entlasten (Borbé u. a. 2011). Zu den Inhalten der Psychoedukation können Sie sich an störungsspezifischen Manualen zur Angehörigenarbeit bedienen.

HILFREICHE FORMULIERUNGEN bei der Arbeit mit Angehörigen:

»Wenn ich Ihnen so zuhöre, fällt mir auf, dass Sie beide immer wieder davon sprechen, dass Sie zu kurz kommen und zu wenig Freizeit haben. Mein Eindruck ist, es geht Ihnen an dieser Stelle recht ähnlich. Wie können Sie beide dafür sorgen, dass Sie sich gesehen fühlen?«

»Wie geht es Ihnen mit dem, was Sie gerade von Ihrem Sohn gehört haben?«

»Was läuft eigentlich gut zwischen Ihnen?«

»Was glauben Sie, wie geht es Ihrer Mutter, wenn Sie das so sagen?«

»Was könnte Ihre Frau tun, um Sie zu unterstützen, die Depression loszuwerden?«
»Was brauchen Sie, damit Sie Ihren Mann weiterhin unterstützen zu können?«
»Wir sprechen nun schon einige Zeit über Ihre unterschiedlichen Perspektiven auf die Kindererziehung. Möglicherweise ist das ein Thema, das Sie sich noch einmal näher zusammen anschauen müssten. Dazu könnten Sie Beratungsgespräche bei Erziehungsberatungsstellen in Anspruch nehmen. Wenn Sie den Eindruck haben, dass Sie es mit einem tiefer liegenden Problem zu tun haben, wäre es auch möglich, eine Familientherapie zu machen. Ich würde nun gern mit Ihnen auf die anstehende Entlassung zurückkommen.«
»Mein Eindruck ist, dass es Ihnen guttut, miteinander zu reden. Was könnten Sie tun, dass Sie in Ihrem Alltag Räume haben, in denen Sie es schaffen, sich in Ruhe auszutauschen?«

Die Fragen der Angehörigen

Angehörige bringen zu Gesprächen mit Behandlerinnen oft einige Fragen mit. Die meisten Themenfelder kennen Sie wahrscheinlich bereits sehr gut aus Ihrem Studium. Viele Fragen sind sehr komplex und benötigen eine differenzierte und ausführliche Antwort. Sollten Sie es also nicht schaffen, alle Fragen zu beantworten, stellen Sie diese im Zweifel zurück und vereinbaren Sie einen Termin für ein weiteres Gespräch.

»Geht die Störung wieder weg?« oder »Muss sie die Medikamente für immer nehmen?«

Versuchen Sie, eine ungefähre Orientierung über die Prognose zu geben. Bleiben Sie dabei unbedingt ehrlich, aber ressourcenorientiert! Benennen Sie sowohl Statistiken als auch Ressourcen der Patientin. Allein die Anwesenheit von Angehörigen bei einem Gespräch ist ein Hinweis darauf, dass die psychische Störung einen milderen Verlauf nimmt, denn soziale Unterstützung und Gesprächsbereitschaft sind vorhanden. Informieren Sie über weiterführende Behandlungsmöglichkeiten.

Bleiben Sie ehrlich, aber bedingungslos ressourcenorientiert!

»Wer ist schuld an der Störung?«

Die wenigsten Angehörigen stellen diese Frage offen, sie spielt aber unterschwellig fast immer eine Rolle. Viele Angehörige von Menschen mit psychischen Störungen plagen schwere Schuldgefühle, oft brauchen sie selbst Hilfe bei deren Bewältigung. Insbesondere Eltern beschäftigt die Frage nach der Ursache der Störung häufig. Sollte sie im Gespräch auftauchen, sollten Sie sich nicht zu einem Gang durchs Museum mitreißen lassen, sondern alle Beteiligten auf das Hier und Jetzt und den weiteren Verlauf der Beziehung orientieren. Die »Schuldfrage« ist nicht zu klären. Psychische Störungen sind nicht monokausal begründet, sondern werden biopsychosozial verursacht. Unterschätzen Sie das Thema trotzdem nicht, denn allein die Befürchtung, einen Teil der »Schuld« an den psychischen Problemen eines nahen Angehörigen zu tragen, und sei es nur durch die eigene Genetik, setzt viele Menschen unter Druck. Nehmen Sie also Rücksicht darauf. Deshalb bietet sich eine wohlwollende Interpretation des Verhaltens aller Beteiligten an, sollte sich das Gespräch diesem Thema nähern, schließlich reagieren viele Menschen unter Druck eher defensiv. Ist ein konstruktives Gespräch über eigene Fehler und Lösungsmöglichkeiten möglich, führen Sie es unbedingt.

»Was kann ich tun?«

Angehörige können helfen, indem sie auf professionelle Unterstützungsangebote aufmerksam machen, konstruktives Feedback geben, sich in empathischer und informierter Geduld üben. Das bedeutet, sie sollten im Gespräch bleiben, sich bemühen, die psychische Störung als solche zu begreifen und Symptome einzuordnen lernen, anstatt sie persönlich zu nehmen.

Angehörige müssen ihre Grenzen wahren.

Das Ganze muss aber in Grenzen stattfinden, denn Aufopferung ist keinem Beteiligten langfristig zuträglich. Liebe, Rückhalt und Solidarität helfen allerdings schon. Die Grundlage davon ist allerdings, dass es der Person in der Unterstützerrolle auch gut geht und ausreichend Ressourcen vorhanden sind.

»Warum hört sie nicht einfach auf damit? Sie weiß doch, dass es nicht gut für sie ist.«

Die meisten Patientinnen würden liebend gern einfach aufhören, Symptome zu haben oder sich dysfunktional zu verhalten. Ungeduld und Druck seitens der Angehörigen sind meist Ausdruck eigener Hilflosigkeit, versuchen Sie das im Gespräch zu berücksichtigen. Die Einsicht in die Dysfunktionalität des eigenen Verhaltens ist der erste Schritt, Verhaltensveränderungen sind oft zäh. Die Störungsentstehung ist ein längerer Prozess, Angehörige mussten oft schon einiges aushalten. Wie oben bereits erwähnt haben die wenigsten Menschen eine gute psychologische Vorbildung. Und selbst diejenigen, die eine haben, kann eine psychische Störung von nahestehenden Personen an ihre Grenzen bringen. Bemühen Sie sich also, das Störungsverständnis durch Psychoedukation zu fördern. Genesung braucht vor allem Geduld, Rückschläge sind Teil dieses Prozesses.

»Denkst du auch mal an mich?«

Das ist zwar keine Frage, die direkt an Sie gerichtet ist, Sie werden aber möglicherweise assistieren müssen, wenn dieser (mehr oder weniger implizite) Vorwurf auftaucht. Den Anteil der Eigenverantwortlichkeit jeder Einzelnen zu diskutieren ist zwecklos und nicht hilfreich. Stellen Sie also das moralische Dilemma an die Seite und nehmen Sie eine Haltung in Anlehnung an eine der Grundannahmen aus der DBT an: »Niemand trägt die Verantwortung für seine Störung, allerdings die Verantwortung dafür, dass sie sich bessert.« Das muss natürlich auch möglich sein, d. h., bei einigen Menschen kann die Einsichtsfähigkeit vorübergehend oder länger beeinträchtigt sein (z. B. Psychosen, Demenzen). Diese Fälle sind gesondert zu betrachten. Manchmal ist der Vorwurf in eine Ressource zu verwandeln: Es kann sich lohnen, sich für Angehörige anzustrengen, sich aus der Krise herauszuarbeiten. Insbesondere bei Menschen mit Substanzstörungen und ihren Angehörigen ist dies oft ein sehr wichtiges Thema.

»Warum tun Sie nicht mehr?«

Die Antwort auf diese Frage ist relativ banal, denn man kann niemanden zwingen, sich weiterer Behandlung zu unterziehen. Und selbst die

Ressourcen der besten Versorgungsstruktur sind begrenzt. Erklären Sie, was Sie machen und warum. Viele Angehörige wünschen sich ein stärkeres Eingreifen seitens der Institutionen. Aus ihrer Perspektive ist das nachvollziehbar, denn es gibt Störungen, bei denen Betroffene sich sehr schnell schaden können (z. B. bei bipolaren Störungen). Gleichzeitig ist die Selbstbestimmung ein hohes Gut. Die Ängste der Angehörigen sind folglich durchaus berechtigt, erkennen Sie dies an und bemühen Sie sich um einen gemeinsamen Krisenplan.

»Was mache ich bei der nächsten Krise?«

Nach Möglichkeit sollten Sie die Angehörigen in den Krisenplan einbeziehen, bevor Sie diesen mit Ihrer Patientin erörtern und verschriftlichen (s. Kapitel »Das therapeutische Einzelgespräch«, S. 54, und »Jenseits der Klinik – gemeindepsychiatrische Zusammenarbeit«, S. 160). Nennen Sie den Angehörigen die Möglichkeiten, bei einer Krise Hilfe zu bekommen, mit Telefonnummern, Anschriften (Feuerwehr, SPDi etc.). Wenn es gut läuft, können Sie einen Konsens erarbeiten, wie Angehörige auf Symptome von Patientinnen reagieren sollten. Arbeiten Sie möglichst konkret. Wenn Angehörige zum Beispiel merken, dass die Betroffene beginnt, sich erneut sozial zurückzuziehen, oder ein anderes Frühwarnsymptom zeigt, besprechen Sie, wie sie das für die Betroffene auf akzeptable Weise ansprechen können und welche Schritte daraus folgen.

Beziehungen entlasten und Distanz schaffen

Das Gespräch über Konflikte mit einer dritten, unbeteiligten Person allein kann schon sehr viel bewirken. Schließlich sind die Beteiligten gezwungen, ihre Perspektive noch einmal darzustellen und den anderen anzuhören. Im Idealfall sprechen sie also mit- statt übereinander. Die meisten Streithähne reißen sich zunächst zusammen, entschärfen ihren Ton oder strukturieren ihre Darstellung, wenn eine Außenstehende zuhört.

Der Schweizer Paartherapeut Jürg Willi fasste in einem Interview zu seinem achtzigsten Geburtstag zentrale Gedanken seiner Haltung zusammen (Niederer 2014): Wir führen Beziehungen mit anderen Menschen zu einem großen Teil, um uns selbst zu verwirklichen. Deshalb prüfen wir Beziehungen immer wieder darauf, ob die Kosten-Nutzen-Rechnung noch aufgeht: »Was ertrage ich?«, »Was will ich?«. In einer funktionierenden Beziehung geht es nicht darum, einen Streit zu gewinnen oder Recht zu bekommen, sondern darum, einander zu sehen und aneinander zu wachsen. Im besten Fall unterstützen sich die Partnerinnen dabei. Willi formuliert dazu, seiner Erfahrung nach seien Vorwürfe meist zutreffend – und somit eine Chance, sich zu verändern.

Wir alle tragen die Verantwortung für unser Wohlergehen, das gilt auch für Menschen mit einer psychischen Störung. Doch viele Angehörige fühlen sich verantwortlich für die Störung ihrer Partnerin und leiden darunter. Darunter wiederum leiden dann die Betroffenen, oder sie haben das Gefühl, eingeengt zu werden. Versuchen Sie, mit Ihren Patientinnen und den Angehörigen darüber zu sprechen, wie sie sich voneinander wieder etwas abgrenzen können. Wer trägt die Verantwortung wofür? Das ist oft gar nicht so einfach zu beantworten, wenn man sich in die Lage der Betroffenen hineinversetzt: Muss eine Mutter ihrem spielsüchtigen Sohn dauernd Geld leihen, weil er sonst seine Miete nicht bezahlen kann? Muss ein Mann seiner Frau die Medikamente stellen, weil diese sie sonst nicht nimmt? Muss eine Freundin einer anderen immer zuhören, wenn diese jahrelang über die gleichen Leiden klagt?

Hilfreiche Kommunikationsstrategien in Beziehungen (in Anlehnung an Hinsch & Pfingsten 2007)

- Ich-Botschaften statt Du-Sätze (statt »Du hast die Spülmaschine nicht ausgeräumt« lieber »Ich wünsche mir, dass du die Spülmaschine ausräumst«)
- Über die eigenen Gefühle sprechen (»Ich fühle mich …«)
- Beschreiben statt bewerten (statt »Ich finde es rücksichtslos, dass du die Spülmaschine nicht ausgeräumt hast« lieber »Ich habe beobachtet, dass du …«)
- Vermeiden von Generalisierungen (statt »Das ist ja mal wieder typisch! Nie räumst du die Spülmaschine aus, immer muss ich das machen« lieber »Heute hast du …«)
- Kritik konkret und situativ äußern (statt »Du bist faul« lieber »Ich bin ärgerlich darüber, dass du heute die Spülmaschine nicht ausgeräumt hast, obwohl ich dich darum gebeten hatte«)
- Kein Gang durchs Museum (kein »Du hast schon 1995, als wir noch gar keine Spülmaschine besaßen, nie den Abwasch gemacht«)

- Positives zurückmelden (»Ich freue mich sehr, dass du mir Essen gekocht hast«)
- Wünsche äußern (»Ich wünsche mir, dass du die Spülmaschine ausräumst«). Aber Vorsicht: Sie haben ein Recht auf Wünsche und Bedürfnisse, aber nicht auf deren Erfüllung!
- Veränderbares kritisieren, statt auf Eigenheiten rumzureiten
- Den richtigen Zeitpunkt abpassen (nicht zu lange warten, aber auch nicht immer sofort eine Rückmeldung geben, wenn die Situation nicht passend ist)

Ressourcen und Netzwerke aktivieren

Im Bemühen darum, die Familie und die Betroffenen selbst zu entlasten, sollten Sie daran denken, wen es sonst noch gibt. Welche Beziehungen oder Freundschaften waren vor der Erkrankung wichtig? Diese Ressourcen gilt es anzuzapfen, denn andere Menschen bringen Unterstützung und neue Perspektiven. In einigen Fällen hilft es auch, an das gemeinsame Dritte zu erinnern: Welche gemeinsamen Interessen oder Hobbys gab es mal? Und zu guter Letzt: Fragen Sie ruhig mal nach, warum Paare noch zusammen sind. Was ist der Gründungsmythos der Beziehung? Was funktioniert in der Beziehung?

Die Kinder der Betroffenen

Viele Menschen in Kliniken sind auch Eltern: Laut einer großen deutschen Studie aus dem Jahr 2017 hatten zwischen 26% und 35% der stationär behandelten Patientinnen minderjährige Kinder, dies steht im Einklang mit bisherigen Forschungsergebnissen (Wlodarczyk u.a. 2017). Erwachsenenpsychotherapeutinnen übersehen oft, wie schwierig die häusliche Situation ist. Dabei ist lange bekannt, dass ein Elternteil, der an einer psychischen Störung leidet, wenig Raum für die Bedürfnisse eines Kindes hat. Einige haben zum Beispiel Schwierigkeiten, sensibel auf die Gefühlsausdrücke ihrer Kinder zu reagieren. Viele Kinder fühlen sich für ihre Eltern verantwortlich. Damit sind sie emotional überfordert und massiv gefährdet, selbst eine psychische Störung zu entwickeln. Schon Säuglinge reagieren sehr sensibel auf das Interaktionsverhalten ihrer Mütter, wie aus Studien zur Auswirkung postpartaler Depressionen bekannt ist (Reck u. a. 2004). Die Eltern sind oft von Schuld- und Schamgefühlen geplagt. Sollte sich für Sie die Gelegenheit bieten, die Kinder Ihrer Patientinnen in die Arbeit einzubeziehen, dann machen Sie das. Die Erwachsenenpsychiatrie oder -psychosomatik kann selbstverständlich keine vollumfängliche Behandlung der Kinder leisten. Aber es kann geklärt werden, was die dringendsten Bedürfnisse der Familie sind, und wenn es irgendwie möglich ist, können Schuldgefühle und Versorgungslücken abgebaut werden.

Sprechen Sie sowohl über die Bedürfnisse der Kinder als auch über die Bedürfnisse der Eltern.

Bemühen Sie sich, mit den Eltern Belastungen durch den familiären Alltag zu enttabuisieren. Vermeintlich schlechte Eltern- und insbesondere Mutterschaft steht auf der Hitliste der am stärksten stigmatisierten Dinge in unserer Gesellschaft. Menschen, die an schweren psychischen Störungen leiden, stehen schnell im Verdacht, als Eltern untauglich zu sein. Auch das Klinikpersonal reagiert nicht immer nur wohlwollend auf die Patientinnen in ihrer Elternrolle (Howard & Underdown 2011). Hier gilt zu bedenken: Diese Rolle kann auch für gesunde Menschen sehr anstrengend sein und erfordert ein hohes Maß an Selbstregulationsfähigkeiten, denn unsere Kinder können uns an unsere emotionalen Grenzen bringen. Bemühen Sie sich also um ein offenes Gespräch mit Ihren Patientinnen darüber, denn wer über Probleme spricht, fühlt sich weniger einsam. Die Kinder der Betroffenen leiden in vielen Fällen sehr unter der Erkrankung der Eltern und brauchen dringend Unterstützung.

Studien zeigen, dass Eltern mit einer psychischen Störung durch viele Faktoren belastet werden (Howard & Underdown 2011): Schuldgefühle gegenüber den Kindern aufgrund ihrer psychischen Störung, Probleme durch den Rollentausch (d. h. Kinder als Versorgerinnen), Erklärungsnöte, was die psychische Störung und den Klinikaufenthalt anbelangt, soziale Isolation, häusliche Gewalt (oft auch aufgrund von Emotionsregulationsstörungen), Probleme beim Beantragen von Sozialleistungen, Schwierigkeiten, konsequent zu erziehen, Beeinträchtigungen durch die Medikamentennebenwirkungen bei der Kinderbetreuung, Bindungs- und Sensibilitätsprobleme.

Vergessen Sie bei all den Problemschilderungen nicht, dass Elternschaft eine sehr große Ressource ist. Viele Patientinnen geben an, dass die Liebe zu ihren Kindern sie in heftigen Lebenskrisen am Leben gehalten hat. Elternsein kann auch dazu führen, wieder mehr am gesellschaftlichen Leben teilzuhaben und anerkannt zu werden. Es gilt, elterliche Stärken anzuerkennen und explizit zu benennen (Howard & Underdown 2011). Gleichzeitig sollten Sie Probleme ansprechen und konkrete Hilfestellung zur Veränderung anbieten.

Das Gespräch mit den Kindern sollte psychoedukative Inhalte in angemessener Sprache vermitteln. Ein Verheimlichen der elterlichen Störung ist in der Regel nicht sinnvoll, da Kinder die Veränderungen an ihren Eltern meist mitbekommen. Es geht also vielmehr darum, gemeinsam einzuordnen und eine Orientierung zu geben. Dennoch sollten Sie und Ihre Patientin sich im Vorfeld gut überlegen, welche Informationen Sie mit den Kindern teilen wollen. Als Inspirationsquelle kann psychoedukative Literatur für Kinder zur elterlichen Störung dienen. Im Literaturhinweis am Ende dieses Kapitels finden Sie Hinweise zu Elterntrainingsprogrammen. Diese können Sie einerseits empfehlen, andererseits können Sie sich an diesen Programmen orientieren, um konkrete Interventionen durchzuführen. Insbesondere das empirisch gut abgesicherte Programm Triple P kann hier sehr hilfreich sein (Sanders 1999).

Machen Sie sich vorher Gedanken darüber, wo Sie das Gespräch führen wollen. Ist die Station oder die Tagesklinik das richtige Setting? Wo haben Sie genug Privatsphäre? Ist es möglich, sich im häuslichen Umfeld zu treffen? Das hätte zum Beispiel den Vorteil, dass die Kinder gehen könnten, wenn es ihnen zu viel wird. Planen Sie großzügig Zeit für das Gespräch ein. Braucht die Kernfamilie noch eine weitere Person zur Unterstützung bei diesem Gespräch (z. B. Patenonkel, Oma)?

Ermutigen Sie die Eltern, auch ohne Sie immer wieder mit ihren Kindern auf angemessene Art über die psychische Störung zu sprechen. Dabei sollten die Kinder unbedingt von Schuldgefühlen entlastet werden. Das Thema wird die Familie wahrscheinlich noch einige Zeit begleiten, betrachten Sie es im Sinne einer sich wiederholenden Präventionsarbeit. Sie können auch im Rollenspiel das Gespräch mit den Kindern üben und eine Rückmeldung über eine angemessene Wortwahl und das Verhalten Ihrer Patientin geben. In den Gesprächen der Familie sollte es vor allem um einen emotionalen Austausch gehen. Ermutigen Sie Ihre Patientinnen, sich zu zeigen, sich wirklich mit den Gefühlen der Kinder auseinanderzusetzen und diesen positive Rückmeldung zu geben.

Beziehen Sie Unterstützung ein.

Wenn es irgendwie möglich ist, sollten Sie externe Unterstützung einbeziehen. Diese sollte sowohl emotional als auch lebenspraktisch helfen. Das heißt aus dem privaten Umfeld z. B. die Großeltern, die als zusätzliche Bezugspersonen für die Kinder zur Verfügung stehen und Betreuung übernehmen oder im Haushalt helfen. Patientinnen mit Kindern haben häufig den Wunsch, rasch wieder entlassen zu werden, um sich um ihre Kinder kümmern zu können (SCHONE & WAGENBLASS 2010). Fragen Sie, wie die Kinder während des Aufenthaltes versorgt sind, und planen Sie die Entlassung schrittweise, denn Kinderbetreuung kann sehr anstrengend sein. In keinem Beruf wird von einem Menschen mit einer psychischen Störung erwartet, sofort wieder vollumfänglich einzusteigen (SCHONE & WAGENBLASS 2010).

Auf der anderen Seite sollten Sie gemeinsam über professionelle Unterstützungsmöglichkeiten nachdenken. Eltern scheuen oft davor zurück, Hilfe durch das Jugendamt in Anspruch zu nehmen, aus Angst, es könnte ihnen die Kinder wegnehmen, wenn sie auffällig würden. In den allermeisten Fällen ist diese Befürchtung nicht berechtigt. Vielmehr begrüßt es das Jugendamt, wenn sich Betroffene um Unterstützung bemühen und sich Helfenden gegenüber offen zeigen, denn damit nehmen sie ihre Erziehungsverantwortung wahr. Erst wenn Eltern die existenziellen Bedürfnisse (Sicherheit, Nahrung, emotionale Bezugsperson) ihrer Kinder nicht mehr gewährleisten können, schreitet es ein (s. Kapitel »Ethischer und rechtlicher Rahmen«, S. 179). Die Jugendämter sind an Stabilität für die Kinder interessiert und nicht daran, sie in Obhut zu nehmen. Die Schnittstelle für die Kooperation zwischen der Klinik, die Erwachsene behandelt, und der Jugendhilfe kann der Sozialpsychiatrische Dienst sein. Arbeiten Sie mit dem Sozialdienst zusammen daran, ein gemeinsames Hilfeplangespräch zu führen (SCHONE & WAGENBLASS 2010). Sind die Kinder bereits belastet, ist möglicherweise eine psychotherapeutische Behandlung indiziert. Über das Jugendamt können Hilfen zur Erziehung installiert werden. Das kann eine Familienhilfe sein, aber auch eine vorübergehende Unterbringung in einer Pflegefamilie. In manchen Fällen liegt eine Kindeswohlgefährdung vor, und Sie müssen auch gegen den Willen der Eltern das Jugendamt verständigen (s. Kapitel »Ethischer und rechtlicher Rahmen«, S. 179).

Die Krankenkassen finanzieren bei schwerer Erkrankung eines Elternteils eine Familienpflege, vorausgesetzt, der andere Elternteil kann die Pflege bzw. den Haushalt nicht übernehmen. Eine gemeinsame stationäre Behandlung von einem Elternteil und einem Kind ist in der Regel schwierig. Hin und wieder lassen sich psychiatrische Abteilungen darauf ein und nehmen ein Baby mit auf. Für Frauen, die an postpartalen Krisen leiden, gibt es an einigen Kliniken gesonderte Stationen. Als weitere Behandlungsmöglichkeit existieren psychosomatische Eltern-Kind-Kuren.

Dafür müssen die Patientinnen allerdings ein gewisses Maß an Stabilität mitbringen.

Adressen und weiterführende Links

- Bundesarbeitsgemeinschaft Kinder psychisch erkrankter Eltern mit zahlreichen Informationen zu Einrichtungen und Projekten, zu Büchern und Broschüren etc.: http://www.bag-kipe.de
- Bundesverband der Angehörigen psychisch Kranker e.V. mit speziellen Informationen und regionalen Angeboten für Familien mit einem psychisch erkrankten Elternteil: http://www.kipsy.net
- Kinder- und Jugendtelefon »Nummer gegen Kummer« 116111, anonym und vertraulich, kostenlos in ganz Deutschland (auch vom Handy aus) Mo.–Sa. 14–20 Uhr
- Elterntelefon »Nummer gegen Kummer« 1110550, anonym und vertraulich, kostenlos in ganz Deutschland (auch vom Handy aus) Beratungszeiten: Mo.–Fr. 9 bis 11 Uhr, Di. und Do. 17 bis 19 Uhr
- Onlineberatung für Eltern bei Fragen zu Problemen zur Erziehung: https://eltern.bke-beratung.de
- SeeleFon: Bundesweite Information und Hilfe durch Telefon- und E-Mail-Beratung durch den Bundesverband der Angehörigen psychisch Kranker e.V., unterstützt von der Techniker Krankenkasse: Telefon: 01805 950 951, E-Mail: seelefon@psychiatrie.de

LITERATURHINWEISE

Kinderbuchreihe des BALANCE buch + medien verlags, zum Beispiel:
TILLY, C.; OFFERMANN, A.; MERTEN, A. (2013): Mama, Mia und das Schleuderprogramm. Kindern Borderline erklären. 2. Auflage. Köln: BALANCE buch + medien verlag.

BApK / Familienselbsthilfe (2021): Wahnsinnig nah. Ein Buch für Familien und Freunde psychisch erkrankter Menschen. Köln: BALANCE buch + medien verlag.

BERG-PEER, J. (2013): Schizophrenie ist scheiße, Mama! Vom Leben mit meiner psychisch erkrankten Tochter. Frankfurt a.M.: Fischer Taschenbuch.

Berg-Peer, J. (2015): Aufopfern ist keine Lösung: Mut zu mehr Gelassenheit für Eltern psychisch erkrankter Kinder und Erwachsener. München: Kösel.

Bull, N.; Poppe, C.(2014): Zuhören, informieren, einbeziehen: Leitfaden für die Arbeit mit Angehörigen in der Psychiatrie. Köln: Psychiatrie Verlag.

Glistrup, K. (2014): Was ist bloß mit Mama los? Wenn Eltern in seelische Krisen geraten. Mit Kindern über Angst, Depression, Stress und Trauma sprechen. 6. Auflage. München: Kösel.

Schlösser, S. (2011): Lieber Matz, Dein Papa hat 'ne Meise. Ein Vater schreibt Briefe über seine Zeit in der Psychiatrie. Berlin: Ullstein.

Steep (steps toward effective and enjoyable parenting) – videogestütztes Beratungs- und Frühinterventionsprogramm für Familien mit Kleinkindern. www.steep-qualifizierung.de

Triple P (Positive Parenting Program) – Programm zur Förderung einfacher und praktischer Erziehungsfertigkeiten. www.triplep.de

Wiegand-Grefe, S.; Halverscheid, S.; Plass, A. (2011): Kinder und ihre psychisch kranken Eltern: Familienorientierte Prävention – Der CHIMPs-Beratungsansatz: Göttingen: Hogrefe.

Willi, J. (2008): Die Zweierbeziehung. Spannungsursachen, Störungsmuster, Klärungsprozesse, Lösungsmodelle. 19. Auflage. Reinbek bei Hamburg: Rowohlt Taschenbuch Verlag.

Suizidalität

Die Suizidzahlen in Deutschland sind seit einigen Jahrzehnten rückläufig: 2017 starben 9.235 Menschen an einer vorsätzlichen Selbstschädigung, 1980 waren es noch 18.451 (Statistisches Bundesamt 2019). Das geht vermutlich nicht zuletzt auf die verbesserte Suizidprävention und Interventionsmöglichkeiten zurück (z. B. Hegerl u. a. 2010). Doch trotz der rückläufigen Zahlen kommen Kliniksuizide vor: Von 100.000 aufgenommenen Patienten begehen 50 einen Suizid während des stationären Aufenthaltes (Wolfersdorf u. a. 2016). Die Zahl der Suizidversuche übersteigt die Zahl der vollendeten Suizide um ein Vielfaches. Insgesamt sind Suizide, wenn man sie mit der Prävalenz von Suizidgedanken vergleicht, ein eher unwahrscheinliches Ereignis, denn es gibt fast keinen Menschen, der noch nie an Suizid gedacht hat. Die meisten Psychotherapeuten müssen schon während der Ausbildung mit suizidalen Patienten umgehen (50–70%; Becker & Eiling 2015). Suizidalität bleibt lebenslang ein sehr anstrengendes Thema, gute Informationen können uns Psychotherapeuten jedoch einiges an Unsicherheit nehmen. Daher werden Sie in diesem Kapitel einiges über Modelle, Forschungsergebnisse zu Risikofaktoren für Suizidalität und über Interventionsmöglichkeiten im stationären und teilstationären Setting lesen.

Suizidalität thematisieren

Den richtigen Weg zwischen der eigenen Absicherung und der Eigenverantwortung des Patienten zu finden kann ein äußerst schmaler Grat sein. Versuchen Sie, sich nicht zu sehr von Ängsten (z. B. haftbar gemacht zu werden) leiten zu lassen und bemühen Sie sich, ein Setting zu finden, in dem ausreichend Schutz bei möglichst wenig Einengung geboten wird. Auf den folgenden Seiten können Sie sich mit einer Heuristik vertraut machen, wie Sie beim Thema Suizidalität vorgehen können. Bitte beachten Sie dabei, dass keine Heuristik perfekt ist. Es gibt keine absolute Sicherheit.

Der wohl wichtigste Tipp im Umgang mit suizidalen Patienten: Beziehen Sie Ihre Kollegen ein und besprechen Sie schwierige Situationen in der Supervision nach.

Suizidalität muss immer angesprochen werden!

Sollten Hinweise auf Suizidalität vorliegen, wie z. B. Äußerungen oder Verhalten des Patienten, Hinweise von anderen Personen, Fantasien des Therapeuten, risikoerhöhende psychosoziale Ereignisse, müssen diese auf eine wertschätzende und ruhige Weise angesprochen werden, auch oder gerade am Freitagnachmittag. Sie sollten bei jedem Wechsel des Behandlungssettings oder -plans (z. B. Verlegung oder Entlassung) routinemäßig überprüft werden. Auch bei raschen Veränderungen im Befinden von Patienten wie Agitation und Angst, aber auch einer plötzlichen Verbesserung sollten Sie immer nach Suizidabsichten fragen. Kein Betroffener wird durch die Nachfrage nach suizidalen Gedanken in diese Richtung getrieben, vielmehr erleben viele ein Ansprechen als Hilfe, um ihre soziale Isolation zu verlassen. Sollte das Thema Suizidalität in Gesprächen auftauchen, ist dies immer eine wichtige Information für die anderen Teammitglieder und im Gespräch das Thema mit der höchsten Priorität.

Die meisten Betroffenen können sich nach einiger Zeit von Suizidalität distanzieren. Das Hauptanliegen in den Sitzungen sollte es sein, Zeit zu gewinnen, Strategien im Umgang mit den suizidalen Gedanken und emotionalen Spannungszuständen zu entwickeln und Ambivalenzen herauszuarbeiten (Teismann & Dorrmann 2014).

HILFREICHE FORMULIERUNGEN im Gespräch über Suizidabsichten

»Wenn ich Ihnen so zuhöre, beginne ich mir Sorgen zu machen, dass Sie sich etwas antun könnten. Was sind das für Gedanken, von denen Sie gerade sprachen?«

»Sie sagten gerade, dass Ihnen alles zu viel wird und Sie keine Lust mehr haben. Können Sie das etwas genauer ausführen?«

»Ich habe Bauchschmerzen, Sie in diesem Zustand nach Hause zu schicken. Wie werden Sie über das Wochenende kommen?«

»Wie konkret sind denn die Gedanken an den Tod?«

»Können Sie sich von diesen Gedanken ablenken? Was hilft Ihnen dabei?«

Modelle der Suizidalität

Es gibt mehrere Modelle der Entwicklung von Suizidalität. Die beiden bekanntesten sind die von Erwin Ringel (1953/1981) und Walter Pöldinger (1968).

Ringel (1953/1981) beschreibt das präsuizidale Syndrom, das sich aus drei Merkmalen zusammensetzt. Diese wirken gemeinsam und verstärken sich gegenseitig:

- Es kommt zu einer Einengung, die dazu führt, dass Patienten der eigene Tod als einziger logischer Ausweg erscheint. Diese kann sich auf vier Weisen äußern: den »Verlust der expansiven Kräfte« (ebd., S. 117), d. h., die Patienten gehen nichts mehr an, da sie das Gefühl haben, dass ihnen nichts gelinge; die Wiederholung der immer gleichen depressiven Erlebnisinhalte; soziale Isolation und Verlust des Werterlebens.
- Es kommt zu einer verstärkten auf sich gerichteten Aggression, die lange Zeit gehemmt wurde. Viele Betroffene tendieren aus unterschiedlichen Gründen (z. B. Ohnmacht gegenüber der Realität) dazu, ihre Affekte nicht rauszulassen. Diese Affektreste richten sich schließlich gegen sie selbst.
- Es kommt zu Suizidfantasien. Damit sind zunehmend konkretere und sich verselbstständigende Gedanken an den eigenen Tod oder die Selbsttötung gemeint. Mit ihnen geht eine Gewöhnung einher.

Im klinischen Alltag wird oft das Modell der Stadien der suizidalen Entwicklung von Pöldinger (1968) herangezogen. Er beschreibt drei Stufen vor einem Suizidversuch:

- **Erwägungsstadium** Der Suizid scheint eine Lösung der eigenen Probleme zu sein. Aufgrund von äußeren Triggern (z. B. Medienberichten) treten Suizidgedanken auf, insbesondere bei Aggressionshemmungen in Kombination mit sozialer Isolierung. Die Distanzierung und Steuerungsfähigkeit ist erhalten.
- **Ambivalenzstadium** Der Betroffene ist zwischen konstruktiven und destruktiven inneren Tendenzen hin- und hergerissen. In den meisten Fällen treten Hilferufe und Suizidankündigungen auf. Es bestehen Suizidimpulse und eingeschränkte Steuerungsfähigkeit.
- **Entschlussstadium** Entschluss zur Selbsttötung. In diesem Stadium treten eher indirekte Hinweise auf, »die Ruhe vor dem Sturm« kann eintreten. Es besteht keine Distanzierungs- oder Steuerungsfähigkeit mehr, Vorbereitungen werden getroffen.

Es gibt keine Garantie dafür, dass diese drei Stadien zeitlich geordnet nacheinander ablaufen. Insbesondere bei impulshaften Suizidversuchen lässt sich später kaum feststellen, ob die Stadien sehr schnell aufeinander folgten oder möglicherweise übersprungen wurden.

Risikofaktoren für Suizidalität

Folgende Risikofaktoren für vollendete Suizide sind ein wichtiger Hinweis bei der Beurteilung akuter Suizidalität (APA 2003; Teismann & Dorrmann 2014; Suicide Prevention Resource Center, o.D.):

- **vergangene Suizidversuche** besonders erhöhtes Risiko im folgenden Jahr, bei mehreren Versuchen, »härteren« Methoden, stärkerer Absicht (wobei die tatsächliche Letalität einer Methode eine untergeordnete Rolle spielt);
- **psychische Störung** in Industrieländern uni-/bipolare depressive Störungen und PTSD, bei Schizophrenien männliche jüngere Patienten mit einer Einsicht in die möglichen Konsequenzen der Diagnose, bei chronischen Verläufen bleibt das Risiko ein Leben lang erhöht. Insgesamt gilt: Mehr Symptome und Komorbidität erhöhen das Risiko.
- **Substanzkonsum und Intoxikation** nicht nur bei Menschen mit substanzbezogenen Störungen, vermutlich wegen der enthemmenden Wirkung;
- **chronische körperliche Erkrankungen und Behinderungen** insbesondere bei Schmerzen, Abhängigkeit von anderen und einer komorbiden psychischen Störung;
- **Zugang zu letalen Methoden;**
- **Entlassung aus dem Krankenhaus oder Veränderung der Behandlung;**
- **psychologische Faktoren** die Wahrnehmung, eine Last für andere zu sein, Furchtlosigkeit vor Schmerz und Tod, Angst und Agitation, Hoffnungslosigkeit, Impulsivität und Aggressionen, andauernde Schlaflosigkeit;
- **psychosoziale Faktoren** Arbeitslosigkeit, häusliche Gewalt, Gewalterfahrungen in der Kindheit, Suizide im sozialen Nahraum, Verlusterfahrungen (persönlich, materiell, identitätsbezogen) in jüngerer Vergangenheit, sehr schamauslösende Lebensereignisse, soziale Isolation und (chronische familiäre) Konflikte, mehrere vorangegangene Behandlungsversuche;
- **Suizidgedanken** Ausmaß, Einengung, konkreter Plan und Methode;
- **demografische Faktoren** Frauen unternehmen häufiger Suizidversuche, Männer vollenden diese häufiger. Insbesondere alleinstehende ältere Männer sind gefährdet (Scheidungen und Arbeitslosigkeit scheinen hier eine besondere Rolle zu spielen).

Schutzfaktoren vor Suizidalität

Den Risikofaktoren stehen protektive Faktoren gegenüber, die das Risiko für einen Suizid verringern (APA 2003; Teismann & Dorrmann 2014; Suicide Prevention Resource Center, o.D.; Jacobs 2009):

- **soziale Eingebundenheit** zum Beispiel durch Partnerschaft, Familie, soziale Teilhabe in der Gemeinde, Arbeitsstelle;
- **Gründe, am Leben zu bleiben** zum Beispiel im gleichen Haushalt lebende Kinder, Haustiere, Schwangerschaften;
- **Religiosität;**
- **Zugang zu adäquater Gesundheitsversorgung und eine positive therapeutische Beziehung;**
- **Bewältigungsfertigkeiten** zum Beispiel Problemlösen oder Selbstregulation, Erfahrung, Krisen schon erfolgreich gemeistert zu haben, Frustrationstoleranz, Anpassungsfähigkeit an neue Situationen.

Intervention

In Anlehnung an die von Teismann und Dorrmann (2014) empfohlene Vorgehensweise und die vom amerikanischen Gesundheitsdienst (Substance Abuse and Mental Health Services Administration, SAMSHA) vorgeschlagene safe-t-Intervention (Jacobs 2009) empfiehlt sich in der Arbeit mit suizidalen Patienten das folgende Verfahren:

Beziehung etablieren und Informationen sammeln

In der Klinik werden Sie oft damit konfrontiert sein, als Erstes über Selbsttötungsabsichten sprechen zu müssen, bevor Sie die Chance hatten, sich kennenzulernen. Dabei ist es nicht immer einfach, eine tragfähige Beziehung zu einem suizidalen Patienten zu etablieren, denn manche sind gegen ihren Willen in Behandlung. Machen Sie ein Angebot und lassen Sie sich nicht von anfänglicher Verschlossenheit abschrecken. Beherzigen Sie die üblichen Regeln zur therapeutischen Beziehungsgestaltung (s. Kapitel »Therapeutische Haltung und Beziehungsgestaltung«, S. 45). Vermeiden Sie Kritik am Suizidvorhaben. Fragen Sie stattdessen nach den Problemen, die zu diesem Entschluss geführt haben. Suizidgedanken sind ein Ausdruck menschlichen Leids. Ihre Rolle als Therapeut ist es, Unterstützung anzubieten. Sollten Sie gar nicht ins Gespräch kommen, können Sie begleitende Angehörige fremdanamnestisch befragen. Damit sollten Sie sich aber tendenziell zurückhalten und immer um das Einverständnis des Betroffenen bitten.

Bemühen Sie sich um größtmögliche Transparenz, insbesondere bei Menschen, die bereits Erfahrungen mit Zwangsmaßnahmen haben. Je nachdem, wie viele Vorinformationen Sie bereits haben, müssen Sie eine Anamnese erheben und eine erste diagnostische Einordnung machen. Im nächsten Schritt sollten Sie nach o.g. Risiko- und Schutzfaktoren fragen. Besondere Aufmerksamkeit sollten dabei veränderbare Risikofaktoren (z. B. Diagnose, aktuelle Konflikte) erhalten, da an diesen gearbeitet werden kann.

Suizidgedanken explorieren

Explorieren Sie in einem weiteren Schritt die Suizidgedanken, deren Ausmaß und Intensität. Dabei sollten Sie herausfinden, wie oft diese in den letzten 48 Stunden, aber auch in den letzten Wochen und Monaten auftraten:

- Bestehen suizidale Impulse?
- Wie kontrollierbar werden diese erlebt?
- Werden die Gedanken als drängend erlebt? Bestehen Suizidfantasien (d. h. innere Filme)?
- Existiert ein Suizidplan?
- Wurde ein letales Mittel gewählt?
- Wurden Zeit und Ort festgelegt?
- Wurden letale Mittel besorgt oder Verhaltensweisen erprobt (z. B. Medikamente gehortet, Strick gekauft, Waffe geladen etc.)?
- Gab es vorangegangene Suizidversuche, abgebrochene Versuche oder selbstverletzendes Verhalten?
- Wie sehr beabsichtigt ein Patient zu sterben?
- Für wie wahrscheinlich hält er es, den Plan auszuführen?
- Für wie wahrscheinlich hält er es, durch die gewählte Methode zu sterben?

Risikoeinschätzung und Intervention

Vor der Wahl einer geeigneten Intervention sollten Sie das Risiko einschätzen. Das machen Sie, indem Sie die protektiven Faktoren gegenüber den Risikofaktoren abwägen und gewichten. Zusätzlich sollten Sie ausloten, wie konkret die Suizidgedanken sind und ob der Patient beabsichtigt, sie auszuführen. Mit Gesprächsführungstechniken wie dem Motivational Interviewing, aber auch konfrontativen oder kognitiven Techniken können Sie zunächst einmal Ambivalenzen in Bezug auf den Entschluss des

Patienten, sein Leben zu beenden, schüren. An dieser Stelle müssen Sie sich trauen, offen über die Todeswünsche Ihres Patienten zu sprechen:

Fragen Sie, warum Ihr Patient sterben möchte. Welche Konsequenzen hätte ein Ableben für die Angehörigen? Wie würden diese sich fühlen und wie würden sie reagieren? Manche Kollegen machen hier ein Rollenspiel mit vertauschten Rollen. Welche Ziele verfolgt der Patient mit seinem Todeswunsch (Rache, Überforderung, die eigene Schuld sühnen)? Würden diese Ziele durch seinen Tod wirklich erreicht? Hören Sie genau zu und fragen Sie nach Gründen, für die es sich zu leben lohnt. Was braucht der Patient, damit sein Leben wieder lebenswert wird? Um die Gründe zu leben greifbarer zu machen, hilft es manchen Patienten, diese aufzuschreiben oder auf andere Art und Weise zu symbolisieren (z. B. durch einen Gegenstand von einem geliebten Menschen). Sie können auch darüber nachdenken, ob Sie bereit sind, Ihrem Patienten einen Gegenstand aus Ihrem Behandlungsraum zu überlassen, damit er sich an Ihr Gespräch erinnert (z. B. Stein für die Hosentasche).

Die meisten Patienten können sich nach einiger Zeit von Suizidalität distanzieren und entscheiden sich wieder für das Leben. Versuchen Sie also, Zeit zu gewinnen. Intensivieren Sie in jedem Fall den Kontakt zu Ihren Patienten und bieten Sie häufigere Kontakte an, wenn diese Suizidgedanken äußern. Es hat sich bewährt, überschaubare Zeiträume zu vereinbaren, in denen sich der Patient vorstellen kann, sich zunächst nichts anzutun. Lassen Sie sich zum Beispiel versprechen, dass Ihr Patient sich bis morgen zu Ihrem nächsten gemeinsamen Termin nichts antut. Wenn er sich darauf einlassen kann, können Sie sich darauf einen Handschlag geben lassen. Sorgen Sie dafür, dass Sie beide während des Versprechens Blickkontakt haben. Sie können sich in diesen Situationen auch immer wieder als Mensch einbringen und zurückmelden, dass Sie sich nun auf das Wort Ihres Patienten verlassen und sehr erleichtert sind, dass Sie morgen weiter an einer Lösung der Probleme arbeiten können. Besprechen Sie auch, wie der Patient diesen Zeitraum bewältigen kann (s.u.). Auch dieses Versprechen und die Strategien können Sie in Form eines kurzen Antisuizidvertrages gemeinsam verschriftlichen. Unten finden Sie ausführlichere Hinweise zu wichtigen Inhalten von Antisuizidverträgen, die Sie für sich abwandeln können. Bei akut psychotischen oder stark agitierten Patienten sollten Sie nicht versuchen, Antisuizidverträge zu schließen, weil diese tendenziell oft nicht absprachefähig sind (APA 2003).

Antisuizidvertrag schließen

Schreiben Sie in den Vertrag, was hilft (Teismann u. a. 2018; Stanley & Brown 2008): Gründe, für die es sich lohnt, am Leben zu bleiben, Strategien gegen die Suizidgedanken, den Zeitraum, gegebenenfalls auch, wie sich die Gedanken konkret äußern, d. h., wie der Wortlaut ist und wie sie sich auf der Verhaltensebene äußern (z. B. googeln, wie man sich töten kann). Am besten verpflichten Sie Ihren Patienten, den Vertrag handschriftlich und in eigenen Worten zu verfassen. Im Anschluss unterschreiben Sie beide den Zettel. Dann machen Sie eine Kopie für sich, der Vertrag bleibt als Anker beim Patienten. Ein Antisuizidvertrag hat keine juristische Funktion. Bewahren Sie ihn dennoch unbedingt auf, sie werden ihn in der nächsten Sitzung brauchen und erneuern müssen. Sollte es doch zu einem Suizidversuch kommen, kann er als Nachweis für Ihre Interventionen dienen.

BEISPIEL

»Ich, Stefan Müller, verspreche meinem Therapeuten, Herrn Meier, dass ich mir bis zu unserem nächsten Termin am 20.08. um 9:00 Uhr nichts antun werde. Sollte ich merken, dass ich wieder anfange, an meinen Tod zu denken und mir vorzustellen, wie ich von der Polizei aufgefunden werde, oder meine Tabletten zur Seite lege, um sie zu horten, dann werde ich etwas gegen diese Gedanken tun. Ich werde 1. unter die Dusche gehen und Wechselduschen machen; 2. mein Lieblingsalbum von Ella Fitzgerald anhören; 3. das Pflegepersonal ansprechen und um ein Entlastungsgespräch bitten. 4. ...
Ich will weiterleben, für meinen Sohn Felix und meine Frau Stefanie. Ich möchte noch eine Berufsausbildung machen und Kfz-Mechatroniker werden.
Ort, Datum, Unterschrift Patient und Therapeut.«

Im weiteren Verlauf können Sie dann Ihren Antisuizidvertrag immer weiter verfeinern. Studien zeigen, dass Kurzzeitinterventionen, die auf Suizidalität fokussieren, zu guten Behandlungserfolgen führen (Stanley & Brown 2012; Teismann u. a. 2018). Damit ist das Thema für den weiteren stationären Aufenthalt gesetzt.

Strategien für den Krisenfall erarbeiten

Dazu bietet sich die Strategie des Safety Plannings an. Hier werden nach Exploration der letzten suizidalen Krise Strategien erarbeitet, die ein Patient im Krisenfall anwenden kann (Teismann u. a. 2018; Stanley & Brown 2008; Suicide Prevention Resource Center 2009):

- **Frühwarnzeichen einer drohenden suizidalen Krise** Hierher gehören typische Gedanken, Bilder, Stimmungen, Situationen, Verhalten.

- **Internale Bewältigungsstrategien** Emotionsregulationsstrategien, z. B. Sport.
- **Soziale Situationen und Personen aufsuchen, die von den suizidalen Gedanken ablenken** Namen und Telefonnummern aufschreiben. Andere ablenkende Situationen können auch allein ausgesucht werden (z. B. Bus fahren, ins Kino gehen).
- **Menschen, die mir helfen können** Mehrere (!) Namen und Telefonnummern. Diese Menschen sollten in den Plan eingeweiht werden. Mit ihnen sollte besprochen werden, was sie im Fall einer erneuten suizidalen Krise tun können oder auch nicht tun können.
- **Professionelle Helfer** Hier sollen die Kontaktdaten (Name, Telefon Adresse) des Hilfesystems verschriftlicht werden (z. B. behandelnder Psychiater, Krankenhaus, Telefonseelsorge).
- **Mein Umfeld sicher machen** Es werden Maßnahmen besprochen, letale Mittel aus dem unmittelbaren Umfeld zu entfernen. Studien zeigen beispielsweise, dass die Verfügbarkeit von Schusswaffen das Risiko für einen Suizid erhöht (APA 2003). Das heißt, Medikamente müssen möglicherweise von anderen gestellt werden, Rasierklingen weggeworfen werden …

Fragen Sie zu jedem dieser Schritte, wie wahrscheinlich es ist, dass er durchgeführt wird, und beseitigen Sie mögliche Hindernisse gemeinsam. So können Sie zum Beispiel ein Rollenspiel machen, in dem der Patient Ängste mit Angehörigen oder anderen Helfern bespricht. Der Antisuizidvertrag sollte in den Worten des Betroffenen aufgeschrieben werden. In stationären Settings kann der Psychotherapeut mit dem Patienten vereinbaren, persönliche Sachen mit Schädigungspotenzial (z. B. Rasierer) zum Selbstschutz abzugeben und das Pflegepersonal anzusprechen, sollten sich seine Gedanken verändern. Vorbereitete Suizidmethoden wie gehortete Medikamente oder Ähnliches müssen abgegeben werden. Fragen Sie unbedingt danach, um Kurzschlussreaktionen unwahrscheinlicher zu machen. Auch im teilstationären Setting können Sie sich triggernde Gegenstände oder vorbereitete Hilfsmittel mitbringen lassen und sie gemeinsam mit dem Patienten vernichten.

Weihen Sie das Pflegepersonal und die Ärzte in jedem Fall in die Suizidalität des Patienten und Ihre Risikoeinschätzung ein. Denn die Kollegen können auch dann, wenn Sie nicht anwesend sind, Gesprächs- und Beziehungsangebote machen. Nachfragen führen dazu, dass Patienten sich gesehen fühlen. Vielen vollstationären Patienten hilft es zu wissen, dass insbesondere die Pflege die ganze Zeit da ist. Bei skeptischen Patienten können Sie auch einen Vertreter der Pflege zum Gespräch dazu bitten und gemeinsam besprechen, in welcher Form der Patient Hilfe von der Pflege annehmen könnte. Die Metabotschaft ist hier: Wir als Team kümmern uns um Sie. Wir sind für Sie da, Ihr Wohlergehen ist uns wichtig. Bei tagesklinischen Patienten bietet es sich an, Angehörige einzuweihen, damit diese bei der Überbrückung des Zeitraums bis zum nächsten Gespräch helfen können. Achten Sie dabei darauf, dass sie sich nicht übernehmen. Viele Patienten profitieren auch von klaren Anweisungen, an wen sie sich wenden können, wenn sie zu Hause feststellen, dass die Gedanken drängender werden (z. B. Krisendienst, s. Kapitel »Jenseits der Klinik – gemeindepsychiatrische Zusammenarbeit«, S. 160). Klären Sie dabei auch Ihre eigene telefonische Erreichbarkeit. Manche Therapeuten bieten an, am Wochenende in Krisenfällen erreichbar zu sein. Für andere ist das zu viel. Gehen Sie transparent mit Ihren Möglichkeiten um.

Besprechen Sie Strategien, die gegen die Suizidgedanken helfen. Vielleicht gab es schon einmal so eine Krise, wie wurde sie bewältigt? Gab es beispielsweise Kontakt zu einem bestimmten Freund in dieser Zeit und könnte dieser angerufen werden? Oder eine bestimmte Musik, die an schöne Zeiten erinnert? Dabei kommen vor allem Strategien zur Emotionsregulation zum Einsatz, diese finden Sie zum Beispiel in DBT-Manualen (Literaturhinweis Kapitel »Die therapeutische Gruppenarbeit«). Häufig hält auch das Pflegepersonal eine Reihe von Skills vor, die Patienten im Krisenfall einfordern können (z. B. Gehirnflickflacks). Machen Sie sich damit vertraut. Manche Patienten profitieren auch von Sport oder Entspannungstechniken. In den meisten Kliniken, aber auch im Netz finden Sie Listen mit positiven Aktivitäten. Diese können Sie ebenfalls besprechen. Wichtig bei den besprochenen Strategien ist es, dass sie einfach anzuwenden sind und keinen großen Aufwand bedeuten. Manchen Menschen hilft es auch, andere soziale Situationen aufzusuchen, wie einen gemeinsamen Spaziergang zu machen.

Wenn Sie Zweifel an der Glaubhaftigkeit des Versprechens haben, sprechen Sie das an. Sagen Sie deutlich, dass Sie sich Sorgen machen. Betonen Sie, dass das Leiden des Patienten für Sie bedeutsam ist. Sie können auch beim nächsten gemeinsamen Termin noch einmal sagen, dass Sie an das Gespräch gedacht und sich gefragt haben, wie es dem Patienten ergangen ist. Übertreiben Sie es aber nicht mit der Selbstöffnung: Sie wollen nicht, dass Ihr Patient Ihnen das Blaue vom Himmel lügt, damit Sie sich keine Sorgen machen. Für viele Patienten spielt es eine nicht unerhebliche Rolle, ob sie das Gefühl haben, ihr Therapeut kann sie und

Bringen Sie sich immer wieder wohldosiert persönlich ein.

ihre Probleme aushalten. Wenn Sie es nicht aushalten können, holen Sie sich Hilfe und beziehen Sie Ihre Kollegen mit ein. Wie oben bereits erwähnt, ist Suizidalität ein sehr anstrengendes Thema. Mit zunehmender Berufserfahrung wird es aber etwas leichter, da Sie die Chance hatten zu lernen, dass Ihre Interventionen etwas gebracht haben.

Während ihrer Behandlung haben die Patienten in der Regel eine Bedarfsmedikation verordnet bekommen. Diese ist genau zu diesem Zweck gedacht. Wenn der Leidensdruck sehr hoch ist und nichts weiter hilft, ist das Einnehmen der Bedarfsmedikation eine adäquate Strategie. Dann handelt es sich um einen Notfall! Selbstverständlich lösen sedierende Medikamente keine Probleme, aber es geht darum, Zeit zu gewinnen und den Patienten in die Lage zu bringen, an konstruktiven Lösungen für seine Probleme zu arbeiten. Das machen Sie dann gemeinsam zu einem späteren Zeitpunkt. Fragen Sie in diesem Fall bitte bei der Pflege oder den ärztlichen Kollegen nach, was die Bedarfsmedikation ist. Hin und wieder muss noch eine passende angeordnet werden.

Sollten sich Patienten nicht auf das Erarbeiten von Ambivalenzen und Selbstkontrollstrategien einlassen können, müssen der Oberarzt und der Stationsarzt einbezogen werden, um über weitere einengendere Maßnahmen zu sprechen. Wenn das tagesklinische Setting im Zusammenhang mit den Suizidgedanken nicht haltbar ist, ist eine stationäre Krisenintervention indiziert. Danach kann die Therapie bei Ihnen weitergehen. Behalten Sie dies immer im Hinterkopf. Im stationären Bereich können neben der bereits erwähnten sedierenden Medikation Sichtkontrollen, (unfreiwilliges) Abgeben gefährlicher Gegenstände oder Ausgangsverbot von der Station indiziert sein. Diese Entscheidungen treffen aber nicht Sie, sondern die Ärzteschaft in Absprache mit dem Oberarzt. Es kann Ihnen allerdings passieren, dass Sie den Anstoß dazu geben müssen, wenn Ihr Patient sich im Gespräch mit Ihnen nicht distanzieren kann. Die Wahl einer weiteren Intervention sollte immer folgender Leitlinie folgen: Es geht um ein fürsorgendes Management der Suizidalität des Patienten, und Fürsorge steht im Zweifelsfall über der Autonomie des Patienten (Wolfersdorf u. a. 2010). Das dient dem Schutz der Patienten, aber auch Ihrer seelischen und juristischen Sicherheit (s. Kapitel »Ethischer und rechtlicher Rahmen«, S. 179). Hinter allen Interventionen steht die Annahme, dass es einen Teil gibt, der weiterleben möchte, sonst hätte der Patient sich nicht auf das Gespräch eingelassen.

Auch über die Medikamente haben Sie als Psychotherapeut keine Entscheidungsgewalt. Sie können sich aber darauf einstellen, dass bei

Suizidalität die psychische Grunderkrankung medikamentös behandelt wird. Häufig wird in akuten Krisensituationen eine sedierende Medikation eingesetzt (z. B. Benzodiazepine). Selektive Serotonin-Wiederaufnahmehemmer stehen im Verdacht, zu Beginn eine erhöhte Suizidalität zu triggern, da die antriebssteigernde Wirkung vor der sedierenden einsetzt. Daher wird eine engmaschige Überwachung beim Einschleichen der Medikation empfohlen. Lithiumsalze wirken vorbeugend gegen weitere Suizidversuche (Neuner & Schneider 2016).

Stellen Sie sicher, dass nach der Entlassung schnell ein Termin zur Nachsorge angeboten werden kann.

Vor der Entlassung nach einem Suizidversuch sollten Patienten motiviert werden, sich in eine längerfristige psychotherapeutische und, wenn es indiziert ist (!), auch psychiatrische Behandlung zu begeben, um die Grunderkrankung zu behandeln und die auslösenden psychosozialen Stressoren weiter zu bearbeiten. Stellen Sie deshalb sicher, dass nach der Entlassung schnell ein Termin zur Nachsorge angeboten werden kann. Die meisten Suizide folgen einer Klinikentlassung in nur geringem zeitlichen Abstand, es scheint sich um eine besonders vulnerable Phase zu handeln (Plener 2015). Termine bei niedergelassenen Psychotherapeuten sind in einigen Teilen Deutschlands nur schwer auf die Schnelle zu organisieren, daher gilt es an dieser Stelle, kreativ zu werden. In manchen Kliniken können Nachsorgetermine durch die Belegschaft der Station oder der angebundenen PIA angeboten werden, dies ist vor allem eine Abrechnungsfrage. In anderen Regionen bieten die Sozialpsychiatrischen Dienste, Beratungsstellen oder der Krisendienst überbrückende Gespräche bis zur Aufnahme einer Psychotherapie an. In jedem Fall sollten Patienten mit einem orientierungsgebenden Termin nach Hause gehen (s. Kapitel »Jenseits der Klinik – gemeindepsychiatrische Zusammenarbeit«, S. 160). Nachsorgend können Sie Postkarten oder halbstandardisierte Briefe in einem bestimmten zeitlichen Abstand nach Entlassung an den Patienten schicken, um die im Aufenthalt erarbeiteten Strategien und Ziele aufrechtzuerhalten (Teismann u. a. 2018; Plener 2015).

Vor einer Entlassung sollte, wenn möglich, das soziale Umfeld eines Patienten einbezogen werden. Ein Suizidversuch hinterlässt Spuren im familiären Umfeld. Er ist für Angehörige sehr verletzend, sie sind verunsichert, fühlen sich schuldig. Gleichzeitig sind Angehörige oft eine große Ressource für die Betroffenen, deshalb lohnt es sich, sie ins Boot zu holen. Auch die Postvention von Suizidversuchen im Klinikkontext sollten Sie beachten, Hinweise finden Sie in Kapitel »Was Sie für sich selbst tun können« (ab S. 197). In diesen Fällen muss der Fokus auf die anderen Patienten und das Personal erweitert werden.

Dokumentation

Direkt nach einem Krisengespräch sollten Sie die Gesprächsinhalte verschriftlichen. Halten Sie dabei die wichtigsten Daten der Anamnese, die Risikoeinschätzung und Interventionen sowie den Behandlungsplan fest. Die Dokumentation kann im Fall eines Suizids auch strafrechtlich relevant werden und sollte daher sorgfältig geführt werden. 75% aller Suizide werden angekündigt (Neuner & Schneider 2016). Psychotherapeuten müssen nachweisen, dass sie Suizidalität thematisiert und geeignete Maßnahmen zur Verhinderung eines Suizids ergriffen haben. Das heißt auch, dass im schlimmsten Fall eine staatsanwaltliche Überprüfung oder Schmerzensgeldansprüche anstehen könnten. Ein Antisuizidvertrag ist juristisch nicht bindend und schützt Therapeuten im Zweifel nicht. Doch er ist im Sinne einer Intervention zu verstehen. Wenn Sie diese lege artis durchführen und dies gut dokumentieren, sollten Sie auf der sicheren Seite sein.

Burn-out-Prophylaxe

Suizidalität macht vielen Therapeuten Angst, fühlen diese sich doch oft verantwortlich für das Wohlergehen ihrer Patienten. Ein »Scheitern« könnte also schlimme Auswirkungen auf das Selbstbild als Therapeut haben. Bitte geben Sie im Umgang mit suizidalen Patienten gut auf sich acht und reagieren Sie auf Veränderungen Ihres Befindens, indem Sie sich Hilfe holen und nach Entlastung suchen. Erwägen Sie, eine Supervision außer der Reihe in Anspruch zu nehmen, wenn der Druck zu groß wird. Betrachten Sie diese trotz wahrscheinlich entstehender Kosten als Burn-out-Prophylaxe. Schließlich wollen Sie diesen Job sicher noch lange machen.

Viele Therapeuten werden hin und wieder ärgerlich auf Patienten, denn das selbst gewählte Ende des Lebens ist für die Angehörigen und Behandler oft ein traumatisches Erlebnis. Die Interpretation eines bewusst oder unbewusst gesetzten Subtextes im Sinne von »Für euch lohnt es sich nicht mehr zu leben« liegt nahe. Insbesondere chronisch suizidale Patienten können dies in Therapeuten auslösen. Werden Sie sich darüber bewusst, wie schwierig dieses Thema ist, und suchen Sie sich einen Ausgleich.

Eine empathische Einfühlung in die Hoffnungslosigkeit von Patienten bedeutet nicht selten, sehr viel negative Energie aufzunehmen und auszuhalten. Manche Patienten wünschen sich sehr, dass jemand anderes die Verantwortung für ihr Leben übernimmt, und geben sie nur zu gern an Therapeuten ab. Diese reagieren oft anfänglich mit großen Engagement, insbesondere wenn die Patienten sympathisch sind. Das Ziel für diese Patienten muss allerdings bleiben, dass sie selbst Strategien im Umgang mit ihrer Suizidalität erlernen. Eine Abhängigkeit von ihren Therapeuten führt nur zu Überdruss bei den Therapeuten und zu keinerlei Verbesserung der Symptomatik der Patienten.

Anzeichen von Überforderung im Zusammenhang mit suizidalen Patienten können Langeweile, Druck, Ärger, Unlust, Vermeidung, Schläfrigkeit, aber auch körperliche Symptome sein. Es ist wichtig, dass Sie diese Erscheinungen bei sich selbst wahrnehmen, sie sich nicht vorwerfen oder in den Sitzungen ausleben, sondern reflektieren und sich wenn nötig Hilfe holen. Das Ziel ist es, sich einzufühlen und sich gleichzeitig professionell distanzieren zu können – das müssen Sie immer wieder neu lernen.

LITERATURHINWEISE

Jacobs, D.(2009): A Resource Guide for Implementing the Joint Commission 2007 Patient Safety Goals on Suicide. Verfügbar über https://www.sprc.org/sites/default/files/migrate/library/jcsafetygoals.pdf.

Rupp, M. (2013): Psychiatrische Krisenintervention. Köln: Psychiatrie Verlag.

Teismann, T., Koban, C.; Illies, F.; Oermann, A. (2016): Psychotherapie suizidaler Patienten: Therapeutischer Umgang mit Suizidgedanken, Suizidversuchen und Suiziden. Göttingen: Hogrefe.

Willemsen, R. (1986): Der Selbstmord: Briefe, Manifeste, Literarische Texte. Köln: Kiepenheuer & Witsch.

Kultursensibles Arbeiten

Immerhin jeder Vierte in Deutschland lebende Mensch hat entweder eine eigene Migrationsgeschichte oder es gibt eine solche in der jüngeren Familienvergangenheit (Statistisches Bundesamt 2018). Behalten Sie beim Lesen dieses Kapitels unbedingt im Hinterkopf, dass es sich beim Begriff »Mensch mit Migrationshintergrund« um einen ausgesprochen heterogenen Sammelbegriff handelt. Umso problematischer erscheint er im Kontext der Psychotherapie, bei der es um das Individuelle geht. Bitte verstehen Sie den Begriff also als Hinweis, genauer hinzusehen und nachzufragen.

In diesem Kapitel finden Sie Hinweise darüber, was es bedeutet, interkulturell kompetent zu handeln, und wie Sie verfahren können, wenn Sie mit Sprach- und Kulturmittlerinnen zusammenarbeiten. Zusätzlich erhalten Sie Informationen zur psychischen Gesundheit von Menschen mit Migrationserfahrung.

Die persönliche Kultur kennenlernen

Zunächst die gute Nachricht: Wenn Sie kultursensibel arbeiten wollen, müssen Sie das Rad nicht neu erfinden. Bei der Behandlung von Menschen mit Migrationshintergrund geht es nicht darum, eine ganz andere oder neue Form der Psychotherapie zu erlernen (von Lersner & Kizilhan 2017). Mit einer Haltung im Sinne von Rogers (s. Kapitel »Therapeutische Haltung und Beziehungsgestaltung«, S. 45), Ambiguitätstoleranz und Reflexionsfähigkeit, was Ihre eigenen kulturellen Prägungen anbelangt, kommen Sie recht weit (ebd.). Die wohl wichtigste Kompetenz ist absolute Offenheit.

Etablieren Sie eine gemeinsame Erzählkultur. In der Psychotherapie geht es schließlich um das Individuelle.

Zur theoretischen Untermauerung sei hier in Anlehnung an Hegemann (2010) die folgende Logik zur Anwendung eines sozialkonstruktivistischen Kulturbegriffs in der Klinik etwas verkürzt dargestellt: Wir konstruieren gemeinsam mit unseren Mitmenschen unsere Realität und damit unsere Kultur selbst. Themen wie Gesundheit und Krankheit können je nach kultureller Prägung unterschiedliche Bedeutungen zugeschrieben werden. Diese Bedeutungszuschreibungen beeinflussen, wie wir mit diesen Themen umgehen. Ob wir also zu dem Schluss kommen, dass wir unsere Medikamente nehmen oder eine Heilerin aufsuchen müssen, hat vor allem mit unseren Erklärungsmodellen zu tun. Kulturen sind keine in sich geschlossenen Systeme. Eine klare Definition verschiedener Kulturkreise ist schwierig. Sie sind dynamisch und offen und leben von der Kommunikation (s. dazu von Lersner & Kizilhan 2017). Viele Menschen fühlen sich mehreren Gruppen zugehörig. Eine Tochter türkischer Einwanderer, die in Köln geboren wird, kann also möglicherweise Muslima und Mitglied eines Karnevalvereins gleichzeitig sein. Solche sogenannten Trägerinnen hybrider Identitäten haben häufig noch einen weiteren inneren Zugehörigkeitsraum (Foroutan & Schäfer 2009). Statt sich also auf die Besonderheiten der einzelnen Kulturkreise zu konzentrieren, sollten Sie versuchen, in die persönliche Kultur Ihrer Patientin einzutauchen und diese zu erforschen.

Doch das bedeutet nicht, dass es nicht äußerst bereichernd für Ihre Arbeit sein kann, wenn Sie sich mit kulturellen Themen beschäftigen, z. B. damit, wie kollektivistische Kulturen mit bestimmten Themen umgehen (Hegemann 2010). Wissen darüber, wie Dinge in anderen Kulturen geregelt werden, ist sogar von großer Bedeutung.

Psychische Gesundheit von Menschen mit Migrationshintergrund

In Deutschland lebende Menschen mit Migrationshintergrund scheinen, trotz stellenweise erschwerter Lebensbedingungen, nicht stärker von psychischen Störungen betroffen zu sein. Die spärliche Studienlage spricht für den sogenannten Healthy-Migrant-Effekt. Dieser erklärt die gute Gesundheit von Menschen mit Migrationshintergrund damit, dass insbesondere Menschen mit guter Gesundheit sich auf den Weg in ein anderes Land machen und sich dort von Hemmnissen nicht entmutigen lassen (Mösko u. a. 2018). Menschen, die in den letzten Jahren wegen Kriegen und gewaltsamen Auseinandersetzungen nach Deutschland geflohen sind, scheinen hingegen sehr häufig von Traumafolgestörungen betroffen zu sein. In einer bayerischen Studie war mehr als die Hälfte aller untersuchten Erwachsenen von psychischen Störungen betroffen (Richter u. a. 2015). Dabei war die posttraumatische Belastungsstörung die häufigste, gefolgt von depressiven Störungen, Anpassungsstörungen und chronischer Insomnie. Mehr als ein Viertel der Befragten der genannten Studie litt unter Suizidgedanken. Die Versorgungslage der Geflüchteten ist in vielen Fällen prekär. Das Asylbewerberleistungsgesetz sieht nur eine absolute Notfallversorgung bei gesundheitlichen Leistungen vor. Was ein Notfall ist, darüber entscheiden die Kommunen durch die Vergabe von Leistungsscheinen in den Sozialämtern. Erst nach Ablauf der sogenannten Wartezeit von 15 Monaten besteht eine reguläre Versorgung durch die gesetzlichen Krankenkassen (Klinkhammer & Korzilius 2014; GKV-Spitzenverband 2019). Vor allem die sprachliche Barriere ist ein Hindernis für die angemessene Versorgung. Bei der Arbeit mit dieser Personengruppe sollten Sie unbedingt beachten, dass ein ungeklärter Aufenthaltsstatus oder Wohnen in einer Sammelunterkunft psychotherapeutisches Arbeiten außerordentlich schwierig macht, hier ist dringend die Hilfe der Kolleginnen aus der Sozialen Arbeit gefragt (Storck & Brakemeier 2017). Viele Krankenhäuser haben bereits auf die sich verändernden gesellschaftlichen Anforderungen reagiert und Spezialambulanzen für Geflüchtete oder transkulturelle Zentren eingerichtet, übersetztes Informationsmaterial bereitgestellt und die Mitarbeiter für interkulturelle Themen sensibilisiert (Blum u. a. 2018).

Die Gründe, warum sich Menschen mit Migrationshintergrund in der Klinik vorstellen, können vielfältig sein. Nicht nur die Erlebnisse im Heimatland oder auf der Flucht sind mögliche Auslöser, sondern auch die Bedingungen hier wie die Unterkunft, Ausgrenzungserfahrungen oder Anfeindungen können zu Dekompensationen führen.

Interkulturelle Kompetenz

Sue und Sue (1990) beschreiben drei zentrale Bestandteile der interkulturellen Kompetenz (von Lersner 2017). Als Erstes nennen sie das Bewusstsein über die eigenen Annahmen, Werte und Wahrnehmungsverzerrungen. Kulturell kompetente Psychotherapeutinnen sollten nicht nur ihre eigenen Annahmen kennen, sondern diese stets reflektieren und sich auch mit unangenehmen Themen wie möglicherweise vorhandenen Stereotypen oder Vorurteilen befassen. Damit ist auch das Hinterfragen der eigenen Krankheitsvorstellungen gemeint. Unsere gängigen Diagnosekriterien sind geprägt von westlichen Vorstellungen über Gesundheit und Krankheit. Wir befassen uns im psychotherapeutischen Handeln dauernd (mal mehr und mal weniger explizit) damit, was wir als »normal« empfinden und was nicht. Wer aber sagt denn, dass es »normaler« ist, nach einem Trauma Flashbacks zu entwickeln, als die Vorstellung zu haben, von einem Dschinn besessen zu sein (DeJong 2010)? Kultursensibles Arbeiten sollte also von einem hohen Maß an Selbstreflexion geprägt sein. Achten Sie darauf, absolute Unvoreingenommenheit zu praktizieren. Das bedeutet einerseits, Unterschiedlichkeiten zu erkennen, gegebenenfalls zu benennen, diese aber in keinem Fall zu werten, sondern entspannt darauf zu reagieren. Daher verbieten sich Begriffe wie »rückständig«, »unterdrückend« usw. Andererseits sollten Sie sich bemühen, die Situation nicht mit ihren eigenen Vorstellungen davon, wie Dinge in einer Kultur gehandhabt werden, zu stark zu beeinflussen (Sluzki 2010).

Als zweite zentrale Kompetenz nennen Sue und Sue (1990) Verstehen, Verständnis und Kenntnis über Kultur und Weltbild der Patientin. Damit ist einerseits die Fähigkeit zur Perspektivübernahme bei kulturell beeinflussten Phänomenen gemeint und andererseits explizites Wissen zum Kulturkreis der Betroffenen und Kenntnisse über die Schwierigkeiten bei der Inanspruchnahme von Unterstützungsangeboten. Sie können zum Beispiel versuchen zu ergründen, welche Erwartungen Ihre Patientin an Sie hat. Hat sie überhaupt eine Vorstellung davon, dass ein Gespräch eine Behandlung sein kann und warum Sie so viele Fragen stellen? Oder erwartet sie eher Tipps? Wie steht es um das hierarchische Gefälle zwischen Ihnen (Thema Ärztin-Patientin-Beziehung)? Welche Rolle spielen Ihr Geschlecht und damit verbundene Rollenvorstellungen? Irritieren Sie mit Ihrer Psychoedukation vielleicht ein bisschen? Welche Rolle spielt der Körper im Ausdruck psychischen Leidens (von Lersner & Kizilhan 2017)? Gibt es eine übernatürliche Verursachung des Leids (Schouler-Ocak & Aichberger 2017)?

Der dritte Teil der interkulturellen Kompetenz ist die Herausbildung angemessener Interventionsstrategien und -techniken. Damit sind vor allem verbale und nonverbale Kommunikationsfertigkeiten gemeint. Als Hilfsmittel bietet sich das Cultural Formulation Interview (CFI) im DSM-5 an. Sie finden es im DSM-5 im Kapitel zu den kulturell gebundenen Ausdrucksformen. Dabei handelt es sich um einen kultursensiblen Anamneseleitfaden, der Hilfestellung und Formulierungshilfen für eine kultursensible Erhebung psychischer Probleme bietet (Falkai & Wittchen 2018).

Narrative Expositionstherapie
Eine empirisch gut abgesicherte Möglichkeit, Menschen mit komplexer Traumatisierung niederschwellig mittels Kurzzeitintervention zu behandeln, ist die narrative Expositionstherapie. Anhand biografischer Erzählungen entlang einer Lebenslinie werden traumatische Erinnerungen in das autobiografische Gedächtnis integriert (Robjant & Fazel 2010).

Umgang mit Sprach- und Kulturmittlerinnen

Die Psychotherapie lebt von der Sprache. Insbesondere unsere Muttersprache ist an einigen Stellen emotional so aufgeladen, dass sich manche Begriffe gar nicht so einfach übersetzen lassen (z. B. »Heimat«). Selbst Begriffe, die sich ohne Weiteres übersetzen lassen, stehen kulturell in einem anderen Bedeutungszusammenhang. In Deutschland assoziieren viele Menschen mit dem Wort »Brot« Frühstück, Butter, Käse, in Italien hingegen eher Salz, Mittagessen oder Salat (Heringer 2012). Dolmetscherinnen sind in der Regel also nicht nur Sprach-, sondern auch Kulturmittlerinnen und ermöglichen es Menschen, die der Sprache der Therapeutin (die üblicherweise die Sprache der Mehrheitsgesellschaft ist) nicht mächtig sind, Hilfe überhaupt in Anspruch zu nehmen. Es empfiehlt sich also, sich vor der Arbeit mit diesen über einige Punkte klar zu werden (Salman 2006; Kluge & Kassim 2006; Kluge 2013; Storck & Brakemeier 2017; Schouler-Ocak 2015):

- Im deutschen Gesundheitswesen gibt es keine Finanzierungsregelungen für den Dolmetscherinnendienst. Bevor Sie also eine Sprach- und Kulturmittlerin beauftragen, sollten Sie die Finanzierung bei Ihrer Oberärztin ansprechen.
- Die Dolmetscherin Ihrer Wahl sollte keinesfalls mit der Patientin auf irgendeine Weise privat verbandelt sein, und es darf keinen Kontakt außerhalb der Sitzungen geben. Sie sollte über eine Ausbildung verfügen. In einigen Orten gibt es einen Gemeindedolmetscherinnendienst, diese sind für das Gesundheitswesen ausgebildet. Auch Hilfsorganisationen, die Geflüchtete unterstützen, können oft Dolmetscherinnen vermitteln. Die Dolmetscherin sollte auch Themen, die in der Therapie zur Sprache

kommen, aushalten könnten, z. B. die Schilderung traumatischer Erlebnisse oder Fantasien. Auch für die Sprach- und Kulturmittlerin besteht absolute Schweigepflicht, dies sollte schriftlich fixiert werden, und alle Beteiligten sollten darüber aufgeklärt werden.

- Es sollte immer ein Vor- und ein Nachgespräch geführt werden, um auf Themen vorzubereiten, Manöverkritik zu üben und in der Therapie aufgekommene Themen zu klären.
- Der Übersetzungsprozess dauert. Deshalb sollten Sie entsprechend mehr Zeit einplanen. Sie können versuchen, die Zeit, in der übersetzt wird, für Beobachtungen und Reflexion zu nutzen.
- Es sollte immer konsekutiv statt simultan übersetzt werden, d. h., nach zwei bis vier Sätzen sollten Sie eine Pause einlegen und die Sprach- und Kulturmittlerin übersetzen lassen, ansonsten besteht die Gefahr, dass das Kurzzeitgedächtnis überfordert wird. Soweit das möglich ist, muss immer wörtlich übersetzt werden, es dürfen also keine Zusammenfassungen oder Interpretationen gemacht werden. Erläuterungen von kulturellen Inhalten sind stellenweise nötig, sollten aber nicht während des Übersetzungsprozesses stattfinden.
- Bemühen Sie sich, eine einfache und klare Sprache zu verwenden, also keine Slangworte, wenig oder besser noch gar keinen Fachjargon. Die Übersetzung sollte in der Ich-Form sein.
- Auch für die Person der Dolmetscherin sollte Kontinuität gewährleistet werden.

Idealerweise ist die Sprachmittlerin nur das Sprachrohr und nimmt eine vollkommen neutrale Position ein (Salman 2006, S. 85). Daher empfehlen einige Autorinnen, die Sprachmittlerin hinter die Patientin zu setzen und ausschließlich mit der Patientin Blickkontakt zu halten. Beachten Sie auch, dass die Therapeutin und die Patientin phasenweise immer wieder ausgeschlossen werden.

Für welche Sitzanordnung Sie sich auch entscheiden mögen, Sie sollten unter allen Umständen die Sprachmittlerin in Ihre Reflexion des Therapiegeschehens einbinden. Durch die gemeinsame Sprache entsteht eine große Nähe zwischen der Patientin und der Dolmetscherin. Versuchen Sie auch einzuschätzen, inwieweit die Sprachmittlerin ihre Anteile unbewusst in die Übersetzung einfließen lässt. Was ist ihre Haltung zu politischen Ereignissen in einem möglicherweise gemeinsamen Heimatland? Was sind ihre Erfahrungen mit bestimmten Themen wie Religiosität, Umgang mit Konflikten, Verhaltensproblemen usw.? Wie geht es der Patientin mit der Dolmetscherin, entsteht hier Nähe oder eher Distanz aufgrund schwieriger Erfahrungen?

Des Weiteren sollten Sie sich darüber bewusst werden, dass Ihnen in diesen Therapien mehr Fremdes begegnen wird, und sich gegebenenfalls mit Ihren Reaktionen darauf auseinanderzusetzen. Versuchen Sie, nicht alle Irritationen auf eine unterschiedliche Kultur zu schieben, sondern zu differenzieren, woher Ihre Reaktion rührt. Heringer (2012) beschreibt sogenannte Hotwords als hilfreich, um eine Kultur besser kennenzulernen. Hierbei handelt es sich um schwer übersetzbare Worte, die mit kultureller Bedeutung aufgeladen sind. Sie sollten sich bemühen, diese zu identifizieren und gemeinsam zu reflektieren.

LITERATURHINWEISE

Hegemann, T.; Salman, R. (Hg.) (2010): Handbuch transkulturelle Psychiatrie. Bonn: Psychiatrie Verlag.

Schauer, M.; Neuner, F.; Elbert, T. (2012): Narrative Exposure Therapy. A Short-Term Treatment for Traumatic Stress Disorders. 2. Auflage. Göttingen: Hogrefe.

von Lersner, U.; Kizilhan, J.I. (2017): Kultursensitive Psychotherapie. Reihe Fortschritte der Psychotherapie. Göttingen: Hogrefe.

Weitere besondere Situationen im Klinikalltag

Die in diesem Kapitel geschilderten Problemfelder stehen miteinander nur in insofern in einem Zusammenhang, als sie zu den »klassischen« Situationen gehören, die nicht nur angehenden Psychotherapeuten Schwierigkeiten bereiten können. Damit Sie sich ein entsprechendes Verhaltensrepertoire zulegen können, erhalten Sie auf den folgenden Seiten Hinweise zu den Themen Nähe-Distanz-Regulation, zu interaktionell herausfordernden Situationen, zum Umgang mit Substanzkonsum, Aggression und massiven sozialen Problemen und zu guter Letzt zur Rolle von Regeln im klinischen Kontext. Bitte erwarten Sie aber nach der Lektüre dieser Seiten nicht von sich, immun gegen Gefühle der Überforderung zu sein, falls Sie in die eine oder andere Situation geraten.

Nähe und Distanz

Die therapeutische Beziehung darf niemals der Befriedigung eigener Bedürfnisse dienen, alles andere wäre eine Verletzung der Abstinenzpflicht. Erst der Rahmen mit seinen abgesteckten Grenzen macht das Therapeutische am Kontakt überhaupt möglich. Gleichzeitig entsteht in therapeutischen Beziehungen große Nähe. Das ist sogar ausgesprochen erwünscht, und Therapeuten lernen dabei oft einiges von ihren Patienten. Jedoch können daraus für sie unterschiedliche Schwierigkeiten erwachsen, mit denen es sich auseinanderzusetzen gilt.

Verliebte Patienten

Patienten entwickeln hin und wieder Gefühle für Therapeuten, schließlich sind diese empathisch, hören zu und kümmern sich um sie. In der therapeutischen Situation fühlen sich Patienten schwach, Therapeuten erscheinen stark und als vermeintliche Retter in der Not (Yalom 2010). Damit sind sie attraktive Partner für alle Arten romantischer Projektionen. Die wenigsten Menschen sind die in der therapeutischen Beziehung entstandene Nähe außerhalb von Liebesbeziehungen gewöhnt. Derartige Phänomene sollten einfühlsam besprochen und vonseiten des Therapeuten entpathologisiert werden. Diese Situation ist eine Chance, zentrale Bindungserfahrungen zu besprechen und in ein anderes Licht zu rücken. Die Erfahrungen können sehr heilsam sein, wenn der Transfer in den Alltag gelingt. Sich in jemanden verlieben zu können ist wichtig und zeigt, dass für die Zukunft hoffnungsvolle Pläne entworfen werden. Patienten sollten die Entscheidung treffen dürfen, ob sie sich eine weitere Therapie bei dem betreffenden Therapeuten vorstellen können. So schön es sein kann, angehimmelt zu werden: Der Therapeut muss den eigenen Standpunkt deutlich machen, um Patienten die Situation zu erleichtern. Eine Liebesbeziehung kommt nicht infrage. Sollte es sich um einen ausgewachsenen Liebeswahn handeln, sollten die Gespräche mit der betreffenden Person (mindestens) pausiert werden. In diesem Fall sollten Sie das Gespräch mit Ihren Kollegen suchen.

Verliebte Therapeuten

Was aber, wenn Therapeuten selbst romantische bzw. sexuelle Gefühle für Patienten entwickeln? Yalom (2010) vertritt für diesen Fall eine sehr klare Haltung: Haben Sie »niemals Sex mit Patienten!« (S. 204). Er argumentiert sehr nachvollziehbar, dass eine sexuelle Beziehung zwischen Patient und Therapeut für alle Beteiligten aufgrund des Machtgefälles verheerende Auswirkungen hat. Das ist wissenschaftlich sehr gut belegt (Schleu u. a. 2018). Und keinesfalls sollte der Schaden, den der gesamte Berufsstand davonträgt, vergessen werden. Yalom rät dazu, alle erdenklichen Maßnahmen zu ergreifen, um sich von den unbefriedigten Bedürfnissen, die zu den genannten Gefühlen geführt haben, zu befreien. Er geht sogar so weit, einen Besuch im Bordell als Option zu nennen. Das kann man vor dem Hintergrund des Themas »Machtgefälle« sicherlich kritisch betrachten. Die dahinterliegende Frage ist allerdings sehr aufschlussreich: Welche Ursachen haben sexuelle oder romantische Gefühle gegenüber Patienten? Sie können mit eigener Unausgefülltheit im romantischen Feld zu tun haben. Ein gutes Thema für die Selbsterfahrung.

Möglicherweise sind die Gefühle des Therapeuten auch eine Wirkung dessen, was der Patient in seinem Umfeld auslöst, oder Widerstand gegen die Therapie. Gegenübertragungsgefühle können schon mal sehr heftig werden. In jedem Fall sollten Therapeuten Maßnahmen ergreifen, um mit diesen Gefühlen angemessen umzugehen.

Und dann gibt es da noch die Möglichkeit, dass die Liebe erwidert wird (vgl. Little Elk 2015): Was tun, wenn sich Therapeut und Patient ineinander verlieben? Ein völliger Ausschluss des Szenarios, dass sich ein Therapeut in einen Patienten verlieben könnte, würde einer paternalistischen und defizitorientierten Sichtweise auf Patienten Vorschub leisten. Schließlich sind sie erwachsene Menschen, die aus viel mehr als ihren Problemen bestehen. Nur wer beurteilt am Ende, ob es sich um echte romantische Liebe oder Missbrauch gehandelt hat? Angenommen, es handelte sich um erwiderte Liebe, die in keiner Weise etwas mit den Nöten des Patienten (z. B. sexuellen Übergriffen in der Kindheit) oder den Pathologien des Therapeuten zu tun hätte. Der Therapeut hätte für sich alle Möglichkeiten ausgeschöpft, seine Gefühle zu bewältigen, inklusive Selbsterfahrung und Durcharbeiten eigener Schwierigkeiten in diesem Feld, Onlinedating usw., doch nichts davon kann seinen Gefühlen Abhilfe verschaffen. Dann müsste er sich immer noch an die geltenden Regeln halten: Die Berufsordnung der Psychotherapeuten bestimmt, dass jeglicher sexueller Kontakt zu Patienten unzulässig ist und private Kontakte auf das Nötigste beschränkt werden müssen.

Das gilt für alle an der Therapie Beteiligten, also auch die Eltern von behandelten Jugendlichen, Partnerinnen und andere Angehörige. Solange noch Behandlungsbedarf oder eine andere Abhängigkeitsbeziehung besteht, gilt weiter die Abstinenzpflicht (Bundespsychotherapeutenkammer 2007). Berufsrechtlich können Therapeuten also in große Schwierigkeiten geraten, wenn sie sich nicht an diese Regel halten.

Nach der Therapie muss eine Karenzzeit von mindestens einem Jahr eingehalten werden.

Sexueller Missbrauch von Patienten ist strafrechtlich relevant und kann mit einer Freiheitsstrafe von drei Monaten bis fünf Jahren bestraft werden. Der relevante Paragraf des Strafgesetzbuches ist § 174c. Dieser bestimmt kein Zeitkriterium. Die Rechtsprechung in Deutschland urteilt hier tendenziell, dass die Beendigung der Therapie auch das »Anvertrautsein« an den Therapeuten beendet. Aber Vorsicht: Auch wenn die Initiative vom Patienten ausging oder dieser in sexuelle Handlungen einwilligte, ist ein Straftatbestand nicht ausgeschlossen (§ 174c, Absatz 1 und 2 StGB; Schleu u. a. 2018)!

Sollte sich der betreffende Therapeut also entscheiden, seinen Patienten nach Ablauf der einjährigen Frist wiederzusehen, weil die Gefühle noch immer nicht abgeklungen sind, stellt sich nach wie vor die Frage, ob die beiden ihre Rollen verlassen können. Ist das asymmetrische Machtgefälle der therapeutischen Beziehung dann einfach weg?

Intensiver Kontakt schafft Sympathie, und wir alle finden im Lauf unseres Lebens viele Menschen attraktiv. Therapeuten sollten sich nicht für ihre Gefühle verurteilen oder pathologisieren. Sie sind aber verpflichtet, mit diesen Gefühlen umzugehen, ohne sich missbräuchlich zu verhalten. Sehr wahrscheinlich sind die Gefühle Produkt der Gegenübertragung. Sollten sie zu intensiv werden, sollten Sie sich Hilfe holen, in Form von Supervision oder einer eigenen Therapie. Auf keinen Fall sollten Sie die Therapie einfach ohne Erklärung abbrechen, weil Sie Angst haben, sich mit den intensiven Gefühlen auseinanderzusetzen.

Grauzonen: Berührungen und Geschenke

Die oben beschriebenen intensiven Gefühle sind im stationären, aber auch im teilstationären Rahmen eher selten anzutreffen. Viel häufiger sind Therapeuten mit Grauzonen des Themas Nähe- bzw. Distanz-Regulation konfrontiert.

Da wäre das Thema Berührungen: Einige Patienten wünschen sich z. B. von ihren Therapeuten Umarmungen zu besonderen Gelegenheiten, klassischerweise bei Abschlussgesprächen vor einer Entlassung. Der eine oder andere Patient ist auch schon seinem Therapeuten ohne Vorwarnung zu solchen Gelegenheiten um den Hals gefallen. Es gibt Therapeuten, die diese Form der Nähe mögen bzw. gut damit umgehen können. Machen Sie sich Gedanken, wie Sie dazu stehen. Es gibt kein Gesetz, das eine Umarmung verbietet, allerdings sollte Körperkontakt mit Patienten immer in äußerst kleinen Dosen geschehen und eindeutig nicht sexueller Natur sein. Berührungen können sehr schnell übergriffig sein.

Anders sieht es mit einem Händedruck zu Beginn oder zum Abschluss der Sitzung aus. Im ambulanten Setting ist dieser interessanterweise viel häufiger Usus als in der Klinik. Es entspricht den Regeln der westeuropäischen Höflichkeit, jemandem die Hand zu schütteln, wenn keine wichtigen Gründe dagegen sprechen (z. B. Ängste des Patienten, Infektionsschutz, kultureller Hintergrund). In jedem Fall sollten Therapeuten die Grenzen ihrer Patienten respektieren und sich so vorhersagbar wie möglich verhalten.

Das gilt aber auch umgekehrt. Die eigenen Grenzen sind unbedingt zu wahren. Kein Therapeut muss anzügliche oder allzu private Bemerkungen unkommentiert über sich ergehen lassen. Vielmehr sollten Sie sich in so einem Fall klar positionieren. Eine (gemeinsame) Reflexion im Störungskontext ist aufschlussreicher als eine bloße Abgrenzung. Das gilt selbstverständlich auch für von Patienten initiierten Körperkontakt, Wünschen nach privatem Kontakt, Erledigungen von Gefälligkeiten (z. B. »Können Sie nicht mal meine Frau anrufen und ihr ... ausrichten?«) oder Ähnlichem.

Wenn es Ihnen zu weit geht, haben Sie das Recht, sich zu schützen. Bitte machen Sie unbedingt davon Gebrauch. Das kann auch bedeuten, einen Patienten wegen anzüglicher Bemerkungen abzulehnen oder die Therapie nicht weiterzuführen. Insbesondere jüngere Therapeuten sind von dieser Art der verbalen Übergriffe hin und wieder betroffen. Beziehen Sie in diesen Fällen Ihre Kollegen und Vorgesetzten ein, in der Klinik gelten die gleichen Gesetze wie an anderen Orten in Deutschland auch.

Zum Abschluss eines Klinikaufenthaltes möchten manche Patienten ihren Therapeuten etwas schenken. Das kann von Werken aus der Ergotherapie über Schokolade bis zu einer teuren Flasche Wein oder Konzertkarten reichen. Nun sind Therapeuten zur Abstinenz verpflichtet. Einige legen diese so aus, dass keinerlei Geschenke zulässig sind, auch keine ohne jeglichen materiellen Wert. Damit stehen diese Therapeuten allerdings vor dem Problem, dass sie eine Beziehungsgeste ablehnen müssen. Das kann sehr verletzend und irritierend für Patienten sein und benötigt einige Erklärung. Insbesondere Patienten mit einem anderen kulturellen Hintergrund drücken ihre Dankbarkeit gern durch ein Geschenk aus. Andere Therapeuten nehmen Geschenke an. Es empfiehlt sich hier, bei jedem Geschenk abzuwägen und einen Mittelweg zu gehen (s. Sonnenmoser 2009). Versuchen Sie, die Schenkmotivation der Patientin zu beachten. Sollte es eine klare Linie der Station oder der Klinik bei Geschenken geben, sollten Sie sich dringend daran halten. Lebensmittel lassen sich sehr gut mit den anderen Teammitgliedern teilen. Nehmen Sie nichts Kostspieliges an oder etwas, das Sie unter Druck setzen könnte (manche Patienten machen symbolisch sehr aufgeladene Geschenke). Die Berufsordnung verbietet Geschenke, die über einen geringfügigen Wert hinausgehen (Bundespsychotherapeutenkammer 2007). Der Wert der Geringfügigkeit ist aber nicht klar definiert.

Frühwarnsystem

Die meisten Grenzüberschreitungen beginnen scheinbar harmlos. Epstein und Simon (1990) haben als Frühwarnsystem den Fragebogen »Exploitation Index« entwickelt, um Therapeuten bei der kritischen Reflexion ihres Verhaltens zu unterstützen. Darin wird unter anderem Folgendes gefragt:

- Machen Sie Ausnahmen (z. B. Sitzungen überziehen)?
- Sprechen Sie Behandlungsempfehlungen aus, die in Ihrem eigenen finanziellen Interesse sind?
- Vertrauen Sie Patienten persönliche Dinge an, um sie zu beeindrucken?
- Sind Sie besonders aufgeregt vor einer Sitzung mit einem bestimmten Patienten?
- Haben Sie romantische Tagträume mit Patienten?
- Besteht Kontakt außerhalb der Sitzungen?
- Duzen Sie sich oder machen Sie Geschäfte miteinander?

Wenn Sie dieses Verhalten an sich bemerken, sollten Sie es in der Supervision besprechen und abstellen.

BEISPIEL

Einige Wochen nach der Entlassung kommt ein ehemaliger Patient wieder in die Tagesklinik und lädt den Psychotherapeuten gemeinsam mit dem Ergotherapeuten zu einem Weihnachtsessen ein. Er und einige andere ehemalige Patienten hätten sich so gut aufgehoben gefühlt, daher wollten sie sich bedanken. Beim wöchentlichen Kaffeetrinken wurde doch der Eindruck erweckt, man könne »ganz normal« miteinander plaudern.

Was tun? Derartige Angebote sind ein klares Beziehungsangebot. Die meisten Therapeuten mögen ihre Patienten und interessieren sich für ihr Schicksal nach der Entlassung. Dennoch sollten Sie auf solche Angebote verzichten und anerkennen, dass es sich um eine Beziehungsgeste handelt. Dann sollten Sie dem Patienten die Gründe für die Ablehnung erläutern: Es würde sich um eine Verletzung der Regel, die privaten Kontakt nach der Therapie verbietet, handeln; es würden Probleme im Team entstehen; Sie würden in der Situation sehr wahrscheinlich in einen Rollenkonflikt zwischen Privatperson und der beruflichen Rolle kommen. Möglicherweise gibt es ein Ehemaligentreffen, und Sie können dem Patienten anbieten, sich dort in einem klaren Rahmen einmal wiederzusehen.

Überlegen Sie, wie Sie auf Nachfragen nach Ihrem Befinden oder Ihrer persönlichen Meinung reagieren möchten. Eine nützliche Option ist es, zunächst mit einer Gegenfrage zu reagieren und zu ergründen, was der Patient selbst denkt, bevor die eigene Meinung zu bestimmten Themen eine Rolle spielt. Little Elk (2015) empfiehlt in Bezug auf Fragen nach dem eigenen Befinden, eine ehrliche Antwort zu geben, die auf Patienten nicht ängstigend wirkt oder zu einer unmittelbaren Rollenumkehr führt.

Auch YALOM (2010) verweist darauf, dass Offenheit auch beim Gegenüber Offenheit erzeugt, Fehler gelte es einzugestehen und die eigenen Gefühle zu nutzen.

MÖGLICHE ANTWORTEN AUF FRAGEN nach dem persönlichen Befinden:

»Mir geht es gut, danke, dass Sie nachfragen.«

»Es scheint Sie sehr zu interessieren, wie es mir geht. Ich empfinde das als sehr fürsorglich mir gegenüber. Kennen Sie dieses Verhalten von sich aus anderen Situationen?«

»Das haben Sie gut beobachtet, ich bin tatsächlich etwas müde, da ich heute Nacht schlecht geschlafen habe.«

»Ich erlebe Sie sehr interessiert an meinem Privatleben, und das kann ich gut nachvollziehen, schließlich habe ich schon viel von Ihnen erfahren und Sie wissen nur sehr wenig über mich. Nun soll es in unseren Gesprächen aber um Ihre Anliegen gehen und ich würde mich gern wieder auf Sie konzentrieren.«

»Selbstverständlich dürfen Sie mir private Fragen stellen. Es kann allerdings passieren, dass ich nicht so ausführlich antworte, wie Sie es sich möglicherweise wünschen. Das hat damit zu tun, dass es in der Therapie um Sie gehen soll und wir für Sie passende Lösungen finden wollen. Was wollen Sie denn gerne wissen?«

Massive soziale Probleme

Es kommt immer wieder vor, dass Menschen, die in Kliniken behandelt werden, massive soziale Probleme haben. Das können (mögliche) Wohnungslosigkeit, Verwahrlosung oder ein schwebender Haftbefehl sein. Diese Themen sind nicht als klassisch psychotherapeutisch einzuordnen. Ein Mensch, dessen Existenzgrundlage bedroht ist, kann sich kaum mit psychotherapeutischen Themen beschäftigen. Dennoch sollten Sie sich bemühen, Entlastung zu schaffen und lösungsorientiert vorzugehen. Auch wenn Sie selbst vielleicht keine Lösung parat haben, lohnt es sich, diesen Menschen zuzuhören. Kleine Veränderungen können langfristig große Effekte haben. In jedem Fall sollten Sie den zuständigen Sozialarbeiter verständigen und mit Einverständnis des Patienten Kooperationen mit anderen Institutionen anstoßen. Möglicherweise kann der Sozialpsychiatrische Dienst, ein Telefonat mit dem Bewährungshelfer oder der Wohnungsloseneinrichtung weiterhelfen.

Interaktionell herausfordernde Situationen

Wenn viele Menschen aufeinandertreffen, bieten sich auch viele potenzielle Reibungspunkte. So kommt es ab und an vor, dass Patienten mit ihrem Verhalten oder ihren Anliegen »stören« oder das Team sich uneinig über die weitere Behandlung ist. Immer dann, wenn Ihnen dies auffällt, sollten Sie sich um tieferes Verständnis der Schwierigkeiten bemühen. Wir alle bringen unsere Prägungen und Erfahrungen mit, manche davon hilfreicher oder unflexibler als andere. Das gilt für Patienten wie Behandler.

Mangelnde Einsicht in das Problemverhalten

In Kliniken ist es nicht ungewöhnlich, dass Patienten keine Einsicht in ihr Problemverhalten haben. Das kann für Therapeuten ziemlich anstrengend sein, und das Gefühl kann sich breitmachen, ein Gespräch mit diesen Patienten lohne sich nicht. Nun ist ein nicht unerheblicher Anteil der Patienten von diesem Phänomen betroffen: Menschen, die an Psychosen leiden, haben üblicherweise keine Krankheitseinsicht. Menschen, die an Substanzstörungen leiden, fällt es ebenfalls oft schwer, die Ausmaße ihres Verhaltens realistisch zu betrachten. Menschen mit Essstörungen haben zwar meist Krankheitseinsicht, wenden aber oft allerlei Strategien an, um nicht an Gewicht zunehmen zu müssen. In diesem Zusammenhang gibt es viele Geschichten über absurd erscheinende Verhaltensauswüchse in Kliniken: in der Kosmetiktasche geschmuggeltes Kokain, in die Haare geschmierter Nachtisch ...

Die Gründe für mangelnde Problemeinsicht sind vielfältig. Was diesen Menschen gemein zu sein scheint, ist, dass ihnen die bewusst oder unbewusst antizipierten Kosten einer Veränderung subjektiv zu hoch erscheinen. Damit kann auch schon die Einsicht gemeint sein. Jedes dysfunktionale Verhalten bietet Vorteile gegenüber funktionalem. Ganz klar, es geht hier um den eigentlichen Störungsgewinn. Damit stehen wir vor einem motivationalen Problem: Unangenehme Erfahrungen sollen vermieden werden, aber sowohl die Störung als auch die Veränderungen verursachen solche. Wer schon einmal versucht hat, Diät zu halten oder sich das Rauchen abzugewöhnen, weiß, wie anstrengend neue Verhaltensweisen und das Ankommen in einer ersehnten Realität sein können. Zudem machen Interventionen, die Therapeuten anbieten, in der Regel eher wenig Spaß. Haben Sie schon mal Ihre phobischen Ängste exponiert? Manchmal erscheint es da besser, die Notwendigkeit einer Veränderung gar nicht erst anzuerkennen.

Angenommen, ein Mensch trinkt seit einigen Jahrzehnten sehr viel Alkohol. Nun beginnen die Jahre ihren Tribut zu fordern: Körperliche Folgeerkrankungen entstehen, die Ehefrau hat bereits mehrfach mit der Trennung gedroht, und die Arbeitsstelle ist auch schon lange weg. Warum kann dieser Mensch nicht erkennen, dass die Vorteile einer Abstinenz dem Leben mit einem fortgesetzten Alkoholkonsum deutlich überwiegen? Eine Einsicht hieße vermutlich, sein Leben lang keinen Alkohol mehr konsumieren zu können. Daraus erwachsen weitere Konsequenzen: Wie würde der Freundeskreis dieses Patienten damit umgehen? Er müsste die am besten eingeübte Strategie der Emotionsregulation aufgeben und anfangen, sich mit seinen Gefühlen auseinanderzusetzen. Ein klarer Kopf würde möglicherweise die Büchse der Pandora öffnen, und er sähe sich von Schuld- und Schamgefühlen konfrontiert.

Eine Person, die an einer somatoformen Störung leidet, hat sehr wahrscheinlich einen enormen Leidensdruck, kann oder will aber einfach nicht anerkennen, dass das somatische Korrelat nicht ausreicht, um die Symptome zu erklären. Viele Betroffene äußern Angst vor dem Stigma, »ein Psycho« zu sein. Auch ist die psychische Störung oft ein guter Grund, sich von Anforderungen zurückzuziehen, sich nicht mit den eigenen Verantwortlichkeiten, Pflichten und Gefühlen auseinanderzusetzen. Das kann Angst machen, denn wer weiß, was sich da alles angesammelt hat? Außerdem hat es schon viele Fälle gegeben, in denen nach einigem Suchen ein somatisches Korrelat gefunden wurde, das sehr viel mehr erklärt, als zunächst angenommen wurde. Bei so einem unübersichtlichen Problemraum ist große Ambiguitätstoleranz gefragt.

Selbst ein Verfolgungswahn kann Vorteile haben: Die Beziehung zwischen Verfolger und Verfolgtem ist sehr eindeutig. Beide gewinnen gefühlsmäßig an Kontur, entweder als Opfer oder als Täter (Mentzos 2017). Menschen, die an schizophrenen Psychosen leiden, sind in ihrem Innersten oft sehr verunsichert, sie haben in der Kernfamilie wenig eindeutige Signale erhalten und sind von Zwischentönen oft irritiert. Ein Wahn ist nicht einfach nur auf das Ungleichgewicht von Neurotransmittern zurückzuführen, sondern hilft, Angst in den Griff zu bekommen.

Was kann therapeutisch für diese Menschen getan werden? Und was können Sie als Therapeut für sich tun? Die theoretischen Näherungen an dieses Problem sind sehr vielfältig, einige kennen Sie wahrscheinlich schon aus dem Studium, z. B. das Rubikonmodell oder implizite Motive. Im Lauf des Prozesses verändert sich die Motivation. Theoretisch und empirisch fußt diese Idee auf dem transtheoretischen Modell von Prochaska und DiClemente und der Technik der motivierenden Gesprächsführung nach Miller und Rollnick (1991; Berking & Kowalsky 2012). Beide sind empirisch sehr gut abgesichert.

Prochaska und DiClemente (1983) unterteilen Veränderungsprozesse in fünf Stadien (Norcross u. a. 2010; Berking & Kowalsky 2012): In der ersten Phase, der Precontemplation, werden noch keine Veränderungen in Betracht gezogen, zumindest nicht in der nächsten Zeit. Die Dysfunktionalität des Verhaltens ist dem Betroffenen nicht bewusst. In der nächsten Phase, der Contemplation, wird anerkannt, dass das Verhalten möglicherweise problematisch ist, und zwischen den Alternativen abgewogen. In der darauffolgenden Phase, der Preparation, werden Vorbereitungen für die Verhaltensänderung getroffen, es wurden also eine Entscheidung in Richtung der Veränderung getroffen und bereits kleine Erprobungen oder »babysteps« gemacht. Die vierte Phase wird Action genannt. Hier ist die Veränderung bereits erfolgt. Sie wird definiert als die Phase, die am ersten Tag der Verhaltensänderung beginnt und nach etwa sechs Monaten in die nächste Phase übergeht. In ihr werden neue Verhaltensweisen erlernt. Diese können übrigens auch wieder dysfunktional sein (der Klassiker: die Suchtverlagerung). In der fünften Phase, der Maintenance, wird das neue Verhalten über einen längeren Zeitraum aufrechterhalten, ein Rückfall soll verhindert werden. Die Phasen laufen dynamisch ab, es ist jederzeit möglich, in einer Phase ein- oder auszusteigen.

Es ist sehr hilfreich, sich damit zu beschäftigen, an welcher Stelle des motivationalen Prozesses ein Patient gerade steht, und ihn dort abzuholen, indem Interventionen angepasst werden. Norcross und Kollegen (2010) beschreiben anschaulich die unterschiedlichen Rollen, die ein Therapeut je nach Phase einnehmen kann: In der Phase der Precontemplation verhält sich der Therapeut wie ein versorgender Elternteil, der geduldig sein Teenagerkind durch seine inneren Ambivalenzen begleitet. In der Contemplation-Phase nimmt er die Rolle eines sokratischen Lehrers ein. In diesen beiden ersten Phasen kommen kognitive Techniken zum Einsatz. In den Phasen Action und Maintenance ist der Therapeut wie ein Trainer, der unterstützt und berät. Hier können zum Beispiel Techniken des Selbstmanagements zum Einsatz kommen. In der Maintenance-Phase wird der Therapeut dann immer weniger gebraucht.

Versuchen Sie, sich auf die Motivationsarbeit in der Klinik einzulassen und Ziele herauszuarbeiten, für die sich eine sehr anstrengende Verhaltensveränderung lohnen kann. Die Ambivalenz Ihrer Patienten gehört dazu. Sie können unterstützen, indem Sie Ihre Interventionen maßschneidern. So gelingt es Ihnen auch, Patienten aufrichtig wertzuschätzen, mit ihnen Diskrepanzen und schließlich auch Alternativen zu entwickeln. Dafür bieten sich Techniken der motivierenden Gesprächsführung und behutsame schrittweise Psychoedukation an. Respektieren Sie den Lösungsversuch, der in der psychischen Störung steckt, als eben diesen. Die Einsicht in das Problemverhalten muss einen Vorteil für den Betroffenen haben. Gehen Sie mit Widerständen geschmeidig um. Sie können sich aber ruhig gemeinsam mit Ihren Patienten anschauen, was für und eine gegen eine Veränderung spricht (z. B. anhand eines Vierfelderschemas, s. BERKING & KOWALSKY 2012).

In Kliniken machen Sie sehr viel Motivationsarbeit.

Teamkonflikte bei der Behandlung von Menschen mit Persönlichkeitsstörungen

BEISPIEL

Die Psychotherapeutin Katharina E. berichtet in der Teamsitzung vom Fortgang ihrer Gespräche mit der Patientin Frau H. Katharina ist besorgt um Frau H. Diese hatte die Einzelgespräche wiederholt in Tränen aufgelöst verlassen und dabei im Unklaren gelassen, wie es nun um ihre Suizidgedanken steht. Katharina bemühte sich redlich, zu einem klareren Ergebnis zu kommen, scheiterte aber. Frau H. weinte und weinte, und wenn Katharina konfrontativer wurde, dann weinte sie noch mehr.

Während Katharina in der Teamsitzung nun also berichtet, werden die anderen Teammitglieder immer unruhiger. Schließlich bricht es aus einem Kollegen heraus: »Mann, Katharina, die hat dich voll um ihre Finger gewickelt. Euer letztes Gespräch war gestern um fünf, meinst du? Um 17:30 Uhr saß sie schon wieder gut gelaunt und frisch geschminkt mit Herrn O. in der Raucherecke und hat sich Geschichten aus der Jugend erzählt. Lass dir doch nicht so einen Scheiß erzählen.«

Katharina reagiert darauf konsterniert, schließlich war Frau H.s letzter Suizidversuch noch nicht lange her, sie hatte versucht, sich mit Tabletten das Leben zu nehmen, und war nur zufällig gefunden worden. Und sie hatte doch die ganze Zeit geweint! Katharina hält es für besser, den Kontakt zu Frau H. zu intensivieren und ihr zweimal in der Woche ein Einzelgespräch anzubieten.

Teammitglieder aller Professionen haben eigene Prägungen, damit fällt zwischenmenschliches Verhalten auch auf ganz unterschiedliche Böden. Der eine mag seine Versorgerrolle, so wie Katharina E. in unserem Fallbeispiel, während der andere auf das gleiche Patientenverhalten mit Ärger reagiert und sich manipuliert fühlt. Da liegt es sehr nahe, dass es auch mal zu einem Teamkonflikt kommen kann (Sachse 2014). Sollte es in Ihrem Team zu einem Konflikt dieser Art kommen – wobei Sie bitte im Sinn behalten sollten, dass unser Beispiel äußerst harmlos ist –, denken Sie an die Möglichkeit, dass bei allen Beteiligten schwierige interaktionelle Muster im Spiel sein können. Teamkonflikte können selbstredend auch ganz andere Ursachen haben. Multiprofessionelle Teams in Kliniken haben es oft schwer, da sie von allen Beteiligten verlangen, radikal wertschätzend und idealerweise auch konsensorientiert zu sein, bei gleichzeitiger Berücksichtigung der hierarchischen Realität.

Persönlichkeitsstörungen sind vor allem Störungen der Beziehungsfähigkeit und der Interaktion. Betroffene zeichnen sich durch einen normverletzenden und rigiden Interaktionsstil aus. Wen wundert es da, wenn gerade diese Menschen auch den Profis für menschliches Verhalten und Erleben besondere Probleme bereiten? Den Betroffenen ist meist nicht bewusst, dass sie einen großen Anteil an ihrem teils immensen Leidensdruck haben. Sie leiden vor allem unter den Kosten ihres dysfunktionalen Interaktionsverhaltens. Viele von ihnen haben das Gefühl, dass ihre Interaktionspartner schuld an ihren immer wiederkehrenden Problemen in Beziehungen sind. Ihren eigenen Anteil können sie meist nicht sehen und auch ein Gespräch darüber ist nicht immer möglich (Sachse 2014).

Was können Sie also tun?

Manipulatives Verhalten ist an sich nicht verwerflich.

Es empfiehlt sich die Auseinandersetzung mit dem Modell der doppelten Handlungsregulation nach Rainer Sachse (2004, 2014): Das problematische Verhalten war in der Kindheit der betroffenen Personen eine funktionierende Anpassungsleistung. Im Erwachsenenalter ist es allerdings unangepasst, im schlimmsten Fall dysfunktional. Damit kann es zu Problemen führen, die sehr belastend und schwierig für die Betroffenen sind. Menschen mit Persönlichkeitsstörungen versuchen, andere Menschen in eine bestimmte Richtung zu manipulieren. Sie tun dies aber nicht aus Böswilligkeit, sondern in Ermangelung besserer Alternativen. Sachse macht deutlich, dass manipulatives interaktionelles Verhalten an sich nicht verwerflich ist und wir alle hin und wieder manipulieren, um unsere Interessen durchzusetzen (z. B. Flunkern in Supervisionen).

Charaktereigenschaften sind allesamt auf einem Kontinuum einzuordnen, und wir alle weisen Tendenzen in bestimmte Richtungen auf. Erst wenn das Verhalten überhandnimmt und Interaktionspartner beginnen, sich abzuwenden, oder andere soziale Probleme entstehen, besteht Handlungsbedarf.

Im Modell der doppelten Handlungsregulation geht Sachse davon aus, dass Menschen bestimmte Grundbedürfnisse haben (Sachse 2014, S. 27):

- Anerkennung,
- Wertschätzung,
- Wichtigkeit,
- verlässliche Beziehungen,
- solidarische Beziehungen
- Autonomie,
- Unverletzlichkeit des eigenen Territoriums und der eigenen Grenzen.

Werden diese Bedürfnisse in unserer Kindheit nicht oder nicht ausreichend befriedigt, bleiben sie überaktiviert (Motivebene). Das Kind bildet bestimmte Überzeugungen in Bezug auf sich selbst und auf Beziehungen (Ebene der Schemata). Ein unbefriedigtes Bedürfnis nach Anerkennung könnte bei einem Kind also zur Überzeugung führen, dass es nicht geliebt wird. Verhalten wir uns authentisch in Bezug auf unsere unbefriedigten Bedürfnisse, werden diese in der Regel befriedigt (Motivebene). Das betroffene Kind hat nun aber gelernt, dass es das nicht haben kann, obwohl es sich nichts sehnlicher wünscht. Stattdessen wendet es eine intransparente Strategie an, um die Erwachsenen zu zwingen, es anzuerkennen (Spielebene). Das Kind erhält dann aber keine Anerkennung als Person, sondern nur für das intransparente Verhalten. Das negative Schema wird scheinbar immer wieder bestätigt.

So wie Frau H. in unserem Beispiel ihrer Therapeutin gegenüber mit sogenannten Nebelbomben wirft, was ihre Absichten, am Leben zu bleiben, anbelangt. Wir wissen nicht, ob sie sich wirklich etwas antun möchte. Auf die eine oder andere Art ist sie wahrscheinlich sehr verzweifelt und hat gemerkt, dass sich ihre Therapeutin dringend um sie kümmern möchte.

Vorsicht bei der Vergabe einer potenziell stigmatisierenden Lifetimediagnose.

Bitte seien Sie unbedingt vorsichtig mit der Vergabe einer Diagnose: Das Phänomen betrifft sehr viele Menschen! Wegen schwieriger Kindheitserfahrungen bilden viele Menschen sehr markante Charaktereigenschaften aus und sind damit sehr erfolgreich. Man schaue sich dazu nur die Biografie mancher Prominenter an. Fiedler (2007, S. 34) nennt klare

Kriterien, die erfüllt sein müssen, bevor eine Persönlichkeitsstörungsdiagnose vergeben werden soll: Nur wenn die betroffene Person unter ihrer Persönlichkeit leidet und / oder das Risiko einer Verschlechterung und Entwicklung einer psychischen Störung besteht und/oder die betroffene Person aufgrund des eingeschränkten psychosozialen Funktionsniveaus ihren existenziellen Verpflichtungen nicht mehr nachkommen kann (also z. B. mit dem Gesetz in Konflikt steht), darf eine Diagnose gestellt werden.

Was bedeutet das konkret für die Behandlung?

Sie dürfen Hypothesen über das Entstehen bestimmter Verhaltensweisen bilden. Diese müssen allerdings flexibel bleiben. Prüfen Sie die eben genannte Kriterien vor der Vergabe einer handfesten Diagnose eingehend und führen Sie die einschlägige Diagnostik durch (Kapitel »Ihr Klinikalltag als Psychotherapeutin«, S. 28). Hat der Patient zum Beispiel einen funktionierenden Freundeskreis oder kommt er in seinem Beruf sehr gut zurecht, sind das deutliche Hinweise darauf, sich mit einer potenziell stigmatisierenden Lifetimediagnose zurückzuhalten. Wahrscheinlich handelt es sich vielmehr um einen charismatischen Persönlichkeitsstil. Beachten Sie in der Behandlung der betroffenen Personen deren unbefriedigten Motive und gehen Sie nicht auf interaktionelle Spiele, Images und Appelle ein (Sachse 2004). Im besten Fall etabliert sich eine stabile therapeutische Beziehung, in der dann nach und nach kritisches Feedback gegeben und zu Veränderung und Selbstreflexion angeregt werden kann.

Und was machen Sie nun mit Ihrem möglicherweise heillos zerstrittenen Team?

Sprechen Sie offen über Ihre Hypothesen, die angewandten therapeutischen Strategien und die unbefriedigten Bedürfnisse der Patienten. Lassen Sie sich Rückmeldung geben und reflektieren Sie Ihre eigenen Anteile.

Multiprofessionelle Teamarbeit in der hierarchischen Realität der Klinik kann eine sehr schwierige Aufgabe sein.

Psychotherapeuten und alle anderen Teammitglieder müssen aushalten, dass interaktionelles Verhalten unterschiedliche Dinge auslösen kann. Behalten Sie im Hinterkopf, wie schwierig konstruktive Teamarbeit sein kann. Das hat nichts damit zu tun, dass Einzelne inkompetent oder illoyal wären, sondern damit, dass die Aufgabe strukturell sehr schwierig ist. Nutzen Sie die Supervision, um diese Prozesse immer wieder zu reflektieren.

Eine klare gemeinsame Haltung in Bezug auf bestimmte Regeln und Vorgehensweisen ist allerdings unerlässlich, wenn eine erfolgreiche Therapie gemacht werden soll. Wenn diese gelingt, besteht die Chance, dass Patienten mit vielen unterschiedlichen Bezugspersonen während eines Klinikaufenthaltes positive Beziehungserfahrungen machen und

Rückmeldung erhalten. Das dysfunktionale Verhalten der Patienten hat nichts mit den Behandlern zu tun, deshalb lohnt es sich auch nicht, beleidigt zu sein! Das Einzige, was Ihnen hier weiterhilft, ist es, professionell zu bleiben, sich auf die wesentlichen Inhalte Ihrer Arbeit zu konzentrieren und weiterzumachen.

ÜBUNG Nehmen Sie sich einen Moment Zeit und überlegen Sie:

Welche interaktionellen Verhaltensweisen bereiten Ihnen besondere Schwierigkeiten? Gibt es Menschen, mit denen Sie es sich nicht vorstellen können zu arbeiten? Nerven Sie z. B. klagendes Verhalten, schillernde Selbstdarstellungen, Opferhaltung mit externalisierender Verantwortungsattribution? Worum geht es dabei? Und woher kommt es? An welcher Stelle in Ihrer Biografie ist Ihnen das schon einmal begegnet? Macht es Ihnen auch privat manchmal Probleme? Haben Sie Überzeugungen in Bezug auf sich selbst oder in Bezug auf Beziehungen, die sich scheinbar immer wieder bestätigen und unter denen Sie leiden? Was könnte Ihnen helfen, diese zu hinterfragen?

Substanzstörungen

In Deutschland leiden 3,38 Millionen Menschen an einer alkoholbezogenen Störung. 1,8 Millionen Deutsche erfüllen die Kriterien einer Alkoholabhängigkeit nach ICD-10. Damit war im Jahr 2016 die ICD F10.2 die zweithäufigste Einzeldiagnose in deutschen Krankenhäusern, bei Männern sogar die häufigste (DHS 2018).

Das deutsche Suchthilfesystem ist ein weitverzweigtes Gebilde. Wenn Sie mit süchtigen Menschen arbeiten, sollten Sie sich also einen Überblick über die verschiedenen Therapie- und Nachsorgeangebote verschaffen. Im stationären Rahmen des psychiatrischen Krankenhauses wird meist eine einfache, etwa sieben- bis zehntägige oder qualifizierte Entgiftungsbehandlung (QEB) bis maximal 21 Tage angeboten. In letzterem Setting finden dann auch Psychotherapeuten ihre Aufgabe: die Leitung von Motivationsgruppen. Deren Ziel ist es, zu einer weiterführenden Behandlung im Suchthilfesystem zu motivieren. Das kann der Besuch einer Selbsthilfegruppe oder die Anbahnung einer Alkoholentwöhnungsbehandlung sein.

Das oberste Ziel der meisten Behandlungen ist die Abstinenz. Diese ist nur ein Mittel zum Zweck und für sich allein genommen nicht außerordentlich attraktiv. Die dahinterliegenden Ziele entsprechen der biopsychosozialen Stabilisierung der Patienten (vgl. Körkel & Schindler 2003). Das bedeutet konkret (vgl. Körkel & Schindler 2003):

- Vermeidung und hin und wieder auch Abbau von körperlichen Folgeschädigungen, wie z. B. Polyneuropathien, Leberzirrhose, Korsakow-Syndrom;
- Abbau der begleitenden psychischen Symptomatik bzw. das Ermöglichen einer Behandlung von den häufig komorbid auftretenden psychischen Störungen;
- Vermeidung eines (weiteren) sozialen Abstiegs wie Inhaftierung aufgrund von Straftaten, die im intoxikierten Zustand begangen wurden, den Verlust des Arbeitsplatzes oder die Lösung des chronisch gewordenen Ehestreits.

Angesichts von Rückfallquoten von 56,7% (Zweijahres-Follow-up; Agarwalla u. a. 2017) nach einer QEB fragen sich viele Therapeuten, wie sinnvoll die Abstinenz als Therapieziel ist. Nicht nur, um Frustration über die eigene Arbeit zu vermeiden, empfiehlt sich eine Denkweise im Sinne des Harm-Reduction-Ansatzes, der unter anderem auf eine Trinkmengenreduzierung und Verlängerung von abstinenten Phasen abzielt. Rückfälle sind eher die Regel als die Ausnahme, denn sie gehören zum Störungsbild. Negative Prädiktoren sind die Zahl der vorangegangenen Entzüge, psychosoziale Belastungsfaktoren und die Dauer der bestehenden Abhängigkeit. Etwas mehr als ein Viertel der Patienten, die eine QEB gemacht haben, macht im Anschluss eine Alkoholentwöhnungsbehandlung (AEB; Agarwalla u. a. 2017). Hin und wieder finden sich auch Programme, die auf ein kontrolliertes Trinken abzielen. Das ist für Menschen mit einer manifesten alkoholbezogenen Störung vermutlich äußerst anstrengend. Die meisten Menschen mit einer Substanzstörung kennen den Wunsch nach kontrolliertem Konsum.

Die psychodynamische Perspektive auf Abhängigkeitsentwicklung (und damit auch Behandlung) hebt vor allem auf ein komplexes System der Verleugnung der Sucht ab. Weitere wichtige Aspekte sind die Selbstmedikation gegen Affekte, Schwierigkeiten in der Selbstfürsorge und Sucht als Bindungsstörung. Bei der Letztgenannten wird im Sinne einer zwischenmenschlichen Abhängigkeitsstörung der Alkohol als Beziehungsersatz genutzt (Nitzgen 2012). Wer mit süchtigen Patienten arbeitet, kann ohne Kenntnisse der psychodynamischen Therapien mit diesen Ideen etwas anfangen, denn süchtiges Verhalten hat verheerende Auswirkungen auf zwischenmenschliche Beziehungen.

Dem verhaltenstherapeutischen Spektrum zuzuordnen und sehr weitverbreitet ist die Theorie von Marlatt und Gordon (1985; LARIMER u. a. 1999; MARLATT & WITKIEWITZ 2004): Ursprünglich auf Rückfallprozesse und deren Therapie bei alkoholbezogenen Störungen bezogen, lässt sich dieses Modell auch auf andere Substanzstörungen anwenden. Es postuliert, dass unmittelbare Faktoren wie z. B. Risikosituationen, Bewältigungsmöglichkeiten, Wirkungserwartung, Abstinenz-Verletzungs-Effekt und versteckte Vorboten wie z. B. Lebensstil oder Suchtdruck zu einem Rückfall beitragen können. Auf Grundlage einer Rückfallanalyse werden die Schwachpunkte in der kognitiven und verhaltensmäßigen Reaktion des Patienten bearbeitet, um so einem weiteren Rückfall vorzubeugen. Sehr bedeutsam ist die Unterscheidung zwischen einem Vorfall (auch »Ausrutscher«: einmaliger Konsum mit Abbruchreaktion) und einem Rückfall (Zurückfallen in alte Konsumgewohnheiten). In der Therapie geht es nicht nur darum, den Vorfall zu vermeiden, sondern auch so damit umzugehen, dass er nicht zum Rückfall wird.

Aggression

In Kliniken, vor allem in psychiatrischen Abteilungen, kann es vorkommen, dass Patienten aggressiv werden. Manchmal müssen auch Behörden eingreifen, wenn das Personal überfordert ist. Als Berufsanfänger sollten Sie die Möglichkeit aggressiven Verhaltens also bedenken, zumal jüngere Personen gefährdeter zu sein scheinen, Opfer von Gewalt zu werden (RICHTER & BERGER 2001). Bemühen Sie sich, schon erste Anzeichen aggressiven Verhaltens wahrzunehmen (Änderung in der Stimmlage, angespannte Körperhaltung, roter Kopf, starrer Blick, abrupte Bewegungen) und die Situation dementsprechend zu entschärfen. Zur systematischen Einschätzung des Gewaltrisikos können Erhebungsinstrumente dienen, wie z. B. die »Brøset Violence Checkliste« (DGPPN 2018). Risikofaktoren für einen Übergriff sind Gewaltvorfälle in der Vorgeschichte, der Beginn des Krankenhausaufenthaltes, junges Alter, Substanzmissbrauch, eine Schizophreniediagnose, selbstverletzendes Verhalten, eine Unterbringung und wiederholte Krankenhausaufenthalte. Allerdings ist der Zusammenhang dieser Merkmale mit tatsächlichen Übergriffen gering, die Interaktion mit dem Krankenhauspersonal und die strukturellen Gegebenheiten (z. B. offene vs. geschlossene Türen) sind zentral bei der

Vermeidung von Gewaltvorfällen (Richter & Berger 2001; Dack u. a. 2013; Bowers 2014). Nicht zuletzt, um weitere freiheitseinschränkendere Maßnahmen durch das Personal zu vermeiden, sollten Sie sich bemühen, diese Situationen zu erkennen und Eskalationen zu verhindern.

Angst spielt im Zusammenhang mit Gewaltvorfällen eine bedeutende Rolle. Sie kann durch wahnhaftes Erleben ausgelöst werden, durch die Befürchtung, die eigenen Grenzen würden überschritten oder die eigene Freiheit durch die institutionellen Rahmenbedingungen begrenzt. Einige Patienten werden auch im Zusammenhang mit manischem Erleben aggressiv.

Überfordern Sie sich nicht und verlassen Sie im Zweifel die Situation und holen Sie Hilfe!

Sie sollten Ihrem Gegenüber so wenig wie möglich das Gefühl geben, dass Sie vorhaben, weiter einzuschränken. Versuchen Sie stattdessen, Verständnis zu äußern und Freiräume zu lassen. Zwangsmaßnahmen und institutionelle Regeln können sehr wütend machen, denn sie machen Patienten hilflos! Versperren Sie den Weg zur Tür nicht, achten Sie auf körperliche Distanz. Melden Sie zurück, wie es Ihnen geht. Häufig ist eine Rückmeldung darüber, dass Sie in der Situation Angst haben, schon hilfreich. Die meisten Patienten beabsichtigen nicht, andere einzuschüchtern. Bemühen Sie sich dabei um ein möglichst sicheres Auftreten, auch wenn es Ihnen schwerfällt. Holen Sie sich im Zweifel Hilfe.

Reflektieren Sie auch die Situation und Ihre eigene Wirkung: Wie wirkt die Situation räumlich auf Sie? Wie sprechen Sie mit dem Patienten (Stimmlage, Wortwahl)? Sind Sie klar und greifbar für ihn? Wie wirken Sie selbst auf ihn (wie ist Ihre körperliche Erscheinung)? Sind Sie gerade die richtige Ansprechperson? Ist dies gerade der richtige Moment, um Dinge zu besprechen, oder ist es später vielleicht etwas günstiger? Versuchen Sie, Zeit zu gewinnen und sich mit Ihren Kollegen zu beraten. Benennen Sie die Wirkung des Patienten auf Sie und machen Sie ein Unterstützungsangebot: »Sie wirken gerade sehr wütend, möchten Sie darüber sprechen? Vielleicht finden wir einen Weg, wie ich Ihnen helfen kann«.

Sprechen Sie die dahinterliegenden Gefühle an, Aggressionen und Gewaltfantasien sind ein normaler Teil des menschlichen Erlebens. Bieten Sie einen Perspektivwechsel auf die Metaebene an, aber nur, wenn Sie den Eindruck haben, der Patient ist aktuell dazu in der Lage. Welche Alternativen gäbe es, um die Gefühle zu bewältigen?

Die meisten Kliniken bieten Deeskalationstrainings an, besuchen Sie eines. Neben theoretischen Kenntnissen werden hier auch in Rollenspielen schwierige Situationen geübt und einfache Selbstverteidigungsübungen gezeigt. In den letzten Jahren haben vor allem die Safewards-Interventionen viel Anklang gefunden. Sollten Sie in einem Kontext arbeiten, in dem vermehrt Gewalt vorkommt, kann es hilfreich sein, sich mit diesen Konzepten vertraut zu machen (s. Literaturhinweis unten). Sollten Sie Opfer einer Gewalttat geworden sein, holen Sie sich Hilfe in der Supervision und bei Ihren Vorgesetzten. Sorgen Sie bitte in der Folge solcher Vorfälle gut für sich.

Führen Sie im Zweifel Gespräche nicht allein.

Regelverstöße aller Art

Ein Klinikaufenthalt löst in Menschen regressive Tendenzen aus. Einerseits ist das gut, da sie zu dem Zeitpunkt in Bereichen ihres Lebens dringend Hilfe brauchen. Andererseits löst das Gefühl, wie ein Kind behandelt zu werden, Ärger aus. Nicht alle Patienten können ihre Regression genießen und sich fallen lassen, viele diskutieren aus völlig nachvollziehbaren Gründen über Regeln oder sind erbost aufgrund der plötzlichen Freiheitseinschränkung. Haubl (2012) beschreibt das Problemfeld folgendermaßen: Die Patienten inszenieren ihre Probleme wie bei einem Theaterstück im Stationssetting neu. Dabei stehen die Regeln stellvertretend für die Realität, an der die Patienten leiden und an der es sich abzuarbeiten gilt. Daher führen die Stationsregeln immer zu Problemen, genau wie die Realität. Dies lässt sich in abgeschwächter Form auch auf Regeln im tagesklinischen Setting anwenden. Abgeschwächt, weil das Setting nicht ganz so eng ist.

Psychotherapeuten kommt häufig die unliebsame Rolle zu, Regelverstöße zu besprechen und gegebenenfalls auch zu ahnden, weil sie (vermeintlich) die Zeit haben, Dinge ausführlich zu besprechen. Sie beherrschen Gesprächsführungstechniken und sind daher eher diplomatisch. Gleichzeitig haben sie eine Sonderrolle im Team. Insbesondere Psychotherapeuten, die mit substanzabhängigen Menschen arbeiten, sollten sich über das Thema »Regeln« Gedanken machen.

Wenn Sie schon einmal im Krankenhaus lagen, können Sie sich leicht in das Gefühl hineinversetzen, dass institutionell auferlegte Regeln manchmal schwer auszuhalten sind: Visiten finden oft zu unvorhergesehen

Institutionell auferlegte Regeln sind manchmal schwer auszuhalten.

Zeitpunkten statt, da sie sich nach dem Zeitplan der Ärzte richten. Oder das Klinikgelände darf aus versicherungstechnischen Gründen nicht verlassen werden. In Kliniken für Menschen mit psychischen Störungen kommen noch ein paar Regeln hinzu: Patienten sollen untereinander keine Beziehungen anfangen, keinen Alkohol konsumieren, nicht zu oft bei Therapien fehlen ... Nicht alle dieser Regeln sind psychotherapeutisch begründet. Wie bereits erwähnt handelt es sich auch um Anforderungen der Krankenkassen oder Bedingungen durch den Unfallversicherer des Krankenhauses.

Die Ausführungen von Patienten, warum in ihrem Fall eine Ausnahme gemacht werden sollte, sind oft schlüssig: »Ich wohne nur zehn Minuten von hier und bin auch ganz vorsichtig. Ich verspreche Ihnen, ich verrate es keinem, wenn ich mal kurz nach Hause gehen kann, um mein Handyladekabel zu holen.« Oder: »Ich konnte an der Therapie nicht teilnehmen, meine Mutter hat sich extra freigenommen, um mich zu besuchen zu kommen. Ich wollte sie nicht nach zehn Minuten wieder rausschmeißen, sie stand im Stau und hatte sich daher verspätet. Deswegen habe ich die Gruppentherapie sausen lassen.« Die Rolle des Regeleinhalters wird immer schwieriger, je mehr Sie selbst diese Regeln hinterfragen und den individuellen Fall betrachten. Das müssen Sie aber tun, wenn Sie den Patienten gerecht werden wollen. Tendenziell können sich Patienten, die über größere Ressourcen verfügen, auch besser gegen die institutionell auferlegten Zwänge zur Wehr setzen. Je schwieriger Beziehungen und Kommunikation für Patienten sind, desto eher werden diese mit Symptomen reagieren. Unterschätzen Sie aber nicht die Funktion, die den Regeln im Team unter den Kollegen zukommt: Sie geben Orientierung und sind Diskussionsgrundlage.

Überlegen Sie also, welche Aspekte eine Rolle spielen, und wägen Sie diese gegeneinander ab: Was ist das Interesse des Patienten? Was ist das Interesse der Institution? (Üblicherweise dringt diese auf strikte Regeleinhaltung.) Was ist das Interesse des Stationsteams? Wie wird ihre Entscheidung die Dynamik auf der Station beeinflussen? Denn andere werden sich ein Beispiel nehmen und davon ausgehen, dass sie selbst ähnlich behandelt werden. Das bedeutet auch, dass andere Patienten Ihnen gegenüber Vorbehalte entwickeln werden, wenn sie Ihr Verhalten nicht gerechtfertigt finden! Und last but not least: Wie passen diese Entscheidungen zu Ihrem Selbstbild als Therapeut?

Am Ende dieses Reflexionsprozesses wird eine Entscheidung stehen, gegen die es auch gute Gegenargumente gibt. Das müssen Sie aushalten.

Versuchen Sie, so empathisch und gleichzeitig so klar zu sein, wie Sie können. Das bedeutet zum Beispiel, dass Sie nicht am laufenden Band die Regeln ändern, genau wie ein guter Elternteil. Womit wir wieder beim Thema Regression wären ...

Machen Sie sich frühzeitig mit der Stationsordnung vertraut und fragen Sie die Kollegen nach Regeln. Sollten Patienten Sie unverhofft ansprechen, können Sie mit Fug und Recht Entscheidungen vertagen und diese zunächst im Team besprechen. Am besten machen Sie dabei schon einmal einen Lösungsvorschlag.

LITERATURHINWEISE

Bowers, L. (2014): Safewards: A new model of conflict and containment on psychiatric wards. Journal of psychiatric and mental health nursing, 21 (6), S. 499–508. www.safewards.net.

Körkel, J.; Schindler, C. (2003): Rückfallprävention mit Alkoholabhängigen. Das strukturierte Trainingsprogramm S.T.A.R. Heidelberg: Springer.

Kremer, G.; Schulz, M. (2012): Motivierende Gesprächsführung in der psychiatrischen Behandlung. Köln: Psychiatrie Verlag.

Mentzos, S. (2015): Lehrbuch der Psychodynamik: Die Funktion der Dysfunktionalität psychischer Störungen. Göttingen: Vandenhoeck & Ruprecht.

Miller, W.R; Rollnick, S. (2015): Motivierende Gesprächsführung. 3. Auflage. Freiburg: Lambertus.

Muster-Berufsordnung für die Psychologischen Psychotherapeutinnen und Psychotherapeuten und Kinder- und Jugendlichenpsychotherapeutinnen und Kinder- und Jugendlichenpsychotherapeuten. Verfügbar über die Website der Bundespsychotherapeutenkammer (www. bptk.de).

Sachse, R. (2014): Persönlichkeitsstörungen verstehen. Zum Umgang mit schwierigen Klienten. 10. Auflage. Köln: Psychiatrie Verlag.

Jenseits der Klinik – gemeindepsychiatrische Zusammenarbeit

Einen großen Teil Ihrer Arbeit mit den Patientinnen sollten Sie der Zeit nach der Entlassung widmen. Dazu sollten Sie sich eng mit den Sozialarbeiterinnen beraten, denn sie sind in der Regel gut vernetzt mit den Institutionen der Umgebung. Nach und nach wird es Ihnen vielleicht gelingen, selbst einen Überblick über die wichtigsten Therapieangebote Ihrer Region zu bekommen. Diese sind je nach Region sehr unterschiedlich. Um konkrete maßgeschneiderte Hilfen für Ihre Patientinnen zu entwerfen, sollten Sie schon früh in der Behandlung versuchen, ambulante Akteurinnen einzubeziehen (s. Kapitel »Das therapeutische Einzelgespräch«, S. 54). Während eines stationären Aufenthaltes (und während eines teilstationären ohnehin) können Patientinnen Termine mit ambulanten Anbieterinnen wahrnehmen und so eine Perspektive entwickeln. Eine ausgewogene Behandlung ist mehr als nur die Klinik, es gilt, eng mit den externen Expertinnen zusammenzuarbeiten. Sonst droht die Gefahr, eindimensional zu arbeiten, und wiederholter stationärer Aufnahmen.

Weiter unten in diesem Kapitel finden Sie Hinweise, wie diese Hilfsangebote zu organisieren sind. Bitte erwarten Sie nicht, über alle genannten Punkte ein vollumfängliches Bild zu haben oder alle Angebote allein installieren zu müssen – hier ist Teamarbeit gefragt. Sie sollten sich insbesondere für den (psycho-)therapeutischen Bereich zuständig fühlen.

Weichenstellung für die Entlassung

Im Gespräch mit den Patientinnen, aber auch Ihren Kolleginnen sollten Sie versuchen, sich ein Bild zu den folgenden zentralen Problembereichen zu machen (in Anlehnung an Gühne u. a. 2014):

- **Ärztliche/medizinische Versorgung** Wie ist die hausärztliche Versorgung? Ist die Indikation für eine psychiatrische Weiterbehandlung gegeben? Sind weitere relevante Fachärztinnen involviert (z. B. Pneumologin), die eventuell wichtige Untersuchungen durchführen können? Besteht ein

Pflegebedarf (z. B. Hilfe beim Verbandswechsel, Anlegen von Thrombosestrümpfen, Reinigungsarbeiten im Haushalt)? Ist die Medikamenteneinnahme gesichert?

- **(Psycho-)Therapieangebote** Welche weitere Behandlung erscheint sinnvoll und Erfolg versprechend? Denken Sie dabei nicht nur an psychotherapeutische Verfahren, sondern auch an Ergo-, Musik- oder Kunst- und insbesondere Soziotherapie. Ist ein spezielles psychotherapeutisches Verfahren (z. B. DBT, metakognitives Training) indiziert? Soll die weitere Behandlung stationär, teilstationär oder ambulant erfolgen? Ist eine Anbindung an eine Beratungsstelle oder eine Selbsthilfegruppe sinnvoll?
- **Soziales oder Lebensführung** Wie viel Tagesstruktur hat Ihre Patientin, und hat sie darin Unterstützungsbedarf? Wie sieht es im Alltag aus? Klappt der Haushalt (Versorgung mit Dingen des täglichen Bedarfs, Ärztinnenbesuche, Medikamenteneinnahme)? Bestehen Verwahrlosungstendenzen? Gibt es eine Arbeit (Krankschreibung, Reha)? Wovon lebt Ihre Patientin (sind Anträge beim Jobcenter gestellt?)? Gibt es eine Arbeitsstelle (Antrag auf Reha oder Wiedereingliederung)? Welche sozialen Kontakte gibt es? Wie intensiv sind diese und können sie gegebenenfalls unterstützen? Wie sieht das Wohnumfeld aus? Lebt die Patientin mit jemanden zusammen? Sind Kinder zu versorgen, und welchen Unterstützungsbedarf haben diese? Wer kümmert sich weiter, sollte die Patientin damit überfordert sein (koordinierende Bezugsperson, SPDi, Soziotherapie)? Gibt es einen rechtlichen Betreuer?

Nach Möglichkeit sollten Sie vor der Entlassung mehrere Belastungserprobungen mit der Patientin durchführen. Sie sollte also für einige Stunden, mit zunehmender Länge und damit ansteigender Schwierigkeit, das stationäre Umfeld verlassen und danach mit Ihnen über Schwierigkeiten und Lösungen gesprochen haben (s. Kapitel »Das therapeutische Einzelgespräch«, S. 54).

Bei der Planung der Zeit nach der Entlassung sollten Sie im Hinterkopf behalten, dass die wenigsten Patientinnen die Klinik oder die Tagesklinik vollständig genesen verlassen. Der Härtetest der neu erlernten Verhaltensweisen oder Erkenntnisse erfolgt in der Regel erst nach der Entlassung. Psychische Störungen bahnen sich über einen längeren Zeitraum an und zeigen sich in mehreren Lebensbereichen. Pathologische Prozesse zu unterbrechen und zu neuen Verhaltensweisen zu kommen, kann sehr schwierig und anstrengend sein. Allerdings gibt es viele Unterstützungsmöglichkeiten im ambulanten Raum. Bitte beachten Sie bei Ihrer

Die Phase nach der Entlassung aus dem Krankenhaus ist besonders kritisch. Schicken Sie also keine Patientin ohne einen orientierenden Termin nach Hause.

Entlassungsplanung neben organisatorischen Hürden (Zeit, Mobilität, eventuell anfallende Kosten), dass die Hürde, ein Hilfsangebot wahrzunehmen, mit zunehmender Schwere der psychischen Störung größer wird. (Verhältnismäßig) Weniger beeinträchtigte Menschen verfügen über mehr Ressourcen. Ihnen gelingt es besser, Termine wahrzunehmen, sich um Formalitäten zu kümmern und »attraktive Patientinnen« zu sein. Für schwerer beeinträchtigte Menschen bieten sich also niedrigschwellige Angebote an. Suchen Sie in jedem Fall das Gespräch darüber, welches Angebot realistisch erscheint.

Fragen Sie sich zu jedem Hilfsangebot Folgendes:

- Wie realistisch ist es, dass meine Patientin das Angebot wahrnehmen kann?
- Schafft Sie regelmäßige Termine?
- Wie kommt sie dahin?
- Wie hoch sind die Kosten?
- Gibt es weitere Hürden (z. B. Scham, weil sie jemanden kennt)?

Krisenplan

Wenn Sie einen Krisenplan erstellen, bietet sich die Reflexion der vergangenen Krise als Grundlage an (in Anlehnung an Aderhold o.D.). Sollten Sie die Möglichkeit haben, Angehörige oder professionelle Helferinnen in das Gespräch einzubeziehen, ist das eine gute Möglichkeit, die Verbindlichkeit der getroffenen Verabredungen zu erhöhen und offene Fragen direkt miteinander zu klären. Denken Sie unbedingt daran, wichtige Punkte zu Papier zu bringen.

In Abbildung 2 sehen Sie eine Möglichkeit, die Krise gemeinsam zu visualisieren. Bei der Benennung des Auslösers der letzten Krise sollten Sie gemeinsam noch einmal über die eigene Störungshypothese der Patientin sprechen. Sie können sie zum Beispiel fragen, was sie tun müsste, um ganz schnell in die nächste Krise zu geraten. Die Grundlage, um eine Krise zu verhindern, ist eine ausgewogene Lebensführung. Hierfür sollten Sie gemeinsam aufschreiben, über welche Ressourcen die Patientin verfügt und welche Verhaltensweisen lang- und mittelfristig angepasst werden sollen.

ABBILDUNG 2 Zeitverlauf Krise (in Anlehnung an Aderhold o. D.)

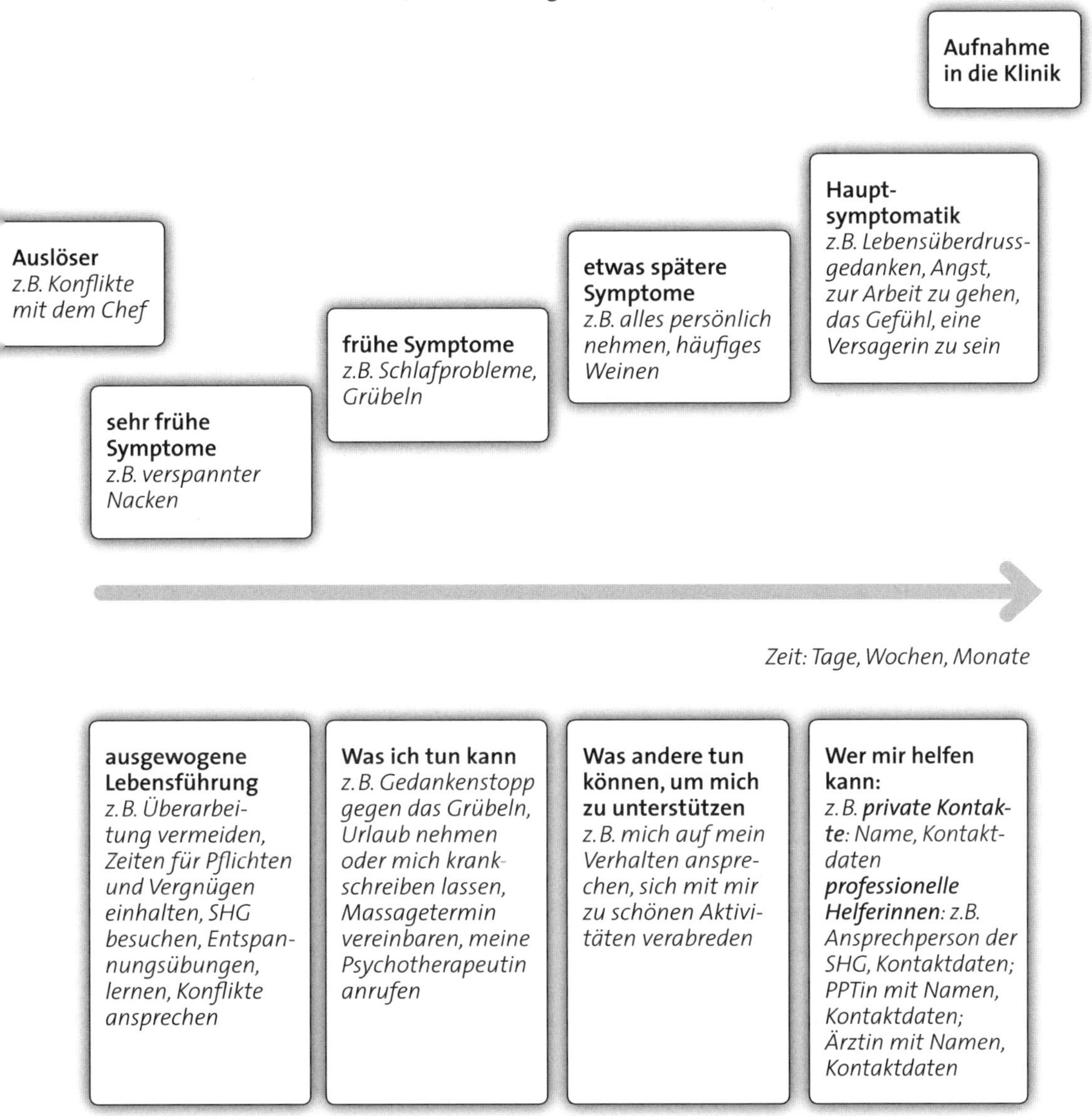

Versuchen Sie bei der Erhebung der Symptomatik zu erfahren, wer welche Symptome bemerkt und wie diese angesprochen werden können. Viele Betroffene haben Schwierigkeiten, Verhaltensveränderungen an sich wahrzunehmen. Die Möglichkeiten des Symptommanagements sollten so konkret wie möglich auf die jeweiligen Symptome bezogen werden. Dabei können auch Medikamente, die sich als hilfreich erwiesen haben, eine Rolle spielen. Zu guter Letzt sollten Sie mit Ihrer Patientin darüber sprechen, wer über die anstehende Entlassung informiert werden muss und woran es im Fall einer erneuten Klinikeinweisung zu denken gilt.

Schnelle Hilfe in Krisen

Viele Menschen wissen nicht, an wen sie sich wenden können, wenn sie selbst oder Angehörige in eine Krise geraten. Vor einer Entlassung sollten Sie mit Ihren Patientinnen und wenn möglich auch mit deren Angehörigen über die Möglichkeiten sprechen, schnelle Hilfe in Anspruch zu nehmen, und diese gegebenenfalls verschriftlicht aushändigen.

- **Rettungsstelle des Krankenhauses** Menschen, die Hilfe in Anspruch nehmen möchten (z. B. durch eine stationäre Aufnahme), können sich in der Notaufnahme von Krankenhäusern mit psychiatrischer Abteilung vorstellen. Die deutsche Depressionshilfe bietet online eine Übersicht über Klinikadressen an (https://www.deutsche-depressionshilfe.de).
- **Feuerwehr und Polizei** In akuten Krisensituationen, die einer ärztlichen Behandlung bedürfen, muss der Rettungsdienst angerufen werden. Telefon 112. In Gefahrensituationen rufen Sie die Polizei unter der Telefonnummer 110.
- **Ärztlicher Bereitschaftsdienst** Unter der Telefonnummer 116117 erreichen Sie den kassenärztlichen Notdienst. In dringenden Fällen macht er auch Hausbesuche.
- **Telefonseelsorge** Die Telefonseelsorge bietet an 24 Stunden am Tag persönliche telefonische (oder im Chat oder per Mail) Beratung an:
  - www.telefonseelsorge.de
  - www.nummergegenkummer.de
  - Tel.: 0800 111 0 111 oder 0800 111 0 222
  - Für Kinder und Jugendliche gibt es das Kinder- und Jugendtelefon. Tel. 0800 11 10 333
  - Mo – Sa 14:00 – 20:00 Uhr
- **Sozialpsychiatrischer Dienst (SPDi)** Eine der zentralen Stellen im gemeindepsychiatrischen Versorgungsnetzwerk ist der SPDi. Er gehört vielerorts zu den Gesundheitsämtern, kann aber auch in den Händen anderer Träger sein. Er ist in allen Regionen Deutschlands zu finden. Hier arbeiten Fachärztinnen für Psychiatrie und Psychotherapie und Sozialpädagoginnen, mancherorts auch Psychologinnen. Grundlage seiner Arbeit ist das PsychKG des jeweiligen Bundeslandes. Die Zielgruppe des SPDi sind Menschen in psychosozialen Konfliktsituationen und deren Angehörige. Der SPDi macht Beratungsangebote, unterstützt bei der Organisation

bedarfsgerechter Hilfen (z. B. unterstütztes Wohnen, Kontakt zu Beratungsstellen), macht längerfristige Gesprächsangebote oder Gutachten. Häufig finden Helferinnenkonferenzen unter der Moderation der Mitarbeiterinnen des SPDis statt. Insbesondere aber zur Krisenintervention können die Kolleginnen des SPDis zu einem Hausbesuch hinzugezogen werden. Vielerorts gibt es einen Bereitschaftsdienst, der zu den üblichen Bürozeiten erreichbar ist. Betroffene sind nicht verpflichtet, dem SPDi die Tür zu öffnen (Psychiatrienetz 2017; DGPPN 2019).

- **Krisendienst** An einigen Orten (z. B. Berlin) gibt es als ergänzendes Angebot zum Sozialpsychiatrischen Dienst einen Krisendienst, der zur telefonischen Beratung zu Verfügung steht. Der Krisendienst kann zur Krisenintervention auch aufsuchend tätig werden, aber auch Betroffene können ihn aufsuchen. Im ländlichen Raum steht er oft nur telefonisch zur Verfügung, die Bedingungen in Ihrer Region sind im Einzelfall zu prüfen. Der Krisendienst berät nicht nur Menschen, die selbst von einer Krise betroffen sind, auch Angehörige und professionelle Helfer gehören zur Zielgruppe.

Auf der Website der deutschen Depressionshilfe (www.deutsche-depressionshilfe.de) finden Sie eine Suchfunktion, die regionale Krisendienste, Beratungsstellen und Sozialpsychiatrische Dienste anzeigt.

Grundsätzliches zur ambulanten Versorgung

Das ambulante Versorgungssystem in Deutschland ist außerordentlich zersplittert. Deshalb ist eine gute Vernetzung mit den regionalen Akteurinnen wichtig. Je nachdem, welche Leistung in Anspruch genommen wird und welche Voraussetzungen erfüllt sind (z. B. ob eine Behinderung vorliegt oder nicht), ergibt sich ein anderer Kostenträger, z. B. gesetzliche Krankenkassen, Eingliederungshilfe, Rentenversicherung. Grundlage dafür sind die Sozialgesetzbücher. Es gelten die Grundsätze ambulant vor stationär und Reha vor Rente. Dabei soll immer eine größtmögliche Behandlerinnenkontinuität gewährleistet werden (DGPPN 2019).

Die Sozialgesetzbücher

Die Sozialgesetzbücher sind wie folgt aufgeschlüsselt (DGPPN 2019, www.sozialgesetzbuch-sgb.de):

SGB I allgemeiner Teil

SGB II Grundsicherung für Arbeitssuchende (»Hartz IV« z. B. Trainingsmaßnahmen)

SGB III Arbeitsförderung (z. B. Förderung der individuellen Beschäftigungsfähigkeit durch Fortbildungen von Arbeitslosen, Berufsberatung)

SGB IV gemeinsame Vorschriften für die Sozialversicherung

SGB V gesetzliche Krankenversicherung (»ambulant vor stationär«; Maßnahmen zur Krankenbehandlung, Prävention und Selbsthilfe)

SGB VI gesetzliche Rentenversicherung (»Reha vor Rente«; z. B. berufliche und medizinische Rehamaßnahmen, betrifft vor allem Menschen, die in einem Beschäftigungs- oder Ausbildungsverhältnis stehen oder wieder auf dem ersten Arbeitsmarkt tätig werden wollen)

SGB VII gesetzliche Unfallversicherungen (Arbeitsunfälle und Berufskrankheiten verhindern bzw. eingetretene Folgen zu lindern, z. B. durch Hilfsmittel, Rehamaßnahmen)

SGB VIII Kinder- und Jugendhilfe (z. B. Hilfen zur Erziehung, Beratungsstellen, Maßnahmen bei Kindeswohlgefährdung, gemeinsame Wohnformen von Eltern/Kind, Eingliederungshilfe)

SGB IX Rehabilitation und Teilhabe behinderter Menschen (z. B. Eingliederungshilfe, also Leistungen zur sozialen Teilhabe, medizinische Reha und Teilhabe am Arbeitsleben)

SGB X Verwaltungsverfahren und Sozialdatenschutz

SGB XI soziale Pflegeversicherung (z. B. Dienst-, Sach- und Geldleistungen an körperbezogenen Pflegeleistungen, Haushaltshilfen)

SGB XII Sozialhilfe (z. B. Hilfe zum Lebensunterhalt, Hilfen zur Gesundheit)

Keine Angst, das müssen Sie sich nicht alles merken. Hier geht es darum, ein ungefähres Verständnis dafür zu entwickeln, welche Kostenträger im sozialen Sicherungssystem in Deutschland zuständig sein können. Deshalb sind auch nur Beispiele für die jeweiligen Leistungen genannt. Sollten Sie doch einmal in die Verlegenheit kommen, die eine oder andere Regelung genauer nachschauen zu müssen, finden Sie die Gesetze online unter www.sozialgesetzbuch-sgb.de.

Gemeindepsychiatrie

Als Berufseinsteigerin hören Sie möglicherweise in der Klinik zum ersten Mal von gemeindepsychiatrischer Zusammenarbeit oder Versorgung und fragen sich, was es damit auf sich hat. Mit dem Begriff »Gemeinde« ist hier nicht die Kirchengemeinde oder eine Ortschaft gemeint, sondern der Sozialraum des Betroffenen. Die Idee, in eben diesem Sozialraum Angebote zu schaffen, die den Umgang mit der psychischen Störung erleichtern, geht auf die Antipsychiatriebewegung der 1960er- und 1970er-Jahre zurück. 1975 erschien die vom Bundestag in Auftrag gegebene Psychiatrie-Enquête. Diese kritisierte die teils katastrophalen Lebensumstände von Menschen mit psychischen Störungen (s. Kapitel »Ethischer und rechtlicher Rahmen«; Deutscher Bundestag 1975). Darauf folgten die Psychiatriereform und in den 1980er-Jahren die Enthospitalisierung. Statt Patientinnen jahre- und jahrzehntelang in der Psychiatrie »aufzubewahren«, sollten sie nun befähigt werden, am Leben teilzunehmen, selbstständig zu wohnen (oft hieß das allerdings wieder in Heimen, Konrad & Rosemann 2011). Stigmatisierung sollte abgebaut werden. Dabei war eine der wichtigsten Errungenschaften der Sozialpsychiatrie die gemeindenahe und niedrigschwellige Versorgung von Menschen mit chronischen psychischen Störungen. Heute wird die gemeindepsychiatrische Versorgung von einer Vielfalt an Akteurinnen geleistet. Meistens sind das die Sozialpsychiatrischen Dienste, die PIA, Leistungserbringer und -träger der Eingliederungshilfe (z. B. betreutes Wohnen). Prinzipiell können alle ambulanten Angebote gemeindepsychiatrisch sein, wenn sie die Zielgruppe der Menschen mit chronischen psychischen Störungen versorgen, sich vernetzen und niedrigschwellig sind.

Die Organisation und Koordination der gemeindepsychiatrischen Hilfen ist regional unterschiedlich organisiert und benannt. Üblicherweise organisieren nicht die Psychotherapeutinnen in der Klinik diese Angebote. Sie sollten sie aber trotzdem kennen und sich mit den Sozialarbeiterinnen der Klinik abstimmen. Eine Übersicht über gemeindepsychiatrische Hilfsangebote nach Region finden Sie auf der Website des Dachverbandes Gemeindepsychiatrie (https://dvgp.mapcms.de). Bei diesen Angeboten handelt es sich um die multiprofessionelle und gemeindenahe Betreuung von Menschen mit chronischen psychischen Störungen. Chronisch bedeutet, dass die Störung seit einigen Jahren anhält und die Symptome trotz mehrerer Behandlungsversuche persistieren. Das Funktionsniveau ist dementsprechend eingeschränkt. Diese Menschen haben oft komplexe Hilfebedarfe.

Hilfe für Menschen bei komplexen Hilfebedarfen

Zur Vernetzung und Kooperation existieren an einigen Orten in Deutschland gemeindepsychiatrische Verbünde (hier werden neben den bereits genannten auch Betroffene und Angehörige einbezogen), die sich zum Ziel gemacht haben, die gemeindenahe Versorgung zu sichern und bestimmte Qualitätsstandards einzuhalten. Die Koordination der Angebote auf der individuellen Ebene übernimmt dann eine koordinierende Bezugsperson, die mit dem Betroffenen gut vertraut ist. Sie leistet die Kommunikation und Absprachen zwischen den Beteiligten. Im Vorfeld wird auf einer Hilfeplankonferenz ein gemeinsamer Hilfeplan festgelegt, der individuelle Ziele festlegt und operationalisiert (Konrad & Rosemann 2016). Ein Klinikaufenthalt bedeutet im beschriebenen Modell nur einen Wechsel des Settings, keineswegs aber einen Abbruch der Versorgung.

BEISPIEL

Stellen Sie sich zur Illustration Ihren Patienten Herrn K. vor: Herr K. ist 35 Jahre alt und wohnt zusammen mit seinen Eltern in einem Reihenhaus in einem bürgerlichen, aber nicht unbedingt wohlhabenden Viertel. Herr K. leidet seit seiner Jugend an einer paranoiden Schizophrenie. Sein Wahn ist chronisch, genau wie die Stimmen in seinem Kopf. In den letzten Jahren ist Herr K. kaum vor die Tür gegangen, sondern hat allein in seinem Zimmer gesessen, geraucht und Radio gehört. Nun ist Herr K. schon seit vielen Monaten stationär untergebracht. Die Konflikte mit seinen Eltern ließen ihn immer wieder dekompensieren, denn um die Stimmen zu übertönen, hört er gern sehr laut Radio. In der letzten Krise hat er seinen Vater bedroht. Seine Eltern wollen mittlerweile nicht mehr, dass er in ihren Haushalt zurückkommt, möchten ihn aber gern regelmäßig besuchen können. Die Gemeinde um Herrn K. sind seine Eltern, die Nachbarn in den anderen Reihenhäusern, der Wirt des Dönerladens, in dem er früher gern saß, die anderen Gäste des Dönerladens, die nahe gelegene Stadtbücherei, vielleicht auch die Kirchengemeinde und so weiter.

In Herrn K.s Fall könnte eine gemeindepsychiatrische Versorgung bedeuten, dass er nicht mehr in der Klinik bleiben muss, dafür aber in eine betreute Wohngemeinschaft in einem der anderen Reihenhäuser zieht. Er wäre in der Nähe seiner Eltern (und anderer Menschen, die er kennt), würde aber von Fachkräften betreut, die mit seinen Symptomen ganz anders umgehen können. Er könnte ein Kontaktcafé in seiner Nachbarschaft besuchen und sich dort mit anderen Betroffenen austauschen (oder einfach nur rauchen), möglicherweise wieder einen Besuch in seinem Dönerladen wagen. Zur psychiatrischen Behandlung könnte er die Institutsambulanz des Krankenhauses besuchen ...

Eine Schilderung aller möglichen Versorgungsleistungen und deren Zugangswegen würde hier den Rahmen sprengen. Deshalb mache ich hier nur auf einige Akteurinnen aufmerksam. Nicht wenige der weiter unten beschriebenen Angebote rechnen sich ebenfalls der gemeindepsychiatrischen Versorgung zu (z. B. mobile Unterstützung zum selbstbestimmten Wohnen, Tagesstätten).

- Stationsäquivalente Behandlung (StäB) kann seit einiger Zeit von Krankenhäusern mit vollstationären psychiatrischen Angeboten durchgeführt werden. Multiprofessionelle Behandlerinnen unter fachärztlicher Leitung können hier eine Patientin auch im häuslichen Umfeld behandeln, wenn diese es wünscht oder bestimmte Lebensumstände dies notwendig machen, ähnlich intensiv wie im stationären Setting. Mindestens einmal am Tag findet ein Hausbesuch durch die Behandlerinnen statt. Inhaltlich gleichen die Angebote dem stationären, wenngleich ein Einbezug der Angehörigen deutlich einfacher ist. Oft finden diese Behandlungen auch nach einem stationären Aufenthalt statt (Becker u. a. 2017).
- Integrierte Versorgung können Patientinnen in Anspruch nehmen, wenn ihre Krankenkasse einen besonderen Vertrag anbietet. Die Leitidee der integrierten Versorgung entspricht der Vereinfachung und Vernetzung einer sektorübergreifenden Versorgung, um die Zusammenarbeit zwischen rehabilitativen, ambulanten und stationären Angeboten zu erleichtern und zu stärken (DGPPN 2019; Psychiatrienetz 2017).

Ärztliche bzw. somatische Versorgung

In der Klinik kümmern sich üblicherweise die Ärztinnen um diesen Teil der Entlassungsplanung. Die Ärztinnensuche erfolgt am unkompliziertesten über die Website der Kassenärztlichen Vereinigung (KV; hausärztliche und fachärztliche Versorgung) der Region. In vielen Fällen erfolgt die weitere Behandlung durch die psychiatrische Institutsambulanz (s. dazu Kapitel »Wer macht was in der Klinik?«, S. 13).

Pflegeleistungen

Psychiatrische häusliche Krankenpflege wird von Fachpflegekräften für Psychiatrie durchgeführt. Diese unterstützen im Alltag, z. B. bei Körperpflege, Einkäufen, Medikamenteneinnahmen und durch Entlastungsgespräche sowie bei der Krisenbewältigung. Die Forschung zur psychiatrischen Pflege ist jung, zeigt jedoch an einigen Stellen, wie positiv sich diese auf den Verlauf (z. B. durch Psychoedukation oder Familieninterventionen) auswirken kann (DGPPN 2019). Verordnet wird sie von Fachärztinnen für Psychiatrie, Psychotherapie, Neurologie und Nervenheilkunde. Grundsätzlich ist sie auf vier Monate begrenzt, kann in begründeten Ausnahmefällen aber auch länger verordnet werden. Psychotherapeutinnen, die nach dem neuen Gesetz ausgebildet sind, werden später auch psychiatrische Pflege verordnen dürfen (Deutscher Bundestag 2019).

Häusliche Pflege bekommen Menschen, die eine Pflegestufe haben. Diese Leistungen können sowohl Sach- als auch Pflegeleistungen sein, hier wird die Grundversorgung sichergestellt. Häusliche Krankenpflege soll ärztlich angeordnete Maßnahmen sicherstellen. Das bedeutet oft, dass die Medikamentengabe unterstützt wird.

(Psycho-)Therapieangebote

Stationäre und teilstationäre Therapieangebote nach einem Klinikaufenthalt bieten sich an, wenn sie die bereits begonnene Therapie inhaltlich weiterführen. Das kann beispielsweise die Verlegung aus der Akutpsychiatrie auf die Psychotherapiestation, in eine psychosomatische Klinik, eine DBT-Station oder eine Tagesklinik sein.

Ambulante Psychotherapie durch ärztliche oder psychologische Psychotherapeutinnen wird ebenfalls über die gesetzlichen Krankenkassen finanziert, sofern die Therapeutin einen Kassensitz hat und damit vertragsärztlich tätig ist. Sollte dies nicht der Fall sein, kann privat bezahlt oder ein Antrag im Kostenerstattungsverfahren gestellt werden. Neben Einzelpsychotherapie bieten einige Therapeutinnen auch Gruppentherapie an. Vertragspsychotherapeutinnen finden Sie über die Website der Kassenärztlichen Vereinigung (KV) der Region. Die Wartezeit auf einen ambulanten Therapieplatz kann sehr lang sein. Deshalb empfiehlt es sich immer, mehrere Therapeutinnen zu kontaktieren und um ein Erstgespräch zu bitten. Damit erhöhen sich die Chancen auf einen schnelleren Zugang zu einem Platz, und ganz nebenbei kann die Patientin-Therapeutin-Passung geprüft werden. Die Ambulanzen der Ausbildungsinstitute bieten ebenfalls Psychotherapie in der gesetzlichen Krankenversorgung an. Bei Psychotherapie nach dem Heilpraktikergesetz sollte eingehend geprüft werden, über welche Qualifikation die Therapeutinnen verfügen. Sie sind nicht Teil des vertragsärztlichen Versorgungssystems, daher variiert die Qualität sehr stark.

Zunehmend finden sich Angebote für Onlinepsychotherapien (vielfach auch Onlineberatungen). Diese bieten unterschiedliche Dienste an, von Videotelefonaten, Mailkontakten mit Therapeutinnen über Apps auf dem Smartphone oder selbstständig zu absolvierenden Onlinemodulen. Studien belegen eine gute Wirksamkeit von Onlineinterventionen (z. B. Carlbring u. a. 2018). Damit sind sie für einige Patientinnen ein attraktives niedrigschwelliges Angebot. Einschränkend sollten Sie jedoch beachten, dass sie sich eher für weniger stark beeinträchtigte Menschen eignen. Für stärker beeinträchtigte kann Onlinetherapie allerdings ein erster Schritt in Richtung einer ambulanten Therapie sein (Barlevy zit. n. Novotney 2017). Die Angebote sollten im Vorfeld auf ihre Seriosität geprüft werden. Ein Blick ins Impressum zeigt, wer das Angebot betreibt. Auf der Website sollten sich Hinweise über die Qualifikation der Therapeutinnen und zur Datensicherheit finden.

Ambulante Ergotherapie findet in ambulanten Praxen statt und kann durch eine niedergelassene Ärztin verordnet werden. Die Therapie kann auch aufsuchend stattfinden, z. B. in der eigenen Wohnung oder am Arbeitsplatz (zu den Inhalten von Ergotherapie s. Kapitel »Wer macht was in der Klinik?«, S. 13). Psychotherapeutinnen, die nach dem neuen Gesetz ausgebildet sind, werden später auch ambulante Ergotherapie verordnen dürfen (Deutscher Bundestag 2019).

Ambulante Soziotherapie kann durch Fachärztinnen der Psychiatrie und niedergelassene Psychotherapeutinnen verordnet werden. Soziotherapeutinnen sind Diplom- oder Bachelor-Sozialpädagoginnen bzw. -Sozialarbeiterinnen oder Fachkrankenpflegekräfte für Psychiatrie. Sie unterstützen bei der Koordination und Wahrnehmung von ambulanten Hilfsangeboten, beziehen weitere Bezugspersonen ein, machen Übungen zur Tagesstrukturierung und unterstützen bei der Krankheitsbewältigung (Gühne u. a. 2014). Das soziotherapeutische Angebot richtet sich vor allem an Menschen mit schweren psychischen Störungen. Ein Indikator dafür, wie schwer eine psychische Störung ist, kann beispielsweise ein GAF-Wert ≤ 50 sein. Für viele Betroffene kann es dann inhaltlich in der Soziotherapie darum gehen, das Haus zu verlassen und Arzttermine wahrzunehmen (Kassenärztliche Bundesvereinigung 2018). Soziotherapie kann auch aufsuchend stattfinden. Maximal können 120 Stunden für eine Dauer von drei Jahren bewilligt werden. In der Regel finden die Termine einmal in der Woche statt.

Beratungsangebote

Kontakt- und Beratungsstellen sind in der Regel in der Hand von Wohlfahrtsverbänden oder in öffentlicher Trägerschaft. Interessierte können diese in der Regel zu offenen Sprechstunden einfach aufsuchen oder im Vorfeld einen Termin vereinbaren. Damit sind die Angebote niederschwellig erreichbar. Thematisch sind Kontakt- und Beratungsangebote weit gestreut: Inhaltlich findet vor allem Beratung statt, vielerorts aber auch Maßnahmen zur Tagesstrukturierung, Ergotherapie, Unterstützung bei Anträgen und anderen Belangen. In Tagesstätten finden Menschen mit chronischen psychischen Störungen Angebote zur Tagesstrukturierung und Kontaktgestaltung. Vielerorts existieren weitere Angebote wie Ergotherapie, Unterstützung bei der Alltagsbewältigung, Gesprächsrunden und vieles mehr. Die Zielgruppe der Beratung sind Menschen mit Behinderungen oder von Behinderungen bedrohte Menschen (Gühne u. a. 2014).

Eine Webpage mit bundesweiter Suchfunktion zu Beratungsstellen finden Sie bei der Deutschen Arbeitsgemeinschaft für Jugend- und Eheberatung (DAJEB) unter www.dajeb.de.

Selbsthilfe

Wenn Sie im Buchhandel einen Blick in das Regal »Gesundheit und Leben« werfen, werden Sie sehr wahrscheinlich eine Fülle an Ratgeberliteratur finden, die psychische Störungen und deren Auswirkungen behandelt. Diese Literatur informiert Patientinnen und Angehörige über die klassischen psychoedukativen Inhalte und den Umgang mit der Störung (DGPPN 2019). Außerdem suchen viele Betroffene im Internet nach

Informationen zu ihrer Störung. Viele Websites informieren sachlich richtig, trotzdem sollten diese Informationen immer skeptisch geprüft werden. Auch hier hilft ein Blick ins Impressum, um zu prüfen, wer sie bereitgestellt hat (s. Kapitel »Die therapeutische Gruppenarbeit«, S. 71). Fragen Sie Patientinnen und Angehörige nach ihrem Informationsstand und ihren Quellen, so können Sie diese gemeinsam bewerten. Zu viel Recherche im Internet kann Betroffene verunsichern, da sie die Informationen nicht einordnen können und dies zu vermehrten Sorgen und Selbstbeobachtung führen kann.

Die wohl bekannteste Form der Selbsthilfe sind Selbsthilfegruppen für Betroffene, z. B. die Gruppen der Anonymen Alkoholiker. Daneben existieren Selbsthilfegruppen für Angehörige von Betroffenen oder gemischte Gruppen. Diese Selbsthilfegruppen können expertinnengeleitet sein oder ohne Expertinnenbeteiligung stattfinden, einige sind auf bestimmte Themen eingegrenzt, andere nicht. Die Ausgestaltung hängt in der Regel von ihren Mitgliedern ab. Inhaltlich geht es hier vor allem um den Austausch über Probleme, das Knüpfen sozialer Kontakte und langfristige Stabilisierung (s. dazu auch Yaloms Wirkfaktoren im Kapitel »Die therapeutische Gruppenarbeit«). Selbsthilfekontaktstellen unterstützen die Arbeit der Selbsthilfegruppen, informieren und stellen Kontakt zu den Gruppen her. Patientinnen können sehr vom Besuch einer Selbsthilfegruppe profitieren, stellen Sie also in jedem Fall Informationen zu nahe gelegenen Selbsthilfegruppen bereit. Wo Sie eine Selbsthilfegruppe in Ihrer Nähe finden, erfahren Sie bei der NAKOS (Nationale Kontakt- und Informationsstelle zur Anregung und Unterstützung von Selbsthilfegruppen): www.nakos.de, Tel.: 030 3101 896 (Gühne u. a. 2014).

Neben den herkömmlichen Offlineformaten finden sich zunehmend auch Onlineforen, in denen sich Betroffene austauschen können. Diese können als eine niedrigschwellige Ergänzung zu persönlichen Kontakten betrachtet werden (DGPPN 2019). Wie oben bereits angedeutet, kann selbst der Besuch einer Selbsthilfegruppe für manche Menschen aus vielfältigen Gründen eine große Hürde sein. Ein Onlinekontakt kann da zunächst unter dem Deckmantel eines Nicknames vielleicht für den einen oder anderen der Weg in eine Gruppe sein. Wie auch bei den oben beschriebenen Angeboten sollten Onlineforen sorgsam ausgewählt werden. Es muss sichergestellt sein, dass Hass, Hetze und andere Formen der Gewalt keinen Raum bekommen (vgl. Gühne u. a. 2014).

In den letzten Jahren gewinnen auch Peerberatungen zunehmend an Bedeutung: Menschen mit Erfahrung im Zusammenhang mit psychischen

Störungen unterstützen andere Menschen, die in Krisen stecken. In Deutschland werden diese oft Expertinnen aus Erfahrung genannt, Genesungsbegleiterinnen oder EX-INlerinnen. Mit Letzterem ist das von der EU geförderte Programm Experienced Involvement gemeint, auf der Homepage der EX-IN Deutschland e.V. finden Sie nähere Informationen https://www.ex-in.de. Die EX-INlerinnen arbeiten als bezahlte Fachkräfte in psychiatrischen Institutionen oder bei gemeindepsychiatrischen Trägern. Im sogenannten Trialog tauschen sich Betroffene, Angehörige und professionell Tätige aus, eine Sonderform davon sind die sogenannten Psychoseminare (Gühne u.a. 2014).

In den folgenden Abschnitten erfahren Sie Näheres über Angebote, deren Organisation nicht in das klassische Aufgabengebiet von Psychotherapeutinnen fällt. Auch hier ist wieder Teamarbeit gefragt.

Rechtliche Betreuung

Eine rechtliche Betreuung kann eingerichtet werden, wenn eine Person aufgrund ihrer psychischen Störung nicht mehr in der Lage ist, ihre Angelegenheiten selbst zu erledigen. Dann stellt das Betreuungsgericht auf Antrag eine rechtliche Betreuerin. Für diese werden bestimmte Aufgabengebiete festgelegt (z.B. Gesundheitssorge, Aufenthaltsbestimmungsrecht, Vermögenssorge). Es kann keine Betreuerin gegen den Willen einer Person bestellt werden, und sie muss sich an die Wünsche seiner Betreuten halten, in Deutschland gibt es keine Entmündigung. Die Regelungen zum Betreuungsrecht finden Sie im Bürgerlichen Gesetzbuch (§ 1896 ff. BGB Familienrecht).

Mobile Unterstützung zum selbstbestimmten Wohnen

Diese Form der Unterstützung ist landläufig als »Betreutes Wohnen« bekannt. Nun ist diese Art der Hilfen aber gar nicht so sehr an die Wohnung gebunden, sondern eine personenzentrierte aufsuchende Hilfe, weshalb besser ein anderer Begriff gewählt werden sollte (Konrad & Rosemann 2011). Menschen, die nicht in der Lage sind, ihren Alltag eigenständig zu bewältigen und einen komplexen Unterstützungsbedarf haben, können von diesen Wohnformen profitieren. Denken Sie noch einmal an unseren Herrn K., der abgesehen von seinen Eltern keine sozialen Kontakte pflegt (und diese sind äußerst konflikthaft!). Er hat noch nie einen eigenen Haushalt geführt und große Schwierigkeiten, allein das Haus zu verlassen.

Die Organisation dieser Hilfen ist den Bundesländern recht unterschiedlich geregelt. Insgesamt sollten Sie sich merken: Es geht um Leistungen zur sozialen Teilhabe, die in den meisten Fällen von der Eingliederungshilfe (nach SGB IX) finanziert werden. Es muss ein Hilfeplanverfahren stattfinden, das den Bedarf des Betroffenen ermittelt und Leistungen festlegt. Orientiert wird sich dabei an der Internationalen Klassifikation der Funktionsfähigkeit, Behinderung und Gesundheit (ICF) der Weltgesundheitsorganisation (WHO). Die Nutzerinnen haben ein Wunsch- und Wahlrecht. Das bedeutet, die Hilfen sind personenbezogen zu organisieren (das Gegenteil wären Hilfsangebote, die ihre Nutzerinnen auswählen; DGPPN 2019; Konrad & Rosemann 2016):

Grundsätzlich werden drei Formen des Betreuten Wohnens unterschieden:

- Im ambulant Betreuten Wohnen wohnen die Nutzerinnen in ihren eigenen Wohnungen. Sie bekommen jede Woche bis zu mehrmals am Tag bedarfsgerechte Unterstützung von Fachkräften. Inhaltlich unterstützen und befähigen diese sie vor allem bei der Alltagsbewältigung (z. B. eine Tagesstruktur erarbeiten), der Erledigung von Behördenangelegenheiten (z. B. Sozialhilfeanträge stellen), finanziellen Angelegenheiten (z. B. Schulden abbezahlen), unterstützen bei Ärztinnenbesuchen und stellen sicher, dass diese auch wahrgenommen werden, bei der Kontaktgestaltung (z. B. Besuch einer Selbsthilfegruppe anbahnen), Krisenintervention und einigem mehr.
  - Ebenfalls ins ambulante Spektrum gehören betreute Wohngemeinschaften. Hier mieten aber die Leistungserbringerinnen (hinter diesem sperrigen Begriff verbergen sich die Arbeitgeber der Fachkräfte, z. B. freie Träger) die Wohnungen an und vermieten diese dann an mehrere Nutzerinnen unter. Üblicherweise wohnen nicht mehr als drei Personen zusammen in einer Wohnung. Wenn Sie schon einmal mit anderen Menschen zusammengewohnt haben, können Sie sich die therapeutischen Effekte durch die Licht- und Schattenseiten des Zusammenlebens ohne Weiteres vorstellen. Neben den ganz »normalen« Konflikten wie dem über den Abwasch gilt es auch, sich mit den Belastungen durch

die Symptome der anderen auseinanderzusetzen. Nebenher (aber alles andere als nebensächlich) entstehen neue Kontakte, Freundschaften und Möglichkeiten, sich auszutauschen. In diesen Wohngemeinschaften kann das Setting sehr unterschiedlich engmaschig sein. So gibt es in manchen Wohngemeinschaften jeden Morgen und jeden Abend eine Gesprächsrunde, tagsüber Präsenzzeiten der Betreuerinnen und auch nachts einen Bereitschaftsdienst, der jederzeit ansprechbar ist. In anderen Wohngemeinschaften sind die Betreuerinnen deutlich weniger präsent, die Klientinnen müssen viel eigeninitiativer den Kontakt suchen und Termine vereinbaren.

- Die zweite Form des Betreuten Wohnens ist das Wohnen in Gastfamilien. Bei dieser Form des Wohnens leben Menschen mit Behinderungen bei Familien, mit denen sie nicht verwandt sind. Diese Form des Wohnens wird ebenfalls durch Fachkräfte betreut.
- Zu guter Letzt gibt es noch die besonderen Wohnformen. Das können zum Beispiel Heime oder größere dezentrale Wohngemeinschaften sein. Eine Sonderform davon sind Übergangswohnheime, in denen Menschen für einen begrenzten Zeitraum leben und wieder zu einem selbstständigen Leben befähigt werden sollen. In psychiatrischen Pflegeheimen wohnen Menschen mit einem erhöhten Pflegebedarf. Das können zum Beispiel Menschen sein, die schon seit einigen Jahren an einer chronischen psychischen Störung leiden, nun aber zu ihrer psychischen Störung zunehmend auch weitere Probleme und Erkrankungen wie Sturzgefahr, Bettlägerigkeit, Demenz mit Weglaufgefahr hinzukommen.

Arbeitsrehabilitation

Arbeit ist von außerordentlicher Bedeutung für die psychische Gesundheit von Menschen. Bereits 1933 wurde im kleinen Ort Marienthal (Österreich) eine groß angelegte sozialwissenschaftliche Studie durchgeführt, die die Auswirkungen der Textilfabrikschließung auf die dort ansässige Bevölkerung untersuchte. Die viel zitierte Studie mit dem Titel »Die Arbeitslosen von Marienthal« avancierte über die Jahre zu einem Klassiker der empirischen Sozialforschung, denn sie zeigte eindrücklich, wie sich eine längerfristige Arbeitslosigkeit auf das Wohlbefinden der betroffenen Menschen auswirkt: Es lässt sie resignieren und macht sie apathisch (Müller 2012). Menschen müssen einer für sie sinnvollen

Betätigung nachgehen. Das gilt nicht zuletzt für Menschen mit psychischen Störungen.

In Deutschland gibt es ein vielfältiges Angebot zur medizinischen und beruflichen Rehabilitation (auch »Teilhabe am Arbeitsleben«). Die Zuständigkeiten der Kostenträger ergeben sich aus den Sozialgesetzbüchern. In vielen Fällen sind dies die gesetzlichen Rentenversicherer oder die Krankenkassen. Wann eine Reha indiziert ist, ergibt sich nur zu Teilen aus der Versorgungskette Prävention, kurative Behandlung, Reha und Pflege. In einigen Fällen sind medizinische rehabilitative Maßnahmen die höhere Dosis Therapie als die kurative Behandlung. Rehabilitation zielt sowohl auf die Wiederherstellung der Gesundheit oder die Linderung von Krankheitsfolgen als auch auf die Eingliederung in die Gesellschaft durch Erwerbstätigkeit ab. (DGPPN 2019). Das erstgenannte Ziel ist eher Aufgabe der medizinischen Reha, daher werden hier vielfach ärztliche und therapeutische Methoden angewandt. Das zweitgenannte ist das Ziel der beruflichen Reha, hier wird eher umgeschult und trainiert.

Aufgrund der Fülle an Angeboten und Zuständigkeiten sollen hier nur einige für den Klinikalltag relevante Beispiele dargestellt werden. Die Anbahnung und Beantragung von Rehaleistungen ist keine Psychotherapeutinnenaufgabe. Für die Arbeit mit Patientinnen ist es allerdings wichtig zu wissen, dass es ein breites Angebotsspektrum gibt, um gegebenenfalls den Sozialdienst zur Unterstützung zu holen.

Das Hamburger Modell ist ein Modell der schrittweisen Wiedereingliederung in den Beruf bei vorhandenem Arbeitsplatz. Eine krankgeschriebene Arbeitnehmerin kann in einem Zeitraum von drei Wochen bis zu sechs Monaten an ihren alten Arbeitsplatz zurückkehren und bestimmte zuvor festgelegte Tätigkeiten durchführen, indem sie zunächst nur wenige Stunden am Tag arbeitet und mit zunehmender Belastbarkeit diese Stunden immer mehr steigert, bis sie bei ihrem vertraglichen Arbeitspensum angelangt ist. Währenddessen ist sie weiterhin durch ihre Ärztin krankgeschrieben (DGPPN 2020).

Ein Klassiker der medizinischen Reha ist die Alkoholentwöhnungsbehandlung (AEB). Diese ist in der Regel stationär und dauert drei Monate, kann aber auch ambulant oder teilstationär durchgeführt werden. Doch das ist eher die Ausnahme, als Königsweg gilt immer noch die dreimonatige stationäre Reha. Die Betroffenen sollen für einige Zeit aus ihrem Alltag herausgehen und damit die erste – für Menschen mit Substanzstörungen sehr kritische – Phase im geschützten Raum verbringen. Inhaltlich werden vielfältige Therapien angeboten: Einzel- und Gruppenpsychotherapien,

Rückfallprävention, medizinische und pharmakologische Behandlung, Ergo- und Sporttherapie, Arbeitserprobungen, Angehörigenarbeit und vieles mehr. Nach der Reha gibt es vielerorts Nachsorgegruppen. Kostenträger ist in der Regel die gesetzliche Rentenversicherung.

Der Zuverdienst ist ein niedrigschwelliges Angebot für Menschen mit voller Erwerbsminderung, die also nicht mehr als drei Stunden täglich arbeiten können. Die Angebote sind betreut und werden z. B. von Trägern in der gemeindepsychiatrischen Versorgung oder Werkstätten für Menschen mit einer Behinderung angeboten. Hier wird eher eine symbolische Vergütung von einem bis zwei Euro gezahlt. Mancherorts sind Zuverdienstmöglichkeiten aber auch bei Betrieben des ersten Arbeitsmarktes angesiedelt (Projekt Zuverdienst 2020). Mehr dazu finden Sie unter www.mehrzuverdienst.de.

LITERATURHINWEISE

Deutsche Gesellschaft für Psychiatrie und Psychotherapie, Psychosomatik und Nervenheilkunde (DGPPN) (2019): S3-Leitline Psychosoziale Therapien bei schweren psychischen Erkrankungen. Verfügbar über awmf.org.

Gühne, U.; Fricke, R.; Schliebener, G.; Becker, T.; Riedel-Heller, S.G. (2014): Psychosoziale Therapien bei schweren psychischen Erkrankungen. Patientenleitlinie für Betroffene und Angehörige. Heidelberg: Springer. Verfügbar über dgppn.de.

Teilhabekompass I und II der DGPPN. Diesen können Sie unter https://teilhabekompass.de abrufen. Dort finden Sie kurze Beschreibungen zur beruflichen und sozialen Teilhabe.

Ethischer und rechtlicher Rahmen

In diesem Kapitel ist der Begriff »Rahmen« in gleich mehrerer Hinsicht sehr bewusst gewählt. Denn wenn der »übliche Rahmen« gesprengt wird, ist das sehr wahrscheinlich ein guter Anlass, innezuhalten und zu reflektieren.

Den historischen Hintergrund zu medizinethischen und rechtlichen Überlegungen zu Ihrem Handeln als Psychotherapeut in der Klinik bildet eine in Deutschland zu weiten Teilen schauerliche Psychiatriegeschichte, über die Sie in diesem Kapitel einen kurzen Überblick erhalten. Danach erfahren Sie einiges über medizinethische Ideen, die sich eines breiten Konsens erfreuen. Dann lesen Sie einiges zu ethischen und rechtlichen Rahmenbedingungen von Zwangsmaßnahmen. In einem weiteren Teil erhalten Sie Informationen zu Ihrer Schweigepflicht als Berufsgeheimnisträger. Zu guter Letzt wird die sehr besondere Situation der Kindeswohlgefährdung näher beleuchtet.

Von der Anstalt zur Klinik: Ein bisschen Psychiatriegeschichte

Sie fragen sich möglicherweise, warum das Kapitel zu ethischen und rechtlichen Themen mit einem Abriss über die Psychiatriegeschichte beginnt. Die Antwort: Weil das gesellschaftliche Bild psychischer Störungen und deren Behandlung sehr stark von der Gesellschaft, in der diese stattfinden, geprägt ist (Hof 2005). Aus der schwierigen Psychiatriegeschichte Deutschlands ergibt sich die zwingende Notwendigkeit, das eigene Handeln immer auch im Rahmen ethischer Fragestellungen zu reflektieren. Auch in anderen Ländern mangelt es der Psychiatriegeschichte nicht an gruseligen Eingriffen in das Recht auf körperliche Selbstbestimmung. Ein berühmtes Beispiel ist die Lobotomie, die wegen Lernschwierigkeiten und Impulsivität in den 1940er-Jahren an Rosemary Kennedy durchgeführt wurde.

Nachdem die Aufklärung es ermöglichte, Menschen mit psychischen Auffälligkeiten nicht mehr direkt auf den Scheiterhaufen zu stellen, oder anzunehmen, Verrücktheit sei ein Ausdruck des göttlichen Willens, konnte es nach und nach zu einer Veränderung der Perspektive auf Menschen mit psychischen Störungen kommen (Tanner 2005). Als sich mit der Industrialisierung die Situation der Menschen in den Ballungsgebieten deutlich veränderte, etablierte sich die Psychiatrie als eigenständiges medizinisches Fachgebiet (Häfner 2016). Im 19. Jahrhundert wurden die ersten Anstaltspsychiatrien mit dem Ziel gegründet, Menschen mit psychischen Störungen von schädlichen Einflüssen aus ihrem Umfeld zu isolieren und in der Natur genesen zu lassen. Allerdings wurde schon bald deutlich, dass die Isolierung zu einer zunehmenden Verwahrlosung führte.

Gemeinsam mit der Rassenlehre kam die Ideologie vom lebensunwerten Leben auf. Von 1934 bis Kriegsende wurden im Deutschen Reich 360.000 Menschen zwangssterilisiert (Oberlerchner & Stromberger 2015). Ab 1939 kam es zur sogenannten T4-Aktion, in deren Folge geistig Behinderte und Menschen mit psychischen Störungen deportiert und vergast wurden. Im weiteren Verlauf wurden Menschen in den Anstalten durch Medikamente ermordet, verhungern gelassen, Säuglinge nach der Geburt unversorgt gelassen und medizinische Experimente an Erwachsenen und Jugendlichen durchgeführt. Insgesamt fielen 200.000 Menschen den »Euthanasie«-Verbrechen der Nationalsozialisten zum Opfer (Häfner 2016; Oberlerchner & Stromberger 2015).

Mit Kriegsende endete die massenhafte Ermordung und Zwangssterilisation. Die Situation in den Anstalten änderte sich aber erst nennenswert mit der Psychiatriereform infolge der Antipsychiatriebewegung und der Psychiatrie-Enquête (Deutscher Bundestag 1975). Das Pendant in der DDR waren die Rodewischer Thesen (1965). Noch viele Jahre lebten Menschen mit psychischen Störungen oder geistigen Behinderungen unter menschenunwürdigen Zuständen in den Anstalten, ohne eine erwähnenswerte Behandlung. Häfner (2016) schildert das Beispiel einer württembergischen Frauenanstalt Anfang der 1970er-Jahre: In einem Raum standen 90 Betten aufgestellt, viele Patientinnen lebten seit Jahren und Jahrzehnten in der Anstalt. Einige verließen ihre Betten gar nicht mehr, routinemäßige Fixierungen gehörten zum Alltag. Die hygienischen Verhältnisse müssen mehr als dürftig gewesen sein. Den Rest können Sie sich vorstellen …

Dank der Psychiatriereform konnten umfassende Veränderungen im System Psychiatrie stattfinden. Etwas provokativ ausgedrückt wird heute in der Psychiatrie behandelt und nicht mehr nur gehaust. Patienten werden meist nur noch kurz zur Krisenintervention in der Psychiatrie aufgenommen, die ambulante Versorgung wird durch viele unterschiedliche Akteure gewährleistet (s. Kapitel »Jenseits der Klinik – gemeindepsychiatrische Zusammenarbeit«, S. 160). Gemeindepsychiatrische Anbieter unterstützen Menschen in ihrem Lebensumfeld. So können Stigmata abgebaut und soziale Teilhabe ermöglicht werden.

Nicht zuletzt aufgrund der schwierigen Psychiatriegeschichte gehört es heute zum Konsens, ständig zu reflektieren, was störungswertig und behandlungsbedürftig ist und wie behandelt wird. Diesen Anforderungen gerecht zu werden kann sehr anstrengend sein, denn Institutionen müssen funktionieren, oft fehlt es an Personal und Zeit, und Akutsituationen erfordern eine schnelle Entscheidungsfindung. Insbesondere die Themen Zwangsbehandlung, Gewalt, Suizidalität und Forensik sind häufig Auslöser, sich mit ethischen Fragestellungen im klinischen Alltag auseinanderzusetzen. Hinzu kommen Personalknappheit und immer wieder auftretende Diskrepanzen zwischen den Berufsgruppen (Rabenschlag u. a. 2014). Einige Kliniken machen Ethikberatungen zu schwierigen Fällen. Dies scheint an vielen Stellen ein geeignetes Instrument für ausgewogenen Entscheidungen zu sein.

Machen Sie sich darauf gefasst, sich immer wieder mit Ihrem Wertekanon auseinandersetzen zu müssen.

Allgemeine Prinzipien der Medizinethik

Neben dem Eid des Hippokrates (s. Kasten für eine moderne Fassung des Eides) haben sich die medizinethischen Prinzipien nach Beauchamp und Childress (1979/1983) in ethischen Diskussionen um psychotherapeutisches Handeln etabliert. Diese sind, wie auch der Eid, nicht rechtsverbindlich.

Als Mitglied der ärztlichen Profession
gelobe ich feierlich, mein Leben in den Dienst der Menschlichkeit zu stellen.
Die Gesundheit und das Wohlergehen meiner Patientin oder meines Patienten werden mein oberstes Anliegen sein.
Ich werde die Autonomie und die Würde meiner Patientin oder meines Patienten respektieren. Ich werde den höchsten Respekt vor menschlichem Leben wahren.
Ich werde nicht zulassen, dass Erwägungen von Alter, Krankheit oder Behinderung, Glaube, ethnischer Herkunft, Geschlecht, Staatsangehörigkeit,

politischer Zugehörigkeit, Rasse, sexueller Orientierung, sozialer Stellung oder jeglicher anderer Faktoren zwischen meine Pflichten und meine Patientin oder meinen Patienten treten.
Ich werde die mir anvertrauten Geheimnisse auch über den Tod der Patientin oder des Patienten hinaus wahren.
Ich werde meinen Beruf nach bestem Wissen und Gewissen, mit Würde und im Einklang mit guter medizinischer Praxis ausüben.
Ich werde die Ehre und die edlen Traditionen des ärztlichen Berufes fördern.
Ich werde meinen Lehrerinnen und Lehrern, meinen Kolleginnen und Kollegen und meinen Schülerinnen und Schülern die ihnen gebührende Achtung und Dankbarkeit erweisen.
Ich werde mein medizinisches Wissen zum Wohle der Patientin oder des Patienten und zur Verbesserung der Gesundheitsversorgung teilen.
Ich werde auf meine eigene Gesundheit, mein Wohlergehen und meine Fähigkeiten achten, um eine Behandlung auf höchstem Niveau leisten zu können.
Ich werde, selbst unter Bedrohung, mein medizinisches Wissen nicht zur Verletzung von Menschenrechten und bürgerlichen Freiheiten anwenden.
Ich gelobe dies feierlich, aus freien Stücken und bei meiner Ehre. (Weltärztebund 2017)

Beauchamp und Childress (1979/1983) formulierten vier Prinzipien. Diese sind wie ein kleinster gemeinsamer Nenner der Medizinethik anzusehen, denn sie gehören zu keiner grundlegenden Moralphilosophie wie dem Utilitarismus oder der Deontologie. Sie sollen alltagsnah ethische Orientierung bieten (Gerhard 2015; Marckmann 2000).

Das Prinzip der Patientenautonomie (»autonomy«) verlangt, nur Behandlungen durchzuführen, in die der Patient einwilligt. Das hat vor allem zur Folge, dass Patienten über Behandlungen und Eingriffe informiert werden müssen. Die beiden relevanten Begriffe sind hier »informed consent« (legaler Aspekt) und »shared decision making« (ethischer Aspekt). Die Aufklärungspflicht ist auch im BGB festgeschrieben (§ 630d und e BGB). In psychiatrischen Zusammenhängen ist dieses Prinzip immer wieder nicht einzuhalten (Vollmann & Gather 2015; Maio 2005). Das liegt daran, dass ein informiertes Einverständnis nur vorliegen kann, wenn die Informationen vermittelt und verstanden wurden und der Patient die Gelegenheit hatte, eine freie Entscheidung zu treffen. Keine freie Entscheidung ist zum Beispiel die Einnahme oraler Medikation unter Androhung einer Fixierung. Insbesondere aber muss der Patient zum Zeitpunkt der Entscheidung einwilligungsfähig sein. Das bedeutet, er muss über die mentalen Kapazitäten verfügen, eine Entscheidung mit weitreichenden Konsequenzen zu treffen. Das ist in der Akutphase psychischer Störungen manchmal nicht der Fall.

Ein weiteres Prinzip ist die Schadensvermeidung (»nonmaleficence«): Patienten dürfen durch die Behandlung keinen Schaden nehmen. Damit sind z. B. Übergriffe durch den Therapeuten gemeint.

Das dritte Prinzip ist das Gebot, zum Wohl des Patienten zu handeln (»beneficence«). Durch die Therapie soll es den Patienten besser gehen, Leiden sollen gelindert und das Wohlbefinden gefördert werden. Klassischerweise stehen die Schadensvermeidung und das Gebot, zum Wohl des Patienten zu handeln, hin und wieder in einem Konflikt, zum Beispiel, wenn es um die Wahl einer Behandlungsmethode geht, die Nebenwirkungen hat. Auch psychotherapeutische Verfahren können Nebenwirkungen haben, wie zum Beispiel eine vorübergehende Symptomverschlechterung. Hier gilt es, abzuwägen und die nebenwirkungsärmere Behandlungsform zu wählen (Brakemeier u. a. 2017).

Das vierte medizinethische Prinzip ist die Gerechtigkeit (»justice«). Dieses besagt, dass gleiche Fälle auch gleich behandelt werden müssen. Wenn Sie also zwei Patienten mit einer schweren depressiven Episode haben, dürfen Sie nicht dem einen zwei Gesprächstermine in der Woche anbieten, dem anderen aber nicht. Allerdings ist es sehr schwer zu sagen, was ein gleicher Fall ist.

Diese Prinzipien dienen nur als grobe Richtschnur und strukturieren vor allem den Problemraum. Sie sind so flexibel und universell anwendbar, dass sie keine konkreten Lösungen bieten können. Bei jedem ethischen Konflikt muss eine individuelle Abwägung getroffen werden. Hier spielen sicherlich auch die Überzeugungen des Einzelnen eine gewichtige Rolle (Marckmann 2000).

Autonomie vs. Fürsorge: Zwangsmaßnahmen in der Psychiatrie

Die psychiatrische Klinik hat neben ihren therapeutischen Aufgaben eine gesellschaftlich ordnende Schutzfunktion (DGPPN 2018): Menschen, die aufgrund ihrer psychischen Störung sich oder andere gefährden, werden in die Klinik eingewiesen, um dort behandelt zu werden. So setzt sich unsere Gesellschaft mit diesem Problem auseinander. Hier zu arbeiten ist daher oft von dem ethischen Dilemma gekennzeichnet, zwischen der Autonomie des Patienten und der Fürsorge für diesen oder dem Schutz Dritter abwägen zu müssen.

Das Recht auf Selbstbestimmung wird durch das Grundgesetz (Artikel 2) und die UN-Behindertenrechtskonvention festgeschrieben. Zwangsmaßnahmen stehen immer im Konflikt mit den Grundrechten des betroffenen Patienten (POLLMÄCHER 2019). Mit Zwangsmaßnahmen sind alle Eingriffe gemeint, die gegen den verbal oder nonverbal geäußerten Willen getroffen werden (OLSZEWSKI & JÄGER 2015):

- Unterbringung in der Klinik, Einschränkungen der Bewegungsfreiheit (z. B. Fixierungen mit Gurten);
- Zwangsmedikation (z. B. Injektion einer Spritze in einer Notfallsituation) oder
- längerfristige Zwangsbehandlungen (z. B. Magensondenernährung eines anorektischen Patienten).

Ein Eingriff in das Selbstbestimmungsrecht muss immer rechtlich sehr gut abgesichert sein und diesen durch den Schutz der Autonomie legitimieren (POLLMÄCHER 2019). Das kann beispielsweise der Fall sein, wenn ein Patient Angehörige oder Mitarbeiter der Einrichtung bedroht und so ihre Rechte gefährdet. Eine andere Möglichkeit ergibt sich aus einem Behandlungsinteresse des Patienten, der aktuell nicht einwilligungsfähig ist, dessen Autonomie aber durch die Behandlung wiederhergestellt wird. Eine weitere Möglichkeit kann die Wahrung der Autonomie durch den Schutz vor sich selbst sein, etwa bei Selbstverstümmelungs- oder Suizidversuchen.

Eine Zwangsbehandlung hat für den Betroffenen weitreichende Konsequenzen. Neben der Tatsache, dass sie die Gefahr einer Traumatisierung birgt, bedeutetet sie oft den Verlust von Würde durch ein massives Hilflosigkeitserleben (DGPPN 2018). Die betroffenen Patienten haben oft einen schlechteren Behandlungsverlauf (OLSZWESKI & JÄGER 2015). PRIEBE und Kollegen (2010) zeigten in einer Metaanalyse, dass 39–71% der betroffenen Patienten einen Monat nach ihrer Zwangseinweisung mit dieser einverstanden waren. Doch obwohl viele Patienten im Nachhinein mit den Maßnahmen einverstanden sind, ist die Scham, darüber zu sprechen, oft sehr hoch. Viele Betroffene geben an, sie könnten sich an die Maßnahmen nicht mehr erinnern, oder verzerren das Erlebte. Gehen

Sie behutsam mit diesen Patienten um, solches Nichterinnern (können oder wollen) kann auch schützen. Eine Aufarbeitung ist nicht immer indiziert. Obwohl eine Nachbesprechung des Geschehens in vielen Fällen sehr hilfreich sein kann (DGPPN 2018).

Psychotherapeuten entscheiden nicht federführend über die Anwendung von Zwangsmaßnahmen, diese müssen ärztlich angeordnet werden. Trotzdem sind sie es, die zur Abschätzung von Gefahrensituationen herangezogen werden, wenn es beispielsweise um Suizidalitätsprüfung geht. Deshalb sollten Sie folgende Prinzipien kennen, nach denen verfahren werden muss (Pollmächer 2019; Hell 2005; Olszewski & Jäger 2015):

- Es muss der Grundsatz der Verhältnismäßigkeit gelten. Dieser besagt, dass eine Einschränkung des Selbstbestimmungsrechtes nur legitimiert wird, wenn das zu schützende Gut (z. B. die körperliche Unversehrtheit Dritter) überwiegt. Sie dürfen also keinesfalls als reine Sanktion eines Fehlverhaltens eingesetzt werden.
- Beim Einsatz von Zwangsmaßnahmen muss immer das mildeste Mittel gewählt werden. Zudem sollten sie minimalrestriktiv sein, d. h. so wenig einschränken wie möglich. Viele Patienten bleiben beispielsweise auf der Station, wenn sie über ihre Unterbringung aufgeklärt sind. Dann ist es gar nicht notwendig, Türen abzuschließen.
- Zwangsmaßnahmen sind immer der letzte Ausweg und sollten nur dann eingesetzt werden, wenn vorher alle anderen Alternativen ausgeschöpft wurden. Vieles lässt sich in Gesprächen auflösen.
- Das Team muss beim Einsatz von Zwangsmaßnahmen einem klaren Handlungsplan folgen und die eigenen Emotionen regulieren. Verbale Aggressionen oder das Zufügen unnötiger Schmerzen sind nicht zulässig. Für die betroffenen Patienten muss so gut es geht die Intimsphäre gewahrt werden – Fixierungen auf dem Flur gehören nicht dazu. Für den Patienten sollte eine möglichst sichere Umgebung geschaffen werden, Kontakt zum Personal und eine Uhr im Raum lindern die Erfahrung etwas. Es müssen gut erforschte Medikamente zum Einsatz kommen.

In diesen Situationen muss es oft sehr schnell gehen. Deshalb sollten Sie sich schon zu Beginn Ihrer Tätigkeit mit den Zuständigkeiten und Gepflogenheiten auf Ihrer Station vertraut machen: Wer ordnet was an? Wer muss informiert werden? (In der Regel der Oberarzt, wenn nicht sogar der Chefarzt.) Was wird von Ihnen erwartet? Sollte von Ihnen tatsächlich erwartet werden, dass Sie sich an Fixierungen oder Ähnlichem beteiligen, diskutieren Sie dies! Bestehen Sie auf ein Fixierungstraining und machen Sie sich Gedanken darüber, welche Rolle Sie in einem solchen Szenario einnehmen können und wollen.Unterschätzen Sie nicht den Einfluss einer Beteiligung ihrerseits auf eine spätere Therapiebeziehung. Ich rate Ihnen von einer Beteiligung sehr stark ab, besprechen Sie das aber unbedingt in Ihrem Team, sollte dieser Punkt strittig sein.

Die Entscheidung, ob eine Zwangsmaßnahme angebracht ist oder nicht, ist sehr schwer. Zur Illustration das folgende Beispiel: Viele Menschen mit einem chronischen Alkoholkonsum können keine freie Entscheidung mehr darüber treffen, ob sie weiterhin trinken wollen oder nicht. Bei einigen hat der Alkohol ihr Gehirn schon so geschädigt, dass sie gar nichts mehr abwägen können. Andere hat die Sucht dermaßen fest im Griff, dass sie ihre Familien verlieren, ihr Geld durchbringen und mancher sich dem Tode entgegentrinkt. Müssen diese Menschen zwangsbehandelt werden? Störungswertig ist die Selbstschädigung allemal, und an der Urteilsfähigkeit kann berechtigter Zweifel gehegt werden. In der Praxis werden diesen Menschen aber vor allem Hilfsangebote gemacht, die sie ablehnen dürfen. Sie sehen, das Recht auf Selbstbestimmung ist ein hohes Gut. Auf der anderen Seite werden Menschen mit Manien, die ihr Geld durchbringen, ihre Partnerinnen betrügen und sich mit ihrem Verhalten sozial ins Abseits schießen, durchaus zwangsbehandelt.

Wir alle haben schon Entscheidungen getroffen, die uns geschadet haben. Alkohol trinken, fremdgehen, zu viel Geld ausgeben allein ist erst mal nicht störungswertig. In unserer Alltagsethik ist es gar nicht so leicht zu entscheiden, wann der akzeptable Schaden überschritten ist. Um den Druck noch ein wenig zu erhöhen: Die in der Klinik getroffenen Entscheidungen müssen vor Gericht Bestand haben, die Patienten haben das Recht, sie gerichtlich überprüfen zu lassen. Wenn Sie sich nun von der Gemengelage überfordert fühlen, seien Sie beruhigt: Damit sind sie nicht allein. Aber immerhin sind Sie nun für das Thema sensibilisiert.

Das Thema Autonomie versus Fürsorge begegnet uns im psychotherapeutischen Geschäft sehr viel häufiger als nur beim extremen Fall der Zwangsunterbringung. Wir Psychotherapeuten müssen uns immer wieder Gedanken darüber machen, wie fürsorglich wir sein sollen, sollten und wollen. Das beginnt bei so einfachen Dingen wie dem Erteilen von alltagspraktischen Tipps oder von unserer Seite angebotenen Einzelgesprächsterminen. Auf die Fragen nach der Fürsorglichkeit müssen wir eingebettet in unsere therapeutische Haltung in jedem Fall neu entscheiden.

Zwangsunterbringung und -behandlung: Was ist erlaubt?

In Deutschland können Menschen auf der Grundlage von zwei Gesetzen in der psychiatrischen Klinik zwangsuntergebracht werden. Dabei muss immer der Grundsatz der Verhältnismäßigkeit gelten, das heißt, der Gesundheitsschaden muss groß und wahrscheinlich sein, damit der Eingriff in das Selbstbestimmungsrecht gerechtfertigt ist (DGPPN 2018).

Nach dem Bürgerlichen Gesetzbuch (BGB) ist eine Unterbringung bei Selbstgefährdung möglich, nicht jedoch bei Fremdgefährdung (§ 1906 BGB). Ein Betreuer kann seinen Betreuten in einem Heim oder einem Krankenhaus unterbringen, wenn dieser dringend behandlungsbedürftig ist und daher ein erheblicher gesundheitlicher Schaden droht, er das aber aufgrund seiner psychischen Störung nicht beurteilen kann. Die Unterbringung muss durch das Betreuungsgericht genehmigt werden, und der Betreuer muss die Aufgabenbereiche Aufenthaltsbestimmungsrecht und die Gesundheitssorge haben. Deshalb ist dieser Weg meist der etwas langwierigere. In akuten Fällen kann ein Betreuer auch schneller unterbringen, dann ist die Genehmigung unverzüglich nachzuholen. Der Betreuer muss weiteren freiheitsentziehenden Maßnahmen wie z. B. Fixierungen zustimmen. Wenn diese länger (meist länger als ein Tag) andauern, muss das Gericht zustimmen. Medikamentösen Zwangsbehandlungen muss ein ernsthafter Überzeugungsversuch ohne Druck (!) vorausgegangen sein. Der Betreuer muss diesen zustimmen, ist aber auch hier verpflichtet, die Zustimmung des Betreuungsgerichtes einzuholen.

In der Klinik gelten die gleichen Rechte wie andernorts auch.

Die andere Möglichkeit ergibt sich aus den Psychisch-Kranken-Gesetzen der Bundesländer (PsychKG, PsychKGH, UBG). Diese sind in jedem Bundesland anders, Sie sollten sich also das Gesetz Ihres Bundeslandes zu Gemüte führen. Auch diese Unterbringungen müssen gerichtlich genehmigt werden, hier sind die Amtsgerichte zuständig. Im Fall einer akuten Eigen- oder Fremdgefährdung kann ein Patient zum Beispiel durch die Polizei im Krankenhaus untergebracht werden. Dort muss er von einem Arzt begutachtet und dann unverzüglich (meist innerhalb des nächsten Tages, das ist aber abhängig vom Landesgesetz) einem Richter vorgestellt werden. Dieser kommt üblicherweise ins Krankenhaus und entscheidet dann, ob die Zwangsunterbringung rechtens ist. In manchen Fällen kann dies für besorgte Behandler schwer auszuhaltende Szenarien ergeben, wenn etwa ein schwer psychotischer Mensch wieder entlassen wird, da es keine klaren Beweise für eine Gefährdungslage gibt. Die Rechtsstaatlichkeit verlangt dieses Vorgehen jedoch.

Bei nach Landesgesetz untergebrachten Patienten ist die Rechtslage zu weiteren freiheitsbeschränkenden Maßnahmen etwas komplizierter. Das Verfassungsgericht hat die Länder aufgefordert, einen richterlichen Vorbehalt bei länger andauernden Maßnahmen nachzubessern (teilweise war hier schon länger als eine halbe Stunde gemeint).

Interventionsmöglichkeiten von Psychotherapeuten zur Vermeidung von Zwangsmaßnahmen (DGPPN 2018; Olszewski & Jäger 2015):

- Behandlungsvereinbarungen oder Krisenpass mit den Patienten besprechen;
- Deeskalationsstrategien anwenden i.S. des Safewards (s. Kapitel »Weitere besondere Situationen im Klinikalltag«) z.B. durch Selbstregulation und -reflexion;
- partnerschaftliche Beziehungsgestaltung (s. Kapitel »Therapeutische Haltung und Beziehungsgestaltung«);
- kultursensibles Arbeiten (s. Kapitel »Kultursensibles Arbeiten«);
- Teamarbeit und Transparenz, darin auch dem Patienten gegenüber transparent sein;
- feinfühlig auf Stimmungen und Situationen achten (z.B. Einsatz von Skalen zu drohendem Gewaltverhalten; »Brøset Violence Scala«);
- Zusammenarbeit mit den Angehörigen;
- Vernetzung mit Institutionen außerhalb der Klinik;
- Patienten über ihre Rechte aufklären und über die Unterbringung und den Sinn informieren, Hilfsangebote machen, die Zeit gemeinsam zu nutzen;
- Zwangsmaßnahmen behutsam nachbesprechen;
- Anzeige erstatten bei erheblichen Übergriffen, Normalisierungsprinzip;
- sicheres und authentisches Auftreten: nicht hinter der beruflichen Rolle verschwinden;
- Nachbesprechung von Zwangsmaßnahmen im Team, mit Patienten und Angehörigen.

Schweigepflicht

Ihre Schweigepflicht ergibt sich logisch aus dem Grundgesetz (Menschenwürde und Recht auf freie Entfaltung der Persönlichkeit; Art. 1 und 2 GG). Konkret festgelegt wird sie in der Musterberufsordnung, den Berufsordnungen der Landeskammern und im Strafgesetzbuch. Grundsätzlich sind Sie allen anderen Personen und Institutionen gegenüber zur Verschwiegenheit über Daten, die Ihre Patienten betreffen, verpflichtet. Allein der Umstand, dass diese sich bei Ihnen im Krankenhaus oder der Tagesklinik aufhalten, unterliegt der Schweigepflicht. Dies gilt auch für Kollegen, zum Beispiel den niedergelassenen Psychotherapeuten Ihres Patienten. Auch in der Supervision und Intervision sind Daten Ihrer Patienten zu anonymisieren. Überlegen Sie sich auch, was Sie machen, wenn Sie Patientinnen zufällig auf der Straße treffen, und besprechen Sie dies mit ihnen. Sie können zum Beispiel prinzipiell erst grüßen, wenn Sie zuvor gegrüßt wurden. So vermeiden Sie, dass Patientinnen von ihrer Begleitung gefragt werden, wer Sie denn sind. Dieses Verhalten kann aber unbesprochen zu Irritationen führen.

Die Schweigepflicht ist ein sehr hohes Gut, denn ohne sie ist eine vertrauensvolle therapeutische Beziehung nicht denkbar. Nun geraten Psychotherapeuten immer wieder in Situationen, in denen sie Rechtsgüter gegeneinander abwägen müssen. Daher an dieser Stelle ein kleiner Überblick über Ihre Rechte und Pflichten. Sollten Sie sich entscheiden, Ihre Schweigepflicht zu brechen, etwa weil Sie die Polizei alarmieren wollen, besprechen Sie dies unbedingt vorher mit Ihrem Oberarzt beziehungsweise der Pflegeleitung.

Sie können die Schweigepflicht brechen, wenn von Ihrem Patienten eine akute Gefährdung für sich oder andere ausgeht.

Das Strafgesetzbuch regelt den Umgang mit Verstößen gegen die Schweigepflicht. Ein ungerechtfertigter Bruch derselben kann mit einer Freiheitsstrafe bis zu einem Jahr oder einer Geldstrafe bestraft werden (§ 203 StGB). Daneben existieren sogenannte Offenbarungsbefugnisse. Das kann einerseits sein, wenn Ihr Patient Sie schriftlich von der Schweigepflicht gegenüber bestimmten Personen entbunden hat, wie zum Beispiel dem oben genannten ambulanten Psychotherapeuten. Oder wenn Sie den Partner zum Angehörigengespräch eingeladen haben und zuvor die Inhalte des Gespräches besprochen haben, können Sie davon ausgehen, dass Sie über bestimmte Inhalte sprechen dürfen. Das gilt auch, wenn Sie dies nur dokumentiert und keine gesonderte Schweigepflichtsvereinbarung aufgesetzt haben. Denken Sie aber unbedingt daran, nachzufragen, ob es Themen gibt, die Sie nicht ansprechen dürfen, und dokumentieren Sie das Gespräch. Eine weitere Möglichkeit ist die sogenannte stillschweigende Schweigepflichtsentbindung. Diese liegt vor, wenn Sie davon ausgehen können, dass Ihr Patient mit dem Teilen der Information einverstanden ist, aber nicht gefragt werden kann z. B. aufgrund von Bewusstlosigkeit, wobei das in unserem Berufszweig kaum vorkommt (Kandale & Rugenstein 2014). Diese sogenannte konkludente Schweigepflichtsentbindung gilt auch den Kollegen in der Klinik gegenüber. Über Art und Ausmaß der geteilten Informationen sind Patienten allerdings oft nicht im Bilde (Nock o.D.; s. dazu auch Kapitel »Ihr Klinikalltag als Psychotherapeutin«, S. 28). Eine weitere Offenbarungsbefugnis ergibt sich aus § 34 des StGB, dem sogenannten rechtfertigenden Notstand:

> **»Wer in einer gegenwärtigen, nicht anders abwendbaren Gefahr für Leben, Leib, Freiheit, Ehre, Eigentum oder ein anderes Rechtsgut eine Tat begeht, um die Gefahr von sich oder einem anderen abzuwenden, handelt nicht rechtswidrig, wenn bei Abwägung der widerstreitenden Interessen, namentlich der betroffenen Rechtsgüter und des Grades der ihnen drohenden Gefahren, das geschützte Interesse das beeinträchtigte wesentlich überwiegt. Dies gilt jedoch nur, soweit die Tat ein angemessenes Mittel ist, die Gefahr abzuwenden.«**

Bemühen Sie sich, immer das mildeste Mittel zur Gefahrenabwendung zu wählen. Wenn Ihr Patient beispielsweise droht, seine Partnerin zu verprügeln, müssen Sie überlegen, ob Sie die Polizei anrufen müssen oder ob es reicht, die Partnerin zu informieren. Vorher sollten Sie allerdings versuchen, den Patienten von seinem Vorhaben abzubringen und einzuschätzen, wie ernst zu nehmend die Androhung ist oder ob noch Zeit ist (Oberkircher-Sperling 2014). Wenn ein akut suizidaler Patient die Klinik verlässt, müssen Sie die Polizei informieren und möglicherweise auch seine Angehörigen darüber in Kenntnis setzen. In diesem Kontext sind auch die Gesetze zum Umgang mit Kindeswohlgefährdung zu betrachten (s.u.).

Sie sollten stets bedenken, dass Sie sich, sobald es um Leib und Leben von Personen geht, des Tatbestandes der unterlassenen Hilfeleistung schuldig machen können, wenn Sie nichts tun (§ 323c StGB). Daher ist die Bezeichnung »Offenbarungsbefugnis« an dieser Stelle etwas irreführend, hat sich aber so im Sprachgebrauch etabliert, weshalb auch ich sie hier verwende. Weitere Offenbarungsbefugnisse ergeben sich aus dem

Fünften Sozialgesetzbuch. Dieses regelt die Bestimmungen zur gesetzlichen Krankenversicherung. In der Klinik sind Psychotherapeuten üblicherweise nicht mit den Abrechnungsmodalitäten befasst, dies wird erst in der eigenen Praxis für Sie persönlich relevant. Sollte der MDK an Ihre Bürotür klopfen, sind Sie zur Zusammenarbeit verpflichtet (§ 276 SGB V).

Als Psychotherapeut haben Sie auch Offenbarungspflichten: Sie müssen die zuständigen Behörden informieren, wenn Sie Kenntnis darüber erlangen, dass Ihr Patient oder eine ihm nahestehende Person bestimmte Straftaten plant:

- Hochverrat (d.h. mit Gewalt oder Androhung von Gewalt, die den Bestand der Bundesrepublik gefährdet);
- Landesverrat (z.B. Verrat von Staatsgeheimnissen an fremde Mächte);
- terroristische Akte;
- Geld- oder Wertpapierfälschung;
- Mord, Totschlag;
- Völkermord, Verbrechen gegen die Menschlichkeit (d.h. breit angelegte Angriffe auf die Zivilbevölkerung);
- Kriegsverbrechen;
- Planung eines Angriffskrieges;
- Geiselnahme;
- Raub oder räuberische Erpressung; Bildung krimineller Vereinigung;
- staatsgefährdende Straftaten (z.B. Waffen herstellen für einen Putschversuch) (§ 138 StGB Nichtanzeige geplanter Straftaten).

Für Straftaten, die in der Vergangenheit liegen, besteht keine prinzipielle Offenbarungspflicht. Allerdings gilt es auch hier, die Rechtsgüter abzuwägen. Die Strafverfolgung kann als Rechtsgut überwiegen. Auch bei Wiederholungsgefahr müssen Sie intervenieren. In der Regel machen Sie sich nicht strafbar, wenn Sie sich an die Schweigepflicht halten, wenn Sie von einer in der Vergangenheit liegenden Straftat mit Ausnahme der oben genannten erfahren und keine Anzeige erstatten.

Bestimmte Krankheiten sind nach § 6 des Infektionsschutzgesetzes ebenfalls meldepflichtig, manche davon namentlich, andere nicht. Welche Krankheiten das betrifft, erfahren Sie beim Robert Koch-Institut (z.B. Masern, akute Virushepatitis oder Cholera).

Ihre Schweigepflicht gilt auch vor Gericht. Das hat zur Folge, dass Sie ein Zeugnisverweigerungsrecht haben. Es sei denn, Ihr Patient hat Sie von der Schweigepflicht entbunden (§ 383 Zivilprozessordnung, § 53 Strafprozessordnung, § 385 Zivilprozessordnung). In diesem Fall sollten

Sie in einem Gespräch mit dem Patienten prüfen, ob die Schweigepflichtsentbindung zum Zeitpunkt der Verhandlung noch gültig ist. Sollte das der Fall sein, sind Sie verpflichtet, wahrheitsgemäß auszusagen. Die genannten Regelungen gelten auch für Verfahren vor dem Verwaltungs- oder Sozialgericht sowie für Verfahren bei Ordnungswidrigkeiten (Weyl 2009).

Kindeswohlgefährdung

Kindeswohlgefährdung besteht, wenn Eltern nicht (mehr) für die Grundbedürfnisse ihrer Kinder sorgen können: Schutz, Nahrung, Kleidung, ein Dach über dem Kopf, emotionale Sicherheit, Bindung und Wertschätzung, Möglichkeiten zu lernen, zu spielen, sich zu entwickeln und sich zu verwirklichen (vgl. Maslow 1943). Eine Gefährdung dieser Bedürfnisse kann sich auf unterschiedliche Weisen äußern. Einerseits durch direkte Gewalt, die körperlich, z. B. durch sexuellen Missbrauch, Prügel und Einsperren, oder seelisch, z. B. in Form von Parentifizierung, Abwertungen, Miterleben häuslicher Gewalt, chronischer Trennungskonflikt in der Familie, in Erscheinung tritt. Andererseits durch Vernachlässigung, die wiederum körperlich, z. B. durch eklatante Hygienemängel, fehlende ärztliche Behandlung, aber auch seelisch sein kann, z. B. durch massiv inkonsequente Erziehung, Ignorieren. Der § 1666 des BGB regelt gerichtliche Maßnahmen bei Gefährdung des Kindeswohles. Die Jugendämter sollen dafür sorgen, dass die betroffenen Familien zunächst Hilfen in Anspruch nehmen und die Schulpflicht wahren. Neben mehreren anderen Maßnahmen kann das Familiengericht schließlich Eltern das Sorgerecht entziehen, wenn keine Besserung eintritt (§ 1666 BGB).

Sollten Sie den Verdacht haben, dass das Wohl eines Kindes eines Ihrer Patienten gefährdet ist, sollten Sie in jedem Fall tätig werden, indem Sie sich mit Kollegen und Vorgesetzten beraten, um gemeinsam zu einer Einschätzung und einer Strategie zu kommen. Keinesfalls sollten Sie Hinweise dieser Art ignorieren, verschweigen oder bagatellisieren, zum Schutz der Kinder und Patienten, aber auch zu Ihrem eigenen seelischen und rechtlichen Schutz. Dokumentieren Sie alle Ihre Schritte sorgfältig. Das Gesetz zur Kooperation und Information im Kinderschutz (KKG) regelt die Zusammenarbeit mit den Jugendämtern. Daraus lassen sich Handlungsempfehlungen ableiten (§ 4 KKG; Borstel 2015):

Bemühen Sie sich bei Hinweisen auf eine Kindeswohlgefährdung, mit Ihrem Patienten in ein konstruktives Gespräch darüber zu kommen. Es bietet sich an, dieses erst nach Absprache mit den Kollegen zu führen und am besten nicht allein, um eine möglichst differenzierte Einschätzung zu gewährleisten. Nicht nur aus Gründen des Datenschutzes, sondern auch, um die therapeutische Beziehung nicht zu schädigen (soweit das in diesem Fall möglich ist), sollten Sie sich um größtmögliche Transparenz bemühen, was Ihr Vorgehen anbelangt. Im besten Fall hat Ihr Patient ein Problembewusstsein, stimmt einem Gespräch mit dem Jugendamt zu und ist offen für Hilfsangebote. Dann sollten Sie sich eine Schweigepflichtsentbindung geben lassen und in Absprache mit Ihren Kollegen das zuständige Jugendamt kontaktieren.

Wenn Ihr Patient kein Problembewusstsein hat und einer Kontaktaufnahme mit dem Jugendamt nicht zustimmt, sollten Sie sich erneut mit Ihren Kollegen beraten und einschätzen, ob Sie gegebenenfalls trotzdem eine Anzeige zur Kindeswohlgefährdung machen. Diese können Sie beim Jugendamt oder bei der Polizei machen. Sollten Sie sich für eine Anzeige entscheiden, müssen Sie den betroffenen Patienten darüber informieren. Falls Sie und Ihre Kollegen sich nicht sicher sind, welches Vorgehen das richtige ist, bieten die Jugendämter Beratung an. Sie können also einem Mitarbeiter anonym den Sachverhalt schildern, und er wird Ihnen weiterhelfen. Auch die Psychotherapeutenkammern, Kinderschutzhotline oder die Kassenärztlichen Vereinigungen beraten zu ethisch schwierigen Themen. In der Regel werden Ihre Kolleginnen aus der Sozialarbeit in Kontakt mit dem Jugendamt treten.

Viele Patienten haben große Angst vor einer Zusammenarbeit mit den Jugendämtern. Sie fürchten, dass alle ihre elterlichen Fehler ans Licht kommen oder ihr Kind schlimmstenfalls in Obhut genommen wird. Nachvollziehbarerweise ist eine behördliche Überprüfung des Familienlebens äußerst unangenehm. Doch den Jugendämtern ist an der Stabilität des Kindes gelegen, für eine Inobhutnahme müssen in der Regel massive Probleme vorliegen und mildere Maßnahmen gescheitert sein. Eine psychische Störung allein reicht nicht für einen Sorgerechtsentzug aus. Die familiäre Beziehung ist bei allen Schwierigkeiten prinzipiell ein Faktor großer Stabilität, dies wird von den Jugendämtern in der Regel berücksichtigt.

Die Frage, ob Patienten das Wohl ihrer Kinder gefährden oder nicht, ist ein außerordentlich schwieriges Thema für Psychotherapeuten. Nicht nur finden sie sich in einem Konflikt zwischen verschiedenen Rechtsgütern wieder, sie müssen auch die therapeutische Beziehung aufs Spiel setzen. Arbeiten Sie bei diesem Thema unbedingt im Team. Sollten Sie eine Kindeswohlgefährdung sehen, Ihre Kollegen aber nicht, kann es sein, dass das Problem im Übertragungs- und Gegenübertragungsgeschehen liegt (z. B. Identifikation Ihrerseits mit möglicherweise misshandeltem Kind). Reflektieren Sie mit anderen Menschen Ihre aufkommenden Emotionen und Fantasien. So werden diese Schwierigkeiten besser sichtbar, und Sie bekommen Unterstützung.

Langfristig hilft es den Eltern am meisten, wenn es ihren Kindern gut geht.

Oft sind es gerade die dysfunktionalen Eltern, bei denen es mit den eigenen Kindern schiefgeht, die selbst Nachbeelterung brauchen. Bemühen Sie sich um eine wertschätzende Atmosphäre während des Gespräches mit den betroffenen Eltern. Hier geht es darum, Ressourcen zu aktivieren und Hilfen in Anspruch zu nehmen, und nicht darum, anzuklagen. Benennen Sie auch Dinge, die gut laufen. Das Thema bleibt schwierig für alle daran Beteiligten.

Fallbeispiele für ethisch schwierige Situationen

Zu den dramatischen Situationen, die in der Klink auf Sie zukommen können, haben Sie nun einiges gelesen. Im Berufsalltag begegnen uns immer wieder Situationen, in denen wir nicht auf Anhieb wissen, wie wir uns verhalten sollten. Zur weiteren Illustration solcher Situationen finden Sie nun zwei nicht ganz ungewöhnliche Beispiele.

»Mein Patient berichtet mir von eigenartigen Äußerungen meines Kollegen«

Hin und wieder kann es vorkommen, dass an Sie Äußerungen oder Verhaltensweisen von Kollegen herangetragen werden, die Ihren Patienten verletzt oder verärgert haben und die Sie ethisch nicht vertreten können. Dann stecken Sie in einem echten Dilemma: Sie sollten einerseits mit Ihrem Patienten solidarisch sein und ihn schützen. Vor allem sollten Sie ihn unbedingt ernst nehmen, denn in seiner Wahrnehmung ist das Geschilderte genau so passiert. Andererseits sollten Sie auch Ihrem Kollegen gegenüber das Prinzip der grundsätzlichen Unschuldsvermutung walten lassen, selbst wenn Sie ihn nicht mögen. Bemühen Sie sich also um

Neutralität und arbeiten Sie auf eine Aufklärung der Situation durch Ihren Patienten hin. In der Regel lassen sich Irritationen dieser Art sehr gut mit Kollegen nachbesprechen – eine gute Übung darin, die eigenen Rechte zu vertreten und Gefühle zu verbalisieren. Ihre Hilfestellung sollte sich also in die Richtung kanalisieren, die richtigen Schritte einzuleiten. Das kann zum Beispiel bedeuten, dass der Patient um ein klärendes Gespräch (in Ihrer Anwesenheit) bittet und mit Ihnen die Inhalte vorbespricht. Sollte sich mit dem betreffenden Kollegen ein Muster ergeben – z. B., wenn Sie immer wieder ähnliche Geschichten von Patienten hören –, können Sie überlegen, dies unter vier Augen oder in der Supervision anzusprechen.

In extremen, aber glücklicherweise seltenen Fällen, etwa wenn erhärteter Verdacht für grobe Verletzungen des Berufsethos besteht, kann es notwendig werden, sich Unterstützung bei der Ombudsstelle der Psychotherapeutenkammer zu holen oder ein Gespräch mit dem gemeinsamen Vorgesetzten zu führen. Falls Sie in diese Situation geraten, sollten Sie sich durch einen unabhängigen Supervisor beraten lassen.

»Meine Patientin sagt, dass sie Opfer häuslicher Gewalt ist, will oder kann sich aktuell aber nicht trennen«

In diesem Fall lebt Ihre Patientin in einem traumatisierenden Umfeld. Eine Bearbeitung ihrer Problematik ist unter diesen Umständen nicht möglich. Sie können ihr Unterstützungsmöglichkeiten zeigen (z. B. Frauenhäuser) und ihr zurückmelden, was Sie über die Möglichkeiten einer Veränderung in der aktuellen Situation denken. Beide Informationen können mittel- und langfristig sehr wichtig für Ihre Patientin sein. Sehr wahrscheinlich wird sie einen hohen Leidensdruck haben, und es kann Ihnen sehr schwerfallen, die Therapie nicht fortzuführen. Dennoch sollten Sie in Fällen wie diesem, in dem deutlich ist, dass ein therapeutisches Fortkommen unmöglich ist, die Therapie beenden.

LITERATURHINWEISE

DGPPN (2018): S3-Leitlinie »Verhinderung von Zwang: Prävention und Therapie aggressiven Verhaltens bei Erwachsenen«. Verfügbar über dgppn.de.

Heinz, A. (2014): Der Begriff der psychischen Krankheit. Berlin: Suhrkamp.

HEINZ, A. (2016): Psychische Gesundheit: Begriff und Konzepte. Stuttgart: Kohlhammer.

VOLLMANN, J. (2017): Ethik in der Psychiatrie. Ein Praxisbuch. Köln: Psychiatrie Verlag.

Was Sie für sich selbst tun können

In diesem Kapitel erfahren Sie, wie Sie in der besonders vulnerablen Ausbildungsphase Erschöpfungserscheinungen aktiv entgegenwirken können, um gesund zu bleiben. Dazu sollten Sie darüber klar werden, was Sie erwartet, welche Reaktionen Sie üblicherweise in Belastungssituationen zeigen und was Ihnen guttut. Generell sollten Sie versuchen, Ihre Ansprüche an sich selbst regelmäßig zu prüfen und bei auftretenden Schwierigkeiten genauso nett und verständnisvoll mit sich selbst umzugehen, wie Sie es mit Ihren Patientinnen tun.

Die tägliche Ausnahmesituation

Die Beanspruchungen durch den Psychotherapeutinnenberuf sind immens: Andauernde Beschäftigung mit dem Leid anderer, das Gebot, uns zu regulieren und stets zu reflektieren, herausforderndes Patientinnenverhalten wie Suizidalität und Feindseligkeit oder Gefühle der Isolation sind nur Beispiele aus einer langen Liste potenzieller Belastungsquellen. Unsere Rolle ist insbesondere davon geprägt, dass andere Menschen hohe Erwartungen an uns haben, was unsere menschlichen Fähigkeiten und das Aushalten starker Emotionen anbelangt.

Gerade Schuldgefühle gegenüber Patientinnen bzw. das Gefühl, nicht genug getan zu haben, machen Psychotherapeutinnen zu schaffen (Rabu u. a. 2015; Jaeggi & Reimer 2008). Im Vergleich zu anderen Berufsgruppen scheinen Psychotherapeutinnen nicht das Klischee zu erfüllen, dass sie selbst alle verrückte Psychos sind (Jaeggi & Reimer 2008). Dennoch zeigen sie im Gegensatz zum Rest der Bevölkerung erhöhte Depressivitätswerte (Engel u. a. 2015). Viele scheinen schwierige Erfahrungen in ihren Ursprungsfamilien gemacht zu haben (von Sydow 2014). Berufserfahrung scheint ein wichtiger protektiver Faktor vor einem Burnout-Syndrom zu sein (Reis u. a. 2014). Dies steht im Einklang damit, dass Therapeutinnen insbesondere das praktische Jahr als schwierig empfinden (Sonntag u. a. 2009). Der lebensgeschichtlich ohnehin oft als Einschnitt erlebte Berufseinstieg ist bei ihnen von einer enormen gefühlten Verantwortung anderen Menschen gegenüber gekennzeichnet. Die Anleitung ist nicht immer gut, und die Bezahlung entsprach bisher nur sehr selten der tariflichen Eingruppierung eines Hochschulabsolventen (Becker & Eiling 2015). Rief (1999) beschreibt sogar einen Praxisschock junger Mitarbeiterinnen in der Klinik. Idealerweise lernen Sie in diesem Jahr, sowohl mit den Belastungen durch die Aufgaben an sich und durch das stellenweise wenig veränderungsbereite Arbeitsumfeld umzugehen. Bei Letzterem wird es immer wieder darum gehen, unterscheiden zu können zwischen Kämpfen, für die es sich lohnt, Energie zu mobilisieren, und Umständen, bei denen es gesundheitsförderlicher ist, diese hinzunehmen.

Unbenommen der Erschwernisse und Gefahren sind Therapeutinnen im Großen und Ganzen aber zufrieden mit ihrem Beruf, in dem persönliches Wachstum möglich ist und Toleranz anderen gegenüber gelebt werden kann. Viele erleben ihre Arbeit als kreativen Prozess, in dem sich eine große Verbundenheit zu anderen Menschen einstellt (Rabu u.a. 2015; Reimer u.a. 2005).

Machen Sie sich klar: »Worauf hab ich mich da eingelassen?«

Es empfiehlt sich, die Risiken des anstrengenden Therapeutinnenberufes zu kennen, um diesen entgegenwirken zu können (s.u.). In der Klinik begegnen uns immer wieder emotional herausfordernde Situationen, denn extreme Gefühle und Lebenslagen bestimmen hier den Alltag. Denken Sie nur an die Schilderungen traumatischer Ereignisse.

Reflektieren Sie ständig: Wie wirken Sie auf andere und wie wirkt das Verhalten anderer auf Sie? Sie müssen außerordentlich gut beobachten: Was ist Sicherheitsverhalten und was nicht? Wo kommt es zu möglicherweise subtilen Formen von Selbstverletzungen und wie wird darauf reagiert? Je belasteter die Patientinnen sind, desto eher spielen Verwahrlosung oder Gewalt in Form von Aggressionen durch Patientinnen oder in Form von Zwangsmaßnahmen eine Rolle. Es gilt, die Contenance zu bewahren hinsichtlich wahnhafter Äußerungen und Verhaltensexzessen sowie Geruchs- und Lärmbelastungen. Hinzu kommen Reibungspunkte in der multiprofessionellen Zusammenarbeit. Kliniken sind hierarchische Systeme. Darin als Psychotherapeutin einen Platz zu finden ist nicht immer einfach, geht es doch neben der Krankenbehandlung viel um die

Bewältigung von Alltagszwängen wie Kostenübernahmen, Liegezeiten, Urlaubsvertretungen usw. Der Laden muss schließlich laufen.

Zum Glück sind die wenigsten Menschen die Fülle an Schilderungen über emotionale Zusammenbrüche, Ängste, Schicksalsschläge, Konflikte, Suizidversuche, Hilflosigkeit, scheinbar ausweglose Situationen sowie Vereinsamung aus ihrem privaten Lebensumfeld gewohnt. Da ist es wenig verwunderlich, dass die ersten Eindrücke aus der Klinik Berufseinsteigerinnen oft sehr nahegehen und einiges auslösen können. Doch die meisten Neulinge entwickeln rasch Routine im Umgang mit schwierigen Situationen.

Liste der Risiken des Therapeutinnenberufes (in Anlehnung an Norcross und Guy 2010, S. 62–63):

Verhaltensweisen der Patientinnen:
feindliche Übertragung;
Suiziddrohungen und -versuche;
Apathie, mangelnde Motivation, hartnäckige Widerstände, Verweigerung;
Gewalt durch Patientinnen (verbal oder körperlich);
todkranke Patientinnen;
herausforderndes Interaktionsverhalten (Spiele, Tests);
mangelnde Dankbarkeit der Patientinnen.

Isolation der Therapeutin:
Schweigepflicht;
Einseitigkeit der therapeutischen Beziehung (z.B. Anforderung, sich emotional stets zu steuern);
Vernachlässigung persönlicher Interessen;
Idealisierung und Allmachtsvorstellungen;
Wahrnehmung des Therapeutinnenberufes in der Öffentlichkeit.

Arbeitsbedingungen:
Bewegungsmangel;
Verwaltungsarbeit;
schlechte Bezahlung;
Arbeitspensum;
hohe Fallzahlen;
kurze Liegezeiten im Krankenhaus;
Teamkonflikte;

kollegiales Fehlverhalten;
Wettbewerb unter Kolleginnen;
Mangel an Unterstützung durch andere;
starre Hierarchie im Krankenhaus;
Schwierigkeiten, Fortschritte zu evaluieren.

Belastungen durch die Ausbildung:
extremes Arbeitspensum;
unklarer Status in Klinik;
dauernder Rollenwechsel;
mangelnde Berufserfahrung;
Überforderung mit der neuen Rolle;
Geldsorgen;
Nebenjob.

Emotionale Erschöpfung:
Langeweile (oft in Verbindung mit Schuldgefühlen);
körperliche Erschöpfung;
Gegenübertragungsgefühle;
sekundäre Traumatisierung;
emotionale Beanspruchung;
Mangel an Therapieerfolgen;
Identifikation mit der Psychopathologie der Patientinnen;
Entlassungen und Neuaufnahmen, damit verbundene beanspruchte Umstellungen;
Zweifel an der Berufswahl oder Wirksamkeit des eigenen Handelns;
Verantwortung gegenüber den Patientinnen;
Überforderung mit bestimmten Störungen;
Verlust an Authentizität gegenüber Patientinnen;
Verlust an Authentizität in privaten Beziehungen (Pokerface);
Defizitorientierung.

Neue Rolle und gleichzeitig authentisch bleiben?!

Wie ganz zu Beginn des Buches erwähnt, haben viele Berufseinsteigerinnen das Gefühl, Hochstaplerinnen zu sein. Am Wochenende im

Seminar sind sie in der Rolle der gelehrigen Schülerin und sollen dann montagmorgens mit ihrer Weisheit anderen Menschen aus der Patsche helfen. Anfänglich kann es sicher sein, dass Sie das Gefühl haben, die Therapeutinnenrolle zunächst etwas spielen müssen, bis die Verhaltensweisen fest in Ihr Repertoire übergegangen sind. Im Prozess der Expertinnenwerdung wird klinisches Wissen erst zu sogenannten Krankheitsskripten zusammengefasst. Das sind mentale Strukturen, in denen Informationen zu Symptomen, Epidemiologie, Entstehungsbedingungen, Wahrscheinlichkeiten und Verläufen anderer Patienten zusammengefasst sind. Diese Strukturen sind, wenn sie detailreich und differenziert sind, außerordentlich hilfreich in der klinischen Praxis und werden ein Berufsleben lang erweitert und verfeinert (Lubarsky u. a. 2015; Schmidt & Rikers 2007). Der Blick in Richtung der erfahreneren Kollegen und das Gespräch mit diesen lohnen sich also.

Sie haben schon sehr viele Hürden genommen auf dem Weg zur Psychotherapeutin und schon im Studium sehr viel Störungswissen erworben. Psychotherapeutinnen sind oft biografisch sehr leistungsstarke und -bewusste Schülerinnen und Studentinnen gewesen.

Vergessen Sie bitte nicht, dass es sich nur so anfühlt, als wüssten Sie sehr wenig!

Oft vergehen Jahre, bis Patientinnen eine Behandlung aufsuchen. Es dauert einige Zeit, bis Menschen beginnen können, sich nach so vielen Jahren zu verändern, und für manche sind die Kosten einer Veränderung zu hoch. Betroffene können dabei unterstützt werden, die nächsten Schritte zu tun – die Verantwortung für die Veränderung tragen sie allerdings selbst. In der psychiatrischen Klinik werden in aller Regel nur einige wenige Gespräche stattfinden, die darum gehen, zu stabilisieren und die nächsten Schritte zu planen. In der psychosomatischen Klinik oder auf psychotherapeutischen Stationen ist mehr möglich, aber auch hier sind nach der Entlassung die Prozesse längst nicht abgeschlossen.

Psychotherapie ist ein langsames Geschäft mit unklarem Ergebnis.

Überprüfen Sie Ihre Ansprüche und versuchen Sie, die Grenzen Ihrer Arbeit anzuerkennen. Übrigens können die kleinen Wörtchen »immer«, »nie« oder »muss« als Hinweisreize für zu überprüfende Kognitionen dienen.

BEISPIELE überhöhter Ansprüche von Psychotherapeutinnen:

Meine Patientinnen müssen mich lieben.
Ich muss eine erfolgreiche Therapeutin sein.
Ich bin für den Therapiefortschritt meiner Patientin verantwortlich.
Meine Patientin muss sich regelkonform verhalten.
Meine Patientin muss veränderungsmotiviert sein.

Ich muss immer sehr gut über alles informiert sein (z. B. was meine Patientin gesagt oder getan hat, wer zu Besuch gekommen ist).
Ich muss immer in bester Verfassung sein, sodass ich sichergehen kann, stets eine gute Zuhörerin zu sein.
Ich muss über jedes Störungsbild sehr gut informiert sein.
Ich darf niemals Fehler machen.
Ich muss sehr vorsichtig sein, damit ich meine Patientin nicht destabilisiere.
Ich muss alles, was ich während meiner Tätigkeit erlebe, wegstecken können.
(Siehe dazu auch Hoffmann & Hofmann 2008; Norcross & Guy 2010; Kottler & Blau 1991)

Hin und wieder verleiten auch die Wünsche von Kolleginnen zu überhöhten Ansprüchen. Prüfen Sie bitte genau, ob es neben der Indikation auch die Möglichkeit einer realistischen Umsetzung gibt, wenn Wünsche wie »Machen Sie doch mal eine Expositionstherapie« oder »Das Trauma kann man doch mal bearbeiten« an Sie herangetragen werden.

Psychohygiene und Selbstfürsorge

Auf den folgenden Seiten finden Sie Ideen, wie Sie Ihre Resilienz stärken können. Aus dem Studium und Ihrer Ausbildung kennen Sie sicherlich noch deutlich mehr Interventionen, die Menschen dabei helfen sollen, es sich wieder gut gehen zu lassen. Probieren Sie diese doch ruhig auch mal an sich selbst aus.

Warum mach ich das eigentlich?

In schwierigen Phasen kann es hilfreich sein, sich daran zu erinnern, warum Sie sich für diesen Weg entschieden haben. Welche Werte haben Sie dazu verleitet, das Studium und die Ausbildung anzufangen? Welche Momente sind es, die Sie bewegen und motivieren, weiterzumachen?
Unser Gehirn spielt uns in Phasen schlechter Stimmung einen Streich und erinnert die negativen Informationen besser als die positiven (Bower 1981). Damit wir also nicht nur die mit der ohnehin miserablen Stimmung übereinstimmenden Informationen speichern, ist es wichtig, aktiv zu werden. Eine Liste oder ein Tagebuch können Ihnen helfen, sich

Erfolgserlebnisse besser zu merken. Sollten Sie nichts finden, das Sie bei Ihrer Arbeit in der Klinik als bereichernd erleben, könnte es langfristig etwas schwierig werden. Vielleicht geht es dann für Sie darum, eine längerfristige Perspektive zu entwickeln und das Jahr zu überbrücken, indem Sie einen Ausgleich zur Arbeit entwickeln (s.u.).

ÜBUNG zu Werten (angelehnt an Pottreck-Rose & Jacob 2012):

Zu Ihrem 75. Geburtstag sollen Sie für Ihre beruflichen Leistungen auf dem DGPPN-Kongress geehrt werden. Ihre äußerst geschätzte Kollegin Frau Prof. Dr. M.A. Slow hält die Laudatio. Sie sind stolz! Sie kennt Ihre therapeutischen Fähigkeiten und Kniffe sehr genau. Ganz besonders hebt sie Ihre ersten Jahre hervor, in denen Sie unter widrigsten Umständen Ihren Berufseinstieg als Psychotherapeutin in der Klinik begonnen haben.

Was stellen Sie sich vor, wird Ihre Kollegin sagen?

Eine Fehlerkultur etablieren

Wie immer wird Angst besser, wenn man sich mit dem vermeintlichen Schreckgespenst auseinandersetzt. In diesem Fall dem Fehlermachen. Die meisten Fehler sind nicht fatal oder destabilisieren Patientinnen unmittelbar. Berufseinsteigende Psychotherapeutinnen arbeiten in der Klinik, um etwas zu lernen, und das ist ohne Fehler nicht denkbar. Wie sollen Sie sonst etwas lernen? Fehler sind eine Chance für die therapeutische Beziehung. Therapeutin und Patientin können daran wachsen, wenn sie offen darüber sprechen. Das setzt voraus, dass die Therapeutin dazu in der Lage ist, sich zu öffnen, Verfehlungen und Unsicherheiten einzugestehen und Feedback anzunehmen.

Bei Kottler und Blau (1991) finden sich einige Schilderungen von Meistertherapeutinnen, die von eigenen Fehlern berichten. Die Autorinnen bemerken im weiteren Verlauf ihres Buches, dass Besorgnis über die neue Verantwortung, das Gefühl, nicht zu wissen, was zu tun ist, und Unklarheit darüber, was man überhaupt tut, bei Berufsanfängerinnen eher die Norm zu sein scheinen. Sie schließen mit dem tröstlichen Gedanken, dass Angst vor dem eigenen Scheitern ein Hinweis auf eine kompetente Therapeutin sei. Schließlich ist Selbstreflexion eine therapeutische Kernkompetenz. Beruhigend wirken auch die folgenden Forschungsergebnisse: Die klinischen Einschätzungen und Entscheidungen von Berufseinsteigerinnen nach dem psychiatrischen Jahr scheinen nicht schlechter zu sein als die von erfahrenen Therapeutinnen. Eine Studie zeigte sogar, dass Berufsanfängerinnen korrektere Diagnosen stellten. Selbst in Sachen Therapieerfolge scheinen wenig erfahrene Therapeutinnen ähnlich abzuschneiden wie ihre erfahrenen Kolleginnen (Jacobi u. a. 2011; Tracey u. a. 2015).

Durch psychotherapeutische Behandlung kann es zu Nebenwirkungen kommen. Die sind aber nicht gleichbedeutend mit therapeutischen Kunstfehlern. In der Literatur werden als Beispiele für Nebenwirkungen vorübergehende Symptomverschlechterung oder vermehrte Konflikte genannt. Aber natürlich können auch therapeutische Misserfolge auftreten. Das bedeutet nicht, dass Sie etwas falsch gemacht haben, therapeutische Arbeit ist von sehr vielen Faktoren bestimmt. Manchmal sind Patientinnen noch nicht zu einer Veränderung bereit oder die Therapeutinnen-Patientinnen-Passung war nicht gut. Oft genug sind vermeintliche Nebenwirkungen ein Ausdruck bereits eingetretener Veränderungen und stellen sich langfristig nicht unbedingt als schädlich heraus. Besonders stationäre Therapien scheinen aufgrund vieler potenzieller interpersoneller Reibungspunkte und großer eintretender Veränderungen viele Nebenwirkungen aufzuweisen. Gerade in diesem Setting soll aber stabilisiert werden. Daher gilt es, Nebenwirkungen im Prozess nach Möglichkeit zu vermeiden und wenn möglich die nebenwirkungsärmere Alternative zu wählen. Nebenwirkungen sind gerechtfertigt, wenn ihr langfristiger Nutzen die kurzfristigen Kosten übersteigt (Brakemeier u. a. 2017).

Vorteile von Misserfolgen nach Kottler und Blau (1991, S. 218):

- fördern Reflexion;
- stimulieren Veränderung;
- geben nützliche Informationen;
- geben ein Feedback über die Wirkung einer Handlung;
- fördern Flexibilität;
- lehren Demut;
- machen entschlossener;
- erhöhen die Frustrationstoleranz;
- fördern die Bereitschaft zu Experimenten.

Und dann passiert es doch: Der Suizid einer Patientin

Trotz aller wissenschaftlichen Fortschritte ist keine Gefährdungsbeurteilung perfekt. Viele Patientinnen entschließen sich rasch für einen Suizid (Etzersdorfer 2018). In diesen Fällen haben Therapeutinnen oft also gar keine Zeit, zu intervenieren. Bezieht man Suizide ein, die nach einer Behandlung oder im ambulanten Setting stattfinden, ist es relativ wahrscheinlich, im Verlauf eines Therapeutinnenberufslebens mit dem Suizid einer Patientin konfrontiert zu sein. Wurst und Kollegen (2010) fanden in einer Studie an schweizerischen und deutschen Therapeutinnen heraus, dass etwa ein Drittel der Befragten mit heftigem Stresserleben auf den Suizid einer Patientin reagiert. Frauen scheinen davon häufiger betroffen zu sein als Männer. Die Betroffenen berichteten vor allem Schuldgefühle, Traurigkeit und Erschrecken. In ihrer Studie hatte sich die Mehrheit der Therapeutinnen nach sechs Monaten wieder stabilisiert.

Wenn eine Patientin sich selbst tötet, ist es von fundamentaler Bedeutung, für alle Beteiligten zu sorgen. Für behandelnde Therapeutinnen bedeutet das zunächst, die eigenen Bedürfnisse zu klären: Was brauche ich jetzt? Wie möchte ich über den Tod sprechen? Mit wem möchte ich darüber sprechen (Vielleux & Bilsky 2016)? Der Patientinnensuizid sollte zunächst in wohlwollender Arbeitsatmosphäre während einer Fallsupervision oder Teambesprechung bearbeitet werden. Es gilt zu klären, welche Faktoren dazu geführt haben und ob der Suizid hätte verhindert werden können, um möglicherweise in Zukunft anders handeln zu können.

Das bedeutet, mit Kolleginnen und gegebenenfalls Rechtsanwältinnen darüber zu sprechen, geeignete Maßnahmen zur Fortbildung einzuleiten und vielleicht sogar selbst professionelle Hilfe in Anspruch zu nehmen.

Schuldzuweisungen sind hier fehl am Platz, aber gehen Sie verantwortlich mit eigenen Versäumnissen um.

Heften Sie vorhandene Dokumentation, die sich noch nicht in der Akte befindet, ab. Gegebenenfalls müssen Sie mit den ermittelnden Behörden Fragen zur Schweigepflicht klären (Plener 2015). Sollte gegen Sie ermittelt werden, können Sie zunächst von Ihrem Schweigerecht als Beschuldigte Gebrauch machen und eine Fachanwältin konsultieren, um sich nicht um Kopf und Kragen zu reden (Gerlach 2019). Neben rechtlichen Aspekten kommt auch die Frage, wie Sie den Angehörigen der Suizidentin begegnen können. Diese sind nun besonders gefährdet und brauchen möglicherweise selbst psychotherapeutische Hilfe. Einige Autorinnen empfehlen, Trauerarbeit zu leisten und auf die Beerdigung zu gehen (Kaye & Soreff 1991). Als betroffene Therapeutin kann es hilfreich sein, Gespräche mit Angehörigen nicht allein zu führen. Angehörige sollten in ihrer eigenen Trauerarbeit unterstützt werden. Das kann zum Beispiel bedeuten, sie an eine Kollegin weiterzuvermitteln.

Bitte vergessen Sie bei Suiziden im Klinikkontext nicht, an die hinterbliebenen Mitpatienten zu denken. Diese sind aufgrund der großen räumlichen Nähe und der Übereinstimmungen mit der eigenen Lebenssituation nun stärker gefährdet und brauchen besondere Aufmerksamkeit.

Präventiv ist es sinnvoll, sich mit dem Gedanken auseinanderzusetzen, dass Therapeutinnen nur begrenzte Möglichkeiten haben, Einfluss auf ihre Patientinnen zu nehmen. Entschließt sich eine Patientin für einen Suizid und kündigt diesen nicht an, ist es unmöglich, ihn zu verhindern. Möglicherweise kann es ebenso hilfreich sein, sich im Vorfeld mit dem Thema Suizid auf der menschlichen Ebene auseinanderzusetzen und hier eine Haltung zu entwickeln. Hier bietet sich die Lektüre von Schilderungen erfahrener Therapeutinnen darüber an, wie sie den Suizid eines Patienten erlebten (s. dazu bspw. Dorrmann 2016; Kottler & Blau 1991). Als Denkanstöße können Ihnen aber auch folgende Fragen dienen:

- Dürften Sie sich selbst töten?
- Dürften Ihnen nahestehende Angehörige sich umbringen?
- Dürften Ihre Patientinnen sich töten?

(Gräbener 2012)

Wohlgemerkt geht es an dieser Stelle nicht um rechtliche Aspekte, denn in Deutschland sind suizidale Handlungen kein Straftatbestand.

Bleiben Sie realistisch und nett zu sich

Patientinnen oder Kolleginnen fragen sich hin und wieder, ob junge Therapeutinnen bestimmte Aufgaben schaffen oder aushalten können. Es kann verunsichernd oder auch kränkend sein, immer wieder gefragt zu werden, wie alt man ist und wie lange man den Job schon macht.

Empathische Einfühlung kann helfen, die Kränkung loszuwerden. Junge Therapeutinnen wirken auf Patientinnen oft einschüchternd. Da hat jemand mit 18 Abitur gemacht, fünf Jahre studiert und sitzt mit 23 auf dem Therapeutensessel in der Klinik. Die Lebenswelt der meisten Patientinnen sieht völlig anders aus. Das gilt es anzuerkennen. Vielleicht fragen Sie sogar mal Ihre Großeltern oder Ihre Eltern, wie sie es finden würden, eine so junge Therapeutin zu haben. Der Vorteil der wissenschaftlich nicht haltbaren Zuschreibung, dass Sie als junge Therapeutin zu wenig

Lebenserfahrung hätten, um wirklich hilfreich oder empathisch zu sein, ist klar: Sie werden auf jeden Fall besser werden!

Der Übergang vom Studium ins Berufsleben kann sehr anstrengend sein und zu großen Unterschieden zwischen Privat- und Berufsleben führen. Viele sind finanziell belastet und arbeiten noch in einem anderen Job. Manchmal kommen ein Umzug in eine neue Stadt, neue Freunde, eine neue Partnerschaft oder ein Kind hinzu. Es ist wichtig anzuerkennen, dass Psychotherapeutinnen Menschen wie alle anderen sind. Auch sie erleben kritische Lebensereignisse und Krisen. Idealerweise steckt eine Psychotherapeutin die intensiven Gefühle, mit denen sie täglich konfrontiert ist, locker weg und kennt sich mit den eigenen blinden Flecken hervorragend aus. Das ist aber nicht unbedingt zu jeder Zeit im Leben realistisch oder notwendig, um eine gute Therapeutin zu sein (Jaeggi & Reimers 2008).

Merken, wenn es zu viel wird

Jede gute Verhaltensänderung beginnt mit einer Selbstbeobachtung. Norcross und Guy (2010) empfehlen den strukturierten Einsatz von Fragebögen und festen Selbstfürsorgezeiten im Kalender. Im deutschen Sprachraum bietet sich der »Perceived Stress Questionnaire« als mögliches Selbstkontrollinstrument an. Er umfasst 20 Items und ist innerhalb von fünf Minuten ausgefüllt. Der Fragebogen ist veränderungssensitiv und stabil, was seine psychometrischen Eigenschaften anbelangt. Er ist im Internet über eine Creative-Commons-Lizenz verfügbar (Levenstein u. a. 1993; Fliege u. a. 2001; Fliege u. a. 2005).

Die eigenen körperlichen, emotionalen, kognitiven und verhaltensmäßigen Anzeichen von Überlastung zu kennen ist die Voraussetzung dafür, Gegenmaßnahmen einzuleiten. Hoffmann und Hofmann (2008) empfehlen, diese aufzuschreiben und schon während einer laufenden Sitzung Sofortmaßnahmen einzuleiten. Beispiele für kognitive Anzeichen können inneres Abschweifen sein, z. B. das Erstellen des Einkaufszettels während Gesprächen oder Tagträumerei. Viele Menschen merken ihre Anspannung aber auch körperlich an verspannter Nackenmuskulatur, schmerzendem Kiefer oder längeren Regenerationszeiten. Manche Therapeutinnen berichten zunehmende Ungeduld, Angst oder Feindseligkeit gegenüber den Patientinnen und auf der Verhaltensebene Prokrastination wichtiger patientinnenbezogener Aufgaben, Überengagement oder Zuspätkommen zu Sitzungen.

Pausen machen

Die Bedeutung von Pausen- und Erholungszeiten für das seelische Wohlergehen ist hinlänglich bekannt. Kleine Pausen zwischen den Sitzungen können Wunder wirken, wenn es darum geht, die emotionalen Antennen wieder auszurichten und nachzuschwingen. Dabei gilt es, echte Pausen zu machen. Das Mittagessen und den Arztbrief zeitgleich zu erledigen, zählt nicht dazu. Vielmehr bietet es sich an, hin und wieder von seinem Platz aufzustehen und in einen anderen Raum zu gehen oder einen Spaziergang zu machen. Ein kurzes Nickerchen steigert die Produktivität um 35% (Zulley 2011).

In vielen Kliniken herrscht Raumnot, und berufseinsteigende Psychotherapeutinnen sind nicht gerade die Kolleginnen, die das schönste Arbeitszimmer bekommen. Trotzdem können Sie Störungen vermeiden: Telefone können leise gestellt, ein Schild kann an die Tür gehängt werden und die Zimmerkollegin kann Verständnis für die Ohrstöpsel haben.

Selbstdiagnosen funktionieren nicht

Auch wenn es sehr verlockend ist: Der Versuch, sich selbst oder mit Freundinnen wie eine Patientin zu analysieren, resultiert meist in unnötiger Selbstzermarterung.

Trotzdem ist es sinnvoll, sich mit seiner Biografie auseinanderzusetzen, denn die eigenen schmerzvollen Erfahrungen können aufschlussreich für die Arbeit mit Patientinnen sein und helfen, zu eigenen Reaktionen mehr Distanz zu gewinnen. In Deutschland ist Selbsterfahrung Bestandteil der Ausbildung (PsychTh-APrV, BMG 2016). Psychodynamische Ausbildungen legen besonderen Wert auf die Einzelselbsterfahrung. Verhaltenstherapeutische Institute sind an dieser Stelle oft etwas zurückhaltender und legen den Fokus eher auf die Gruppenselbsterfahrung. International machen viele Psychotherapeutinnen im Lauf ihres Lebens selbst eine Psychotherapie (Macran & Shapiro 1998). Zwei Drittel von ihnen geben an, dass sie ihre Therapie als hilfreich erlebt haben. Insbesondere wenn sie außerhalb des Ausbildungskontextes erfolgt ist, beträgt die Zahl der zufriedenen Therapeutinnen sogar 88%. Genannt werden unter anderem Einflüsse in Bezug auf die persönliche Reifung und Stressbewältigung. Der Entwicklung eines Burn-outs kann durch eine Psychotherapie wohl nicht vorgebeugt werden. Dafür scheint sie andere wichtige therapeutische Kompetenzen zu fördern, z. B. die Verbesserung der Empathiefähigkeit (s. Laireiter & Botermans 2005 für eine Übersicht; Orlinksy u. a. 2005).

Der Witz ist das Loch, aus dem die Wahrheit pfeift

Viele erfolgreiche Psychotherapeutinnen betonen, wie hilfreich Humor in einer Psychotherapie sein kann (s. Goldin u. a. 2006). Eine Klinik ist an sich erst einmal keine besonders lustige Institution, und Witze über die eigene Arbeit in ihr zu machen, birgt die Gefahr, sich über die Schwächen der Patientinnen zu erheben oder zynisch zu werden. Jedoch ist es für Psychotherapeutinnen sehr wichtig, den Humor zu bewahren, um mit beruflichen Belastungen umzugehen. Bedienen Sie sich also am sogenannten selbstverstärkenden Humor, der dafür sorgt, über sich selbst lachen zu können oder sich an den Absurditäten des Alltags zu erfreuen (Rupert & Kent 2007; Malinowski 2013; Goldin u. a. 2006; Gibson 2014). Aggressiver Humor hingegen, der andere Menschen oder sich erniedrigt, ist immer kontraindiziert. Das gilt auch für die Besprechung im Stationszimmer.

Humor kann Menschen verbinden und enorm zum Therapieerfolg beitragen, solange er freundlich mit sich und anderen umgeht. Dieser Humor schützt auch die Therapeutin vor einem Burn-out und hilft mit ziemlicher Sicherheit auch Ihnen, den anstrengenden Berufseinstieg zu überstehen. Sie können Ihren Patientinnen ein Modell sein, wenn es um den Umgang mit eigenen Ungeschicklichkeiten oder Unsicherheiten geht.

Der Einsatz von Humor während der Sitzungen sollte der emotionalen Situation der Patientin angemessen sein. Das heißt, nur eine Patientin, die in der Lage ist, sich emotional von der eigenen Situation zu distanzieren, und ironische Metakommunikation versteht, kann von einem Witz seitens der Therapeutin profitieren. Damit ist Humor oder gemeinsames Lachen auch oft ein Zeichen für eine bereits eingetretene Besserung. Humor sollte unter Beachtung der aktuellen therapeutischen Beziehung eingesetzt werden. Ist diese gerade fragil, kann es schnell passieren, dass sich Patientinnen nicht mehr ernst genommen fühlen. Die meisten Patientinnen mit schizophrenen Psychosen haben schlechte Erfahrungen mit doppelten Botschaften und sehr große Schwierigkeiten, Ironie zu verarbeiten. Hier gilt es, sich freundlich, aber eindeutig zu verhalten.

Berufliche Ressourcen aktivieren – theoretisch und sozial

Jede Psychotherapeutin hat diese eine Patientin, deren Verhalten sie unglaublich nervt. Da ist es manchmal nur mit Mühe und Not möglich, seine Gefühle unter professioneller Freundlichkeit zu verbrämen. Und dann gibt es auch immer wieder Patientinnen, die besonders anrühren, von denen es sehr schwer ist, sich zu distanzieren. Das kann mit eigenen lebensgeschichtlichen Erfahrungen zu tun haben. Die Geschichten, die wir tagtäglich hören, sind aber eben oft von Leid und Ungerechtigkeit geprägt.

Wenn Sie genervt sind, hilft oft ein theoretischer Blick auf das (problematische) Patientinnenverhalten. Neben Störungstheorien kann eine Plananalyse nach Caspar (2007) helfen, sich emotional zu distanzieren. Mit dieser könnten Sie Appelle, zentrale Botschaften und Manipulationsversuche aufdecken. In Kombination mit guten Kenntnissen der eigenen Achillesfersen (der Plural ist hier beabsichtigt) kommen Sie sicher ein ganzes Stück weiter.

Ob Sie nun genervt oder angerührt sind: Verantwortung ruht am bequemsten auf mehreren Schultern. In der Klinik sind Situationen selten eindeutig. Da braucht es mehrere Perspektiven für eine gute Behandlung. Beziehen Sie Ihre Kolleginnen in schwierigen Situationen ein und fragen Sie sie nach ihrer Perspektive. In Intervisionsgruppen ist es möglich, diese Gefühle und Gedanken widergespiegelt zu bekommen. In diesem geschützten Rahmen können Sie dann idealerweise auch Ihre Gefühle zunächst ungefiltert verbalisieren und Unterstützung bei der Einordnung und Versachlichung der Lage bekommen. Hierzu kann es hilfreich sein, sich mit anderen einsteigenden Psychotherapeutinnen auszutauschen, selbstverständlich in anonymisierter Form. Die Gefahr, aus unangemessener Höflichkeit zu zurückhaltende Rückmeldungen zu bekommen, ist hier eher gering. Wenn es kein passendes Angebot gibt, gründen Sie selbst eine Intervisionsgruppe, z. B. über Ihren Mailverteiler, das Schwarze Brett im Ausbildungsinstitut oder über die Psychotherapeutenkammer! Es ist wichtig, Strategien zu erlernen, wie Sie mit emotional herausfordernden Situationen umgehen können, und ein Netzwerk zu etablieren. Gegenseitige Beratung und Unterstützung sind ein Baustein im Lernprozess. Die Intervisionsgruppe kann möglicherweise auch bei anderen Schwierigkeiten mit der neuen Rolle helfen.

Privatperson bleiben

Wie alle Berufe hat auch der Beruf der Psychotherapeutin selbstverständlich Auswirkungen auf das Privatleben – mit allen Vor- und Nachteilen (vgl. Rabu u. a. 2015). Als Expertin für das menschliche Verhalten und Erleben kann es manchmal schwierig sein, mit Freundinnen, Partnerinnen oder der Familie Privatperson zu sein. Psychotherapeutinnen sind es gewohnt, Fragen zu stellen, die wehtun, aufdecken und außerordentlich privat sind. Da kann es schon mal passieren, dass sie zu weit gehen oder erwarten, dass andere Menschen sich ihnen offenbaren, wie es Ihre Patientinnen tun. Die eine oder andere macht vielleicht ein therapeutisches Pokerface oder stellt insistierende Fragen. Die neue Rolle kann schließlich sehr attraktiv sein, wenn es darum geht, eigene Emotionen von sich fernzuhalten. Mit ungefragten Hypothesen über das Erleben oder die Probleme privater Kontakte gilt es sich also zurückzuhalten. Partnerinnen und Kinder erleben Psychotherapeutinnen manchmal als im Diskurs überlegen, schließlich verdienen diese mit dem Gespräch ihr Geld und haben ihre Argumentationen professionalisiert.

Andererseits schätzen viele Menschen Psychotherapeutinnen als Gesprächspartnerinnen und Ratgeberinnen. Oft ist ihnen nichts Menschliches fremd, und sie sind erfahrene Beraterinnen in Lebenskrisen. Das birgt natürlich auch die Gefahr, sich zu überfordern oder in unangenehme Doppelrollen zu geraten. Es gilt also, im privaten Bereich behutsam mit sich und anderen umzugehen. Auch Psychotherapeutinnen dürfen psychische Störungen von Angehörigen als anstrengend oder überfordernd erleben. Den allermeisten Angehörigen von Betroffenen geht es so, denn psychische Störungen machen auch das Umfeld oft hilflos. Nahe Angehörige können eine Rückmeldung geben, wenn unangenehme Verhaltensweisen an den Tag gelegt werden (vgl. Norcross & Guy 2010; Little Elk 2015; Jaeggi & Reimers 2008).

Norcoss und Guy (2010) weisen darauf hin, dass auch die Schweigepflicht einsam macht. Schilderungen aus dem Berufsalltag sollten sich im privaten Umfeld auf die eigenen Gedanken und Gefühle beschränken. Sollten soziale Überschneidungen zwischen dem persönlichen und dem beruflichen Umfeld bestehen, sei es über mehrere Ecken oder durch Wohnortnähe, gilt es sich noch stärker einzuschränken. Personenbezogene Unterlagen müssen in der Klinik bleiben. Wenn es sich nicht vermeiden lässt, sollten Sie diese Unterlagen in ein abschließbares Fach legen.

Bitten Sie Ihre Freunde und Familie, Ihnen Bescheid zu sagen, wenn Sie anfangen, sich komisch zu benehmen.

Therapeutinnen müssen sich zwangsläufig viel mit psychologischen Themen beschäftigen. Daher empfiehlt sich ein inhaltliches Gegengewicht. Wenn Sie mit Freundinnen stets schwerwiegende Themen diskutieren und Problemfilme schauen, kann es passieren, dass Sie irgendwann ausgelaugt sind.

Was macht Ihnen denn sonst noch Spaß?

Feierabendrituale

BEISPIEL

Die angehende Psychotherapeutin Eva P., 26 Jahre aus Berlin, traf sich nach ihrem Feierabend am Freitagabend zum Kinobesuch mit ihren Freunden. In ihrer Tasche befand sich noch der Wechsler-Intelligenztest, auf den sie sich über das kommende Wochenende vorbereiten wollte. Im Kino hatte sie das Gefühl, die Geschichten der Patientinnen hafteten noch an ihr. Mit Argusaugen bewachte sie ihre Tasche, damit der teure Test auch ja nicht abhandenkäme. Konzentration auf den Film war ganz und gar ausgeschlossen. Auch beim sich anschließenden Kneipenbesuch trat keine Besserung ein. Sie konnte und wollte auch nicht mit ihren Freunden über ihre Arbeit sprechen, schließlich hatte sie ja Feierabend und musste morgen schon wieder im Seminar sitzen und den Ausführungen des Professors lauschen. Ein entspanntes Feierabendbier sah definitiv anders aus! Frustriert und mit brummendem Kopf ging sie nach Hause.

Arbeitskleidung kann Abgrenzung schaffen. Ein weiterer Vorteil ist die größere Narrenfreiheit, die private Kleidung hat. Hier müssen Sie nicht auf Assoziationen achten, die Patientinnen und Vorgesetzte haben könnten. Andere Formen von Ritualen, die Therapeutinnen im Lauf ihres Berufslebens etablieren, sehen sehr unterschiedlich aus. Mancher hilft ein kurzer Mittagsschlaf, um dann erfrischt in den Feierabend zu starten. Eine andere macht kurze Meditationsübungen, um wieder im Alltag anzukommen. Ebenfalls bietet sich der Weg von der Arbeit nach Hause an, um loszulassen. Möglicherweise kann auch ein Spaziergang oder eine längere Fahrradfahrt helfen, den Kopf wieder freizubekommen. Die Lieblingsplatte zu hören kann genauso erden wie wenig intellektuelle Entspannungsmethoden, z. B. die Lektüre einer Zeitschrift. Sollten die Emotionen tatsächlich zu stark sein, ist es denkbar, sich einige Notizen von den Eindrücken zu machen, um diese dann in der Supervision oder

Intervision in den kommenden Tagen zu besprechen. Natürlich bieten sich auch die Methoden, die in der Ausbildung gelehrt werden, als mögliche Hilfsmittel an: eine kurze Genussübung oder sogar der Tresor können helfen, wieder bei sich anzukommen. Lassen Sie Ihrem Erfinderinnengeist Freiraum.

Last but not least: Mens sana in corpore ...

Dieser Hinweis ist möglicherweise banal. In der Phase Ihres Berufseinstieges kommt eine enorme Belastung auf Sie zu. Versuchen Sie deshalb, auch körperlich einen Ausgleich zu stundenlangem Sitzen in Oberärztinnenvisiten, Seminaren und Einzelgesprächen zu schaffen. Sport, aufrechtes Sitzen, regelmäßige Massagen oder ein Besuch im Spa können helfen. Ernähren Sie sich einigermaßen gesund und vermeiden Sie übermäßigen Substanzkonsum. Bekommen Sie heraus, was Ihnen beim Abschalten hilft. Körperliche Betätigung wirkt übrigens antidepressiv (z. B. Torres u. a. 2013). Ein renommierter Schlafforscher ist sogar für die Aussage bekannt, dass Menschen, die zu wenig schlafen, es riskieren, dick, dumm und krank zu werden (Zulley & Koch 2011).

LITERATURHINWEISE

Jaeggi, E. (2002): Und wer therapiert die Therapeuten? 3. Auflage. Stuttgart: Klett-Cotta.

Kernberg, O.; Dulz, B.; Eckert, J. (Hg.) (2005): Wir: Psychotherapeuten über sich und ihren unmöglichen Beruf. Stuttgart: Schattauer.

Kopp, S. (1976): The Naked Therapist. A Canterbury Tales Collection of embarrassing moments from more than a dozen eminent psychotherapists. Verfügbar über https://www.freepsychotherapybooks.org/ebook/the-naked-therapist/ (11.2.2020).

Kottler, J.A.; Blau, D.S. (1991): Wenn Therapeuten irren. Versagen als Chance. Köln: Ed. Humanistische Psychologie.

Norcross, J.C.; Guy, J.D. (2010): Lassen Sie es in Ihrer Praxis. Wie Psychotherapeuten für sich selbst sorgen können. Göttingen: Hogrefe.

Rønnestad, M.H.; Skovholt, T.M. (2003): The Journey of the Counselor and Therapist: Research Findings and Perspectives on Professional Development. Journal of Career Development, 30 (1), 45–58.

Dank

Mein ganz besonderer Dank gilt Matthias Rosemann, ohne den es dieses Buch nicht gegeben hätte. Danke für Ihr konstruktives Feedback, den Austausch und vor allem das Zutrauen!

Ich möchte mich bei meinen Kolleginnen Sarah Smieskol, Elena Bennecke und Ruth von Brachel von ganzem Herzen für ihre Unterstützung, kurzfristiges Einspringen und den fachlichen Rat bedanken. Mein Dank gilt auch Franziska Quabeck, ohne deren aufmunternde Worte und Beratung dieses Projekt vermutlich nie zu einem Abschluss gekommen wäre. Das gilt selbstverständlich auch für das unermüdliche Babysitting von Karen Lang.

Literatur

Aderhold, V. (o.D.): Krisenplan im Netzwerkgespräch. Fragen der Moderatoren. https://www.dgsp-ev.de/fileadmin/user_files/dgsp/pdfs/Stellungnahmen/ADERHOLD_-_Leitfaden_Krisenplangespraech.pdf (19.05.20).

Agarwalla, A.; Koss, A.; Küchenhoff, J. (2017): Abstinenz nach stationärer qualifizierter Entzugsbehandlung für Alkoholabhängige. Sucht, 63, 25–32.

Amering, M. (2011): Recovery – Paradigmenwechsel zu einer ressourcenorientierten Psychiatrie. Kontext, 42 (3), 245–256.

American Group Psychotherapy Association (AGPA) (2007): Practice guidelines for group psychotherapy. https://www.agpa.org/docs/default-source/practice-resources/download-full-guidelines-(pdf-format)-group-works!-evidence-on-the-effectiveness-of-group-therapy.pdf?sfvrsn=ce6385a9_2 (04.12.19).

American Psychiatric Association (APA) (2003): Practice Guideline For The Assessment and Treatment of Patients With Suicidal Behaviors. https://psychiatryonline.org/pb/assets/raw/sitewide/practice_guidelines/guidelines/suicide.pdf (20.12.19).

Arbeitsgemeinschaft für Methodik und Dokumentation in der Psychiatrie (AMDP) (2018): Das AMDP-System. Manual zur Dokumentation psychiatrischer Befunde. 10. korrigierte Auflage. Göttingen: Hogrefe.

Asen, E.; Scholz, M. (2019): Praxis der Multifamilientherapie. Heidelberg: Carl Auer.

Auckenthaler, A. (2012): Kurzlehrbuch Klinische Psychologie und Psychotherapie. Grundlagen, Praxis, Kontext. Stuttgart: Thieme.

Bandelow, B. (2015): PAS. Panik- und Agoraphobie-Skala. Göttingen: Hogrefe.

Barbor, T.F.; Higgins-Biddle, J.C.; Saunders, J.B.; Monteiro, M.G. (2001): AUDIT. Alcohol Use Disorder Identification Test. Guidelines for Use in Primary Care. 2. Auflage. World Health Organization.

Bäuml, J. (2010): Psychoedukation. In: V. Arolt; A. Kersting (Hg.): Psychotherapie in der Psychiatrie. Heidelberg: Springer, S. 121–134.

Bäuml, J. (2014): Zentraler Knotenpunkt im psychotherapeutischen Behandlungsansatz. InFo Neurologie & Psychiatrie, 16 (9), 55–62.

Beauchamp, T.L.; Childress, J.F. (1979/1983): Principles of Biomedical Ethics. 2. Auflage. Oxford: University Press.

Becker, T.; Claus, S.; Deister, A.; Driessen, M.; Frasch, K.; Gallinat, J.; Gühne, U.; Hauth, I.; Heinz, A.; Horn, A.; Kieser, C.; Lambert, M.; Längle, G.; Löhr, M.; Pollmächer, T.; Richert, A.; Schillen, T.; Schulz, M.; Welschehold, M. (2017): Leistungsbeschreibung der stationsäquivalenten psychiatrischen Behandlung bei Erwachsenen. https://www.dgppn.de/_Resources/Persistent/6a32b1531f474c898fc8ec49c7bf6614cb95ac15/2017-06-13_STN_DGPPN_STÄB_fin.pdf (29.09.20).

Becker, M.; Eiling, A. (2015): Risiken in der Psychotherapeutenausbildung. Belastungsfaktoren und Risikopotenzial aus der Sicht von Ausbildungsteilnehmern. Psychotherapie im Dialog, 4, 40–46.

Becker, E.; Margraf, J. (2007): Generalisierte Angststörung. Ein Therapieprogramm. 2. Auflage. Weinheim: Beltz PVU.

Beesdo-Baum, K.; Zaudig, M.; Wittchen, H.-U. (2019): SCID-5-PD. Strukturiertes Klinisches Interview für DSM-5® – Persönlichkeitsstörungen. Göttingen: Hogrefe.

Berking, M.; Kowalsky, J. (2012): Therapiemotivation. In: M. Berking; W. Rief (Hg.): Klinische Psychologie und Psychotherapie für Bachelor. Band II: Therapieverfahren. Lesen, Hören, Lernen im Web. Berlin: Springer, S. 13–22.

Bion, W.R. (1961/2001): Erfahrungen in Gruppen und andere Schriften. Aus dem Engl. übers. von H.O. Rieble. 3. erw. Auflage. Stuttgart: Klett Cotta.

Blum, K.; Löffert, S.; Offermann, M.; Steffen, P. (2018): Psychiatrie-barometer Umfrage 2017/2018. Düsseldorf: Deutsches Krankenhausinstitut. https://www.dki.de/sites/default/files/2019-02/psychiatrie_barometer_2017_2018_final%282%29.pdf (7.11.19).

Bohus, M. (2002): Borderline Störung. 1. Auflage. Göttingen: Hogrefe.

Borbé, R.; Hornung, W.P.; Buchkremer, G. (2011): Psychoedukation und Angehörigenarbeit. In: H.-J. Möller; G. Laux; H.-P. Kapfhammer (Hg.): Psychiatrie, Psychosomatik, Psychotherapie. Heidelberg: Springer, S. 1035–1049.

Borstel, B. (2015): Kindeswohlgefährdung in der Kinder- und Jugendpsychiatrie. Vortrag Fachtag Kindeswohlgefährdung Brandenburg. https://www.bag-ped.de/sites/default/files/dateien/kurz_kindeswohlgefaehrdung_fachtag_brandenburg.pdf (28.11.19).

Bower, G.H. (1981): Mood and memory. American Psychologist, 36 (2), 129–148.

Bowers, L. (2014): Safewards: A new model of conflict and containment on psychiatric wards. Journal of psychiatric and mental health nursing, 21 (6), 499–508.

Bundes ie Psychologischen Psychotherapeutinnen und Psychotherapeuten und Kinder- und Jugendlichenpsychotherapeutinnen und Kinder- und Jugendlichenpsychotherapeuten. In der Fassung der Beschlüsse des 7. Deutschen Psychotherapeutentages in Dortmund am 13. Januar 2006. Aktualisiert mit Beschluss des 11. DPT am 10. November 2007. https://www.bptk.de/wp-content/uploads/2019/01/20060113_muster berufsordnung.pdf (2.11.19).

Burlingame, G.M.; McClendon, D.T.; Alonso, J. (2011): Cohesion in group therapy. Psychotherapy, 48 (1), 34–42.

Brakemeier, E.-L.; Nestoriuc, Y.; Jacobi, F. (2017): Nebenwirkungen von Psychotherapie. In: E.-L. Brakemeier; F. Jacobi (Hg.): Verhaltenstherapie in der Praxis. Weinheim: Beltz, S. 921–929.

Brakemeier, E.-L., Normann, C. (2012): Praxisbuch CBASP. Behandlung chronischer Depression. Weinheim: Beltz Verlag.

Carlbring, P.; Andersson, G.; Cuijpers, P.; Riper, H.; Hedman-Lagerlöf, E. (2018): Internet-based vs. Face-to-face cognitive behavior therapy for psychiatric and somatic disorders: An updated systematic review and meta-analysis. Cognitive Behavior Therapy, 47 (1), 1–18.

Caspar, F. (2007): Beziehungen und Probleme verstehen. Eine Einführung in die psychotherapeutische Plananalyse. 3. Auflage. Bern: Huber.

Caspar, F. (2013): Therapeutische Beziehung zwischen Grundlagenforschung, Psychotherapie-Prozessforschung und Praxis. Verhaltenstherapie & Verhaltensmedizin, 34 (3), 251–262.

Center for Substance Abuse Treatment (2015): Substance Abuse Treatment: Group Therapy. Treatment Improvement Protocol (TIP) Series, No. 41. Revised. HHS Publication No. (SMA) 15-3991. Rockville, MD: Substance Abuse and Mental Health Services Administration. https://store.samhsa.gov/system/files/sma15-3991.pdf (10.02.2020).

Collegium Internationale Psychiatriae Scalarum (CIPS) (Hg.) (2015): Internationale Skalen Psychiatrie. 6. Auflage. Göttingen: Hogrefe.

Dack, C.; Papadopoulos, J.; Stewart C.; Bowers, L. (2013): A review and meta-analysis of the patient factors associated with psychiatric in-patient aggression. Acta Psychiatr Scand, 127 (4), 255–268.

DeJong, J. (2010): Klassifizieren oder nuancieren? Ein kritischer Blick auf DSM und ICD am Vorabend des DSM-V. In: T. Hegemann; R. Salman (Hg.): Handbuch Transkulturelle Psychiatrie. 1. Auflage. Bonn: Psychiatrie Verlag, S. 142–168.

Deutscher Bundestag (1975): Bericht über die Lage der Psychiatrie in der BRD – Zur psychiatrischen und psychotherapeutisch/psychosomatischen Versorgung der Bevölkerung. Bonn: Bundestagsdrucksache 7/42000 und 7/4202.

Deutscher Bundestag (2019): Entwurf eines Gesetzes zur Reform der Psychotherapeutenausbildung. Berlin: Drucksache 19/9770.

Deutsche Gesellschaft für Psychiatrie und Psychotherapie, Psychosomatik und Nervenheilkunde (DGPPN) (2018): S3-Leitlinie Verhinderung von Zwang: Prävention und Therapie aggressiven Verhaltens bei Erwachsenen. https://www.dgppn.de/_Resources/Persistent/154528053e2d1464d9788c0b2d298ee4a9d1cca3/S3%20LL%20Verhinderung%20von%20Zwang%20LANG%2BLITERATUR%20FINAL%2010.9.2018.pdf (10.02.2020).

Deutsche Gesellschaft für Psychiatrie und Psychotherapie, Psychosomatik und Nervenheilkunde (DGPPN) (2019): S3-Leitline Psychosoziale Therapien bei schweren psychischen Erkrankungen. https://www.awmf.org/uploads/tx_szleitlinien/038-020l_S3_Psychosoziale_Therapien_bei_schweren_psychischen_Erkrankungen_2019-07.pdf (05.12.19).

Deutsche Gesellschaft für Psychiatrie und Psychotherapie, Psychosomatik und Nervenheilkunde (DGPPN) (2020): Stufenweise Wiedereingliederung (Hamburger Modell). https://www.teilhabekompass.de/teilhabekompass-1/massnahmen-ohne-arbeitsverhaeltnis.html (29.09.20).

Deutsche Hauptstelle für Suchtfragen (DHS) (2018): Jahrbuch Sucht. Hamm: DHS.

Deutsche Musiktherapeutische Gesellschaft (1998/2010): Kasseler Thesen zur Musiktherapie. Musiktherapeutische Umschau, 19, S. 232–237. https://www.musiktherapie.de/wp-content/uploads/2019/07/Kasseler-Thesen-zur-Musiktherapie.pdf (27.09.20).

Derra, C.; Linden, M. (2011): Entspannungsverfahren. In: Linden, M.; Hautzinger, M. (Hg.): Verhaltenstherapiemanual. 7. Auflage. Heidelberg: Springer, S. 133–138.

Dorrmann, W. (2016): Suizid. Therapeutische Interventionen bei Selbsttötungsabsichten. 5. Auflage. Stuttgart: Klett-Cotta.

Engel, M.C.; Jacobs, I.; Fydrich, T.; Ziegler, M. (2015): Belastungserleben von Psychotherapeuten in Ausbildung. Psychotherapeut, 60 (6), 536–546.

Epstein, R.S.; Simon, R.I. (1990): The exploitation index: An early warning indicator of boundary violations in psychotherapy. Bull Menninger Clin., 54 (4), 450–465.

Etzersdorfer, E. (2018): Der unerwartete Suizid. Psychodynamische Überlegungen zu den Vorgängen und dem Umgang mit Suizidhandlungen. Psychopraxis.Neuropraxis, 21 (1), 27–31.

Falkai, P.; Wittchen, H.-U. (Hg.) (2018): Diagnostisches und Statistisches Manual Psychischer Störungen: DSM-5. 5. überarbeitete Auflage. Göttingen: Hogrefe.

Feuerlein, W.; Küfner, H.; Ringer, C.; Antons-Volmerg, K. (1999): Münchner Alkoholismus Test (MALT). 2. Auflage. Göttingen: Hogrefe.

Fiedler, P. (1996): Verhaltenstherapie in und mit Gruppen. Psychologische Psychotherapie in der Praxis. Weinheim: Beltz.

Fiedler, P. (2005): Verhaltenstherapie in Gruppen. Psychologische Psychotherapie in der Praxis. 2. Auflage. Weinheim: Beltz PVU.

Fiedler, P. (2007): Persönlichkeitsstörungen. Weinheim: Beltz PVU.

Fliege, H.; Rose, M.; Arck, P.; Walter, O.B.; Kocalevent, R.-D.; Weber, C.; Klapp, B.F. (2005): The Perceived Stress Questionnaire (PSQ) reconsidered: Validation and reference values from different clinical and healthy adult samples. Psychosomatic Medicine, 67 (1), 78–88.

Fliege, H.; Rose, M.; Arck, P.; Levenstein, S., Klapp, B.F. (2001): PSQ-Perceived Stress Questionnaire [Fragebogen mit Skalenberechnung]. https://www.psycharchives.org/handle/20.500.12034/364 (1.5.2018).

Foroutan, N.; Schäfer; I. (2009): Hybride Identitäten – Muslimische Migrantinnen und Migranten in Deutschland und Europa. Bundeszentrale für politische Bildung. https://m.bpb.de/apuz/32223/hybride-identitaten-muslimische-migrantinnen-und-migranten-in-deutschland-und-europa?p=all (28.10.2019).

Franke, G.H. (2014): Symptom-Checkliste-90-Standard (SCL-90-S). Göttingen: Hogrefe.

Gemeinsamer Bundesausschuss (GBA) (2016): Glossar. https://www.g-ba.de/downloads/17-98-4124/2016-06-16_Erlaeuterung-Qb-R_Glossar.pdf (15.01.2020).

Gerber-von Müller, G.; Siniatchikin, M.; Gerber, W.-D. (2014): Chronische Kopfschmerzen. In: F. Petermann; D.; Vaitl (Hg.): Entspannungsverfahren: Das Praxishandbuch. 5. Auflage. Weinheim: Beltz PVU, S. 372–384.

Gerhard, C. (2015): Praxiswissen Palliativmedizin. Konzepte für unterschiedlichste palliative Versorgungssituationen. Stuttgart: Georg Thieme Verlag.

Gerlach, H. (2019): Berufs- und Sozialrecht in der Psychotherapie. Eine Einführung in die praktische Ausbildung zum/zur Psychologischen Psychotherapeuten/in und zur/zum Kinder-und Jugendlichenpsychotherapeuten/in (PiA). https://ra-gerlach.de/publikationen/Berufsrecht_fuer_Psychotherapeuten_2019-01-01.pdf (29.11.19).

Gibson, N.F. (2014): The best medicine? Psychotherapist's experience of the impact of humour on the process of psychotherapy. Unveröffentlichte Doktorarbeit. http://eprints.mdx.ac.uk/id/eprint/15730 (13.02.20).

GKV-Spitzenverband (2019): Fokus Asylsuchende/Flüchtlinge. https://www.gkv-spitzenverband.de/presse/themen/fluechtlinge_asylbewerber/fluechtlinge.jsp (29.09.20).

GKV-Spitzenverband (2010):Vereinbarung zu Psychiatrischen Institutsambulanzen (gemäß § 118 Abs. 2 SGB V) zwischen dem Spitzenverband Bund der Krankenkassen (GKV-Spitzenverband), der Deutschen Krankenhausgesellschaft (DKG) & der Kassenärztlichen Bundesvereinigung. https://www.gkv-spitzenverband.de/media/dokumente/krankenversicherung_1/krankenhaeuser/psychiatrie/psychiatrische_institutsambulanzen/KH_Psych_20100430_PIA-Vereinbarung.pdf (15.01.2020).

Goldin, E.; Bordan, B.; Araoz, D.L.; Gladding, S.T.; Kaplan, D.; Krumboltz, J.; Lazarus, A. (2006): Humor in counseling: Leader perspectives. Journal of Counseling & Development, 84, 397–404.

Gordon, J.R.; Marlatt, G.A. (1985) (Hg.): Relapse Prevention: Maintenance Strategies in the Treatment of Addictive Behaviors. New York: Guildford Press.

Gräbener, J. (2012): Suizidalität. Vortrag an der Psychologischen Hochschule Berlin am 26.05.2012. Unveröffentlichtes Vortragsskript.

Grawe, K. (2004): Neuropsychotherapie. Göttingen: Hogrefe.

Grawe, K. (1998): Psychologische Therapie. Göttingen: Hogrefe.

Greiner, C. (2009): Interaktionen. Lexikon der Pharmakologie. Serie

Interaktionslexikon. Neurotransmitter 11/2009: https://www.uni medizin-mainz.de/fileadmin/kliniken/ps/Dokumente/Klinische_Pharmazie/IA.pdf (01.05.20).

Gühne, U.; Fricke, R.; Schliebener, G.; Becker, T.; Riedel-Heller, S.G. (2014): Psychosoziale Therapien bei schweren psychischen Erkrankungen. Patientenleitlinie für Betroffene und Angehörige. Heidelberg: Springer.

Häfner, H. (2016): Psychiatriereform in Deutschland. Vorgeschichte, Durchführung und Nachwirkungen der Psychiatrie-Enquête. Ein Erfahrungsbericht. HDJBO (2016, Band 1), S. 119–145.

Hamilton, M.A. (1960): Rating scale for depression. J Neurol Neurosurg Psychiatry, 23 (1), 56–62.

Hand, I.; Büttner-Westphal, H. (1991): Die Yale-Brown Obsessive Compulsive Scale (Y-BOCS): Ein halbstrukturiertes Interview zur Beurteilung des Schweregrades von Denk- und Handlungszwängen. Verhaltenstherapie,1 (3), 223–225.

Haubl, R. (2012): Der institutionelle und organisatorische Kontext von Gruppen am Beispiel stationärer Gruppenpsychotherapie. In: B. Strauss; D. Mattke (Hg.): Gruppenpsychotherapie. Heidelberg: Springer, S. 99–107.

Hautzinger, M.; Keller, F.; Kühner, C. (2009): Beck Depressions-Inventar II. 2. Auflage. Göttingen: Hogrefe.

Hegemann, T. (2010): Transkulturelle Kommunikation und Beratung. Die Kompetenz über kulturelle Grenzen hinweg Kooperation herzustellen. In: T. Hegemann; R. Salman (Hg.): Handbuch Transkulturelle Psychiatrie. 1. Auflage. Bonn: Psychiatrie Verlag, S. 124–141.

Hegerl, U.; Mergl, R.; Havers, I.; Schmidtke, A.; Lehfeld, H.; Niklewski, G.; Althaus, D. (2010): Sustainable effects on suicidality were found for the Nuremberg alliance against depression. Eur Archives of Psychiatry and Clinical Neuroscience, 260 (5), 401–406.

Heigl-Evers, A.; Heigl, F. (1973): Gruppentherapie: interaktionell – tiefenpsychologisch fundiert (analytisch orientiert) – psychoanalytisch. Gruppenpsychotherapie Gruppendynamik, 7, 132–157.

Heigl-Evers, A.; Ott, J. (2001): Entwicklung und Konzepte der psychoanalytischen Gruppenpsychotherapie. In: V. Tschuchke (Hg.): Praxis der Gruppenpsychotherapie. Stuttgart: Georg Thieme, S. 328–334.

Hell, D. (2005): Inwieweit sind Richtlinien zur Begrenzung von Zwangsmaßnahmen hilfreich? In: W. Rössler; P. Hoff (Hg.):

Psychiatrie zwischen Autonomie und Zwang. Springer: Heidelberg, S. 89–100.

Heringer, H.J. (2012): Interkulturelle Kompetenz. Ein Arbeitsbuch mit interaktiver CD und Lösungsvorschlägen. Tübingen: Narr Francke Attempto.

Hinsch, R.; Pfingsten, U. (2007): Gruppentraining sozialer Kompetenzen GSK: Grundlagen, Durchführung, Anwendungsbeispiele. Weinheim: Beltz PVU.

Hof, P. (2005): Autonomie und psychiatrische Krankheitsmodelle. Die historische und aktuelle Perspektive. In: W. Rössler; P. Hoff, P. (Hg.): Psychiatrie zwischen Autonomie und Zwang. Heidelberg: Springer, S. 7–26.

Hofmann, E. (2012): Progressive Muskelentspannung. Ein Trainingsprogramm. 3. korrigierte Auflage. Göttingen: Hogrefe.

Hoffmann, N.; Hofmann, B. (2008): Selbstfürsorge für Therapeuten und Berater. Weinheim: Beltz

Howard, L.M.; Underdown, H. (2011): Hilfebedarfe von Eltern mit psychischen Erkrankungen – eine Literaturübersicht. Psychiatrische Praxis, 38 (1), 8–15.

Hoyer, J.; Jacobi, F., Leibing, E. (2003): Gesprächsführung in der Verhaltenstherapie. In: E. Leibing; W. Hiller; S.K.D. Sulz (Hg.): Lehrbuch der Psychotherapie. Verhaltenstherapie. Band 3. 4. Auflage. München: CIP-MEDIEN Verlag, S. 85–102.

Jacobi, F.; Kessler-Scheil, S. (2013): Epidemiologie psychischer Störungen. Häufigkeit und Krankheitslast in Deutschland. Psychotherapeut, 58 (2), 191–205.

Jacobi, F.; Uhmann, S.; Hoyer, J. (2011): Wie häufig ist therapeutischer Misserfolg in der ambulanten Psychotherapie? Ergebnisse aus einer verhaltenstherapeutischen Hochschulambulanz. Zeitschrift für Klinische Psychologie und Psychotherapie, 40 (4), 246–256.

Jacobs, D. (2009): A Resource Guide for implementing the Joint Commission 2007 Patient Safety Goals on Suicide. https://www.sprc.org/sites/default/files/migrate/library/jcsafetygoals.pdf (20.12.2019).

Jaeggi, E.; Reimer, C. (2008): Arbeitsbelastung und Lebenszufriedenheit von Psychotherapeuten. Psychotherapeut, 53 (2), 92–99.

Kahraman, B. (2008): Die kultursensible Therapiebeziehung. Störungen und Lösungsansätze am Beispiel türkischer Klientinnen. Gießen: Psychosozial-Verlag.

KANDALE, M.; RUGENSTEIN, K. (2014): Das Repetitorium: für die Abschlussprüfungen zum Psychologischen Psychotherapeuten und zum Kinder- und Jugendlichenpsychotherapeuten. Berlin: Deutscher Psychologenverlag.

KANFER, F.H.; REINECKER, D.; SCHMELZER, H. (2012): Selbstmanagent-Therapie. Ein Lehrbuch für die klinische Praxis. Berlin: Springer.

KANFER, F.H.; SCHMELZER, D. (2005): Wegweiser Verhaltenstherapie. Heidelberg: Springer.

Kassenärztliche Bundesvereinigung (2018): Soziotherapie. Hinweise zur Verordnung von Psychotherapeuten. https://www.kbv.de/media/sp/PraxisWissen_Soziotherapie.pdf (28.05.2020).

KAYE, N.S.; SOREFF, S.M. (1991): The psychiatrist's role, responses, and responsibilities when a patient commits suicide. American Journal of Psychiatry,148 (6), 739–743.

KENT, S.; FOGARTY, M.; YELLOWLEES, P. (1995): A review of studies of heavy users of psychiatric services. Psychiatric Services, 46 (12), 1247–1253.

KIZILHAN, J.I. (2010): Psychotherapeutisches Arbeiten im institutionellen Settings. Ein langer Weg von der Aufnahme bis zur Nachsorge. In: T. HEGEMANN; R. SALMAN (Hg.): Handbuch Transkulturelle Psychiatrie. 1. Auflage. Bonn: Psychiatrie Verlag, S. 169–186.

KIRCHER, T. (2017): Grundlagen. In: T. KIRCHER (Hg.): Kompendium der Psychotherapie. 1. Auflage, korr. Nachdruck 2017. Heidelberg: Springer, S. 5–16.

KIRSCH, I.; DEACON, B.J.; HUEDO-MEDINA, T.B.; SCOBORIA, A.; MOORE, T.J.; JOHNSON, B.T. (2008): Initial severity and antidepressant benefits: A meta-analysis of data submitted to the food and drug administration. PLoS Med 5 (2): e45. https://doi.org/10.1371/journal.pmed.0050045 (23.08.2020).

KLECHA, D.; BORCHARDT, D. (2007): Psychiatrische Versorgung und Rehabilitation. Ein Praxisleitfaden. Freiburg im Breisgau: Lambertus.

KLINGBERG, S.; HESSE, K. (2014): Stationäre evidenzbasierte Psychotherapie bei Psychosen. Kognitiv-verhaltenstherapeutisches Praxismanual. Stuttgart: Kohlhammer.

KLINGBERG, S.; WITTORF, A. (2012): Evidenzbasierte Psychotherapie bei schizophrenen Psychosen. Nervenarzt, 83 (7), 907–918.

KLINKHAMMER, G.; KORZILIUS, H. (2014): Asylleistungen in Deutschland: Flüchtlinge sind Patienten dritter Klasse. Deutsches Ärzteblatt, 13 (4), 170–172.

Kluge, U.; Kassim, N. (2006): »Der Dritte Raum«. Chancen und Schwierigkeiten in der Zusammenarbeit mit Sprach- und Kulturmittlern in einem interkulturellen psychotherapeutischen Setting. In: E. Wohlfart; M. Zaumseil (Hg.): Transkulturelle Psychiatrie – Interkulturelle Psychotherapie. Interdisziplinäre Theorie und Praxis. Heidelberg: Springer, S. 177–198.

Kluge, U. (2013): (Un)Sichtbare Dritte. Dolmetscher als Sprach- und Kulturmittler in der psychosozialen und psychotherapeutischen Versorgung. Quantitative und qualitative Untersuchungen in Europa und Deutschland. Kumulative Dissertation zur Erlangung des akademischen Grades Doktorin der Philosophie (Dr. phil.). Berlin: FU Berlin.

Konrad, M.; Rosemann, M. (2016): Betreutes Wohnen. Mobile Unterstützung zur sozialen Teilhabe. Köln: Psychiatrie Verlag.

Konrad, M.; Rosemann, M. (2011): Vom Wohnheim zur mobilen Unterstützung. In: M. Konrad.; M. Rosemann (Hg.): Handbuch betreutes Wohnen. Von der Heimversorgung zur ambulanten Unterstützung. Bonn: Psychiatrie Verlag, S. 23–49.

Körkel, J.; Schindler, C. (2003): Rückfallprävention mit Alkoholabhängigen. Das strukturierte Trainingsprogramm S.T.A.R. Heidelberg: Springer.

Kottler, J.A; Blau, D.S. (1991): Wenn Therapeuten irren. Versagen als Chance. Köln: Ed. Humanistische Psychologie.

Laireiter, A.-R.; Botermans, J.-F. (2005): Ausbildungsforschung in der Psychotherapie- Entwicklungen und aktueller Stand. In: A.-R. Laireiter; U. Willutzki (Hg.): Ausbildung in Verhaltenstherapie. Göttingen: Hogrefe, S. 53–101.

Kuhl, J.; Kazén, M. (2009): PSSI. Persönlichkeits-Stil- und Störungs-Inventar. 2. Auflage. Göttingen: Hogrefe.

Langmaack, B.; Braune-Krickau, M. (2000): Wie die Gruppe laufen lernt. 7. Auflage. Weinheim: Beltz PVU.

Lammers, C.-H., Schneider, W. (2009): Die therapeutische Beziehung. Verfahrensübergreifende Aspekte. Psychotherapeut, 54 (6), 469–485.

Larimer, M.E.; Palmer, R.S.; Marlatt, G.A. (1999): Relapse prevention: An overview of Marlatt's cognitive-behavioral model. Alcohol and Research Health, 23 (2), 151–160.

Levenstein, S.; Prantera, C.; Varvo, V.; Scribano, M.L.; Berto, E.; Luzi, C.; Andreoli, A. (1993): Development of the Perceived Stress Questionnaire: A new tool for psychosomatic research. Journal of Psychosomatic Research, 37 (1), 19–32.

Lieberman, M.A.; Yalom, I.; Miles, M. (1973): Encouter groups first facts. New York: Basic Books.

Liebowitz, M.R.(1987): Liebowitz Social Phobia Scale. Modern Problems in Pharmacopsychiatry, 22, 143–171.

Liepmann, D.; Beauducel, A.; Brocke, B.; Amthauer, R. (2007): I-S-T 2000 R. Intelligenz-Struktur-Test 2000 R. Göttingen: Hogrefe.

Lindel, B.; Sellin, I. (2007): Survivalguide PiA: Die Psychotherapie-Ausbildung meistern. Heidelberg: Springer.

Linden, M.; Walter, M.; Fritz, K.; Muschalla, B. (2015): Unerwünschte Therapiewirkungen bei verhaltenstherapeutischer Gruppentherapie. Häufigkeit und Spektrum. Nervenarzt, 86 (11), 1371–1382.

Little Elk, S. (2015): Psychotherapie – mein erstes Mal. Stuttgart: Schattauer.

Locke, E.A.; Latham, G.P. (1990): A Theory of Goal Setting & Task Performance. Englewood Cliffs, NJ: Prentice-Hall.

Löffler, B.; Bormann, B.; Burlingame, G.; Strauss, B. (2007): Auswahl von Patienten für eine Gruppenpsychotherapie. Eine Studie zur Überprüfung des GSQ an klinischen Stichproben aus dem deutschen Sprachraum. Zeitschrift für Psychiatrie, Psychologie und Psychotherapie, 55 (2), 75–88.

Lubarsky, S.; Dory, V.; Audétat, M.-C.; Custers, E.; Charlin, B. (2015): Using script theory to cultivate illness script formation and clinical reasoning in health professions education. Canadian Medical Education Journal., 6 (2), 61–70.

Lutz, R. (2011): Genusstherapie (Euthyme Therapie). In: M. Linden; M. Hautzinger, M. (Hg.): Verhaltenstherapiemanual. 7. Auflage. Heidelberg: Springer, S. 389–392.

Macran, S.; Shapiro, D.A. (1998): The role of personal therapy for therapists: A review. Psychology and Psychotherapy. Theory, Research and Practice, 71 (1), 13–25.

Maercker, A.; Schützwohl, M. (1998): Erfassung von psychischen Belastungsfolgen: Die Impact of Event Skala-revidierte Version. Diagnostica, 44, 130–141.

Maio, G. (2005): Ethische Reflexionen zum Zwang in der Psychiatrie. In: W. Rössler; P. Hoff (Hg.): Autonomie und Zwang in der Psychiatrie. Heidelberg: Springer, S. 145–164.

Malinowski, A.J. (2013): Characteristics of job burnout and humor among psychotherapists. Humor, 26 (1), 117–133.

Marckmann, G. (2000): Was ist eigentlich prinzipienorientierte Medizinethik? Ärtzeblatt Baden-Württemberg. https://www.egt.med.uni-muenchen.de/personen/leitung/marckmann/materialien/publikationen/prinzipienethik-2013.pdf (29.11.19).

Marlattt, G.A.; Witkiewitz, K. (2004): Relapse prevention for alcohol and drugs problems. American Psychologist, 59 (4), 224–235.

Marwitz, M. (2017): Zieloffene Gruppentherapie. https://www.hogrefe.de/themen/klinik/artikeldetailansicht/Zieloffene%20Gruppentherapie-353 (08.12.19).

Maslow, A.H. (1943): A theory of human motivation. Psychological Review, 50 (4), 370–396.

Mattke, D.; Zeeck, A.; Strauss, B. (2012): Stationäre und teilstationäre Gruppenpsychotherapie. In: B. Strauss; D. Mattke (Hg): Gruppenpsychotherapie. Heidelberg: Springer, S. 405–415.

Maurer, K.; Hörrmann, F.; Trendler, G., Schmidt, M.; Häfner, H. (2006): Früherkennung des Psychoserisikos mit dem Early Recognition Inventory (ERIraos). Beschreibung des Verfahrens und erste Ergebnisse zur Reliabilität und Validität der Checkliste. Nervenheilkunde, 25, 11–16.

Memoryclinic.ch (o.D.): CERAD-PLUS. https://www.memoryclinic.ch/de/main-navigation/neuropsychologen/login-registrieren/ (31.01.2020).

Mentzos, S. (2017): Lehrbuch der Psychodynamik. Die Funktion der Dysfunktion psychischer Störungen. 8. unveränderte Auflage. Göttingen: Vandenhoeck & Ruprecht.

Meyer, T.J.; Miller, M.L.; Metzger, R.L.; Borkovec, T.D. (1990): Development and validation of the Penn State Worry Questionnaire. Behaviour Research and Therapy, 28 (6), 487–495.

Miller, W.R.; Rollnick, S. (1991): Motivational Interviewing: Preparing People to Change Addictive Behavior. New York: Guilford Press.

Minuchin, S. (1997): Familie und Familientherapie. Theorie und Praxis struktureller Familientherapie. 10. Auflage. Freiburg: Lambertus.

Molter, H.; Hargens, J. (2006): Ich – du - wir – und wer sonst noch dazugehört: Systemisches Arbeiten mit und in Gruppen. 2. Auflage. Dortmund: Borgmann.

Moritz, S.; Bohn, F.; Veckenstedt, R.; Hottenrott, B.; Woodward, T. (2017): Metakognitives Training für schizophrene Patienten (MKT). 6. Auflage. Hamburg: VanHam Campus Verlag.

Mösko, M.; Härter, M.; Bragado, I.B. (2018): Epidemiologie psychischer Störungen bei MigrantInnen. In: W. Machleidt; U. Kluge; M. Sieberer; A. Heinz (Hg): Praxis der interkulturellen Psychiatrie und Psychotherapie. Migration und psychische Gesundheit. 2. Auflage. München: Urban & Fischer (Elsevier), S. 229–237.

Müller, R. (2012): Die Arbeitslosen von Marienthal. Die Marienthal-Studie. http://agso.uni-graz.at/marienthal/studie/00.htm (14.01.2020).

Neuner, I.; Schneider, F. (2016): Suizidalität. In: F. Schneider (Hg.): Klinikmanual Psychiatrie, Psychosomatik und Psychotherapie. Heidelberg: Springer, S. 597–604.

Niederer, A. (2014): »Persönliche Beziehungen sind das Wichtigste.« Neue Zürcher Zeitung. https://www.nzz.ch/zuerich/persoenliche-beziehungen-sind-das-wichtigste-1.18263391 (07.11.19).

Nickel, R.; Egle, U.T. (1999): Therapie somatoformer Schmerzstörungen: Manual zur psychodynamisch-interaktionellen Gruppentherapie. Stuttgart: Schattauer.

Nickel, R.; Egle, U.T. (2012): Psychodynamisch-interaktionelle Gruppentherapie bei somatoformen Störungen. In: B. Strauss; D. Mattke (Hg.): Gruppenpsychotherapie. Heidelberg: Springer, S. 273–284.

Nitzgen, D. (2012): Gruppentherapie bei Abhängigkeitserkrankungen. In: B. Strauss; D. Mattke (Hg.): Gruppenpsychotherapie. Heidelberg: Springer, S. 285–295.

Nock, B. (o.D.): Berufsrecht für Psychotherapeutinnen & Psychotherapeuten (PP/KJP). Ausfallhonorar, Schweigepflicht, Patientenakte. Psychotherapeutenkammer Hamburg. http://www2.ptk-hamburg.de/uploads/berufsrecht_handout_nock_modifik_bn_081112.pdf?PHPSESSID= (29.11.19).

Norcross, J.C., Guy, J.D. (2010): Lassen Sie es in Ihrer Praxis. Wie Psychotherapeuten für sich selbst sorgen können. Göttingen: Hogrefe.

Norcross, J.C.; Wampold, B.E. (2011): Evidence-Based therapy relationships: Research conclusions and clinical practices. Psychotherapy, 48 (1), 98–102.

Norcross, J.C.; Krebs, P.M.; Prochaska, J.O. (2010): Stages of change. Journal of Clinical Psychology, 67 (2), 143–154.

Novotney, A. (2017): A growing wave of online therapy. Monitor on Psychology, 48 (2). http://www.apa.org/monitor/2017/02/online-therapy (10.01.2020).

Oberkircher-Sperling, F. (2014): Schweigepflicht für Psychotherapeuten in eigener Praxis. Ausgewählte Probleme und Handlungsanweisungen. OiD – Psychotherapie im Dialog, 15 (3): 10–11.

Oberlerchner, H.; Stromberger, H. (2015): Psychiatrie und NS-Euthanasie. Fakten, transgenerationale Auswirkungen und Angehörigenarbeit in Kärnten, Österreich. Nervenarzt 86 (1), 83–89.

Olszewski, K.; Jäger, M. (2015): Zwangsmaßnahmen in der Psychiatrie. Abwägung zwischen Patientenautonomie und Patientenwohl. Info Neurologie & Psychiatrie 17 (7), 55–63.

Orlinksy, D.E.; Norcross, J.C.; Rønnestad, M.H.; Wiseman, H. (2005): Outcomes and impacts of the psychotherapist' own psychotherapy: A research review. In: J.D. Geller; J.C. Norcross; D.E. Orlinksy (Hg.): The psychotherapist's own psychotherapy. Patient and clinical perspectives. New York: Oxford University Press.

Öst, L.-G. (1987): Applied relaxation. Description of a coping technique and review of controlled studies. Behaviour Research and Therapy, 25, 397–409.

Overall, J.E., Gorham, D.R. (1962): The Brief Psychiatric Rating Scale. Psychological Report, 10, 799–812.

Padberg, T. (2018): Placebos, Drogen, Medikamente – Der schwierige Umgang mit Antidepressiva. Psychotherapeutenjournal, 17 (4), 324–330.

Petermann, F.; Vaitl, D. (2014): Entspannungsverfahren eine Einführung. In: F. Petermann; D. Vaitl (Hg.): Entspannungsverfahren: Das Praxishandbuch. 5. Auflage. Weinheim: Beltz PVU, S. 17–32.

Plener, P.L. (2015): Suizidales Verhalten und nichtsuizidale Selbstverletzungen. Heidelberg: Springer.

Pöldinger, W. (1968): Zur Abschätzung der Suizidalität. Bern: Huber.

Pollmächer, T. (2019): Autonomiefokussierung als Leitgedanke einer minimal-restriktiven Psychiatrie. Nervenarzt, 90 (7), 669–674.

Pottreck-Rose, F.; Jacob, G. (2012): Selbtszuwendung, Selbstakzeptanz, Selbstvertrauen. Psychotherapeutische Interventionen zum Aufbau von Selbstwertgefühl. 7. Auflage. Stuttgart: Klett-Cotta.

Press, H.; Gmelch, M. (2014): Die therapeutische Haltung. Psychotherapeuten Journal, 13 (4), 358–365.

Priebe, S.; Katsakou, C.; Glöckner, M.; Dembinskas, A.; Fiorillo, A.; Karastergiou, A.; Kiejna, A.; Kjellin, L.; Nawka, P.; Onchev, G.; Raboch, J.; Schuetzwohl, M.; Solomon, Z.; Torres-González, F.; Wang, D.; Kallert, T. (2010): Patients' views of involuntary hospital admission after 1 and 3 months: prospective study in 11 European countries. The British Journal of Psychiatry, 196 (3), 179–85.

Prochaska, J.O.; DiClemente, C.C. (1983): Stages and processes of self-change of smoking: Toward an integrative model of change. Journal of Consulting an Clinical Psychology, 51 (3), 390–395.

Psychiatrienetz (2017): Integrierte Versorgung. https://www.psychiatrie.de/behandlung/integrierte-versorgung.html (29.09.20).

Psychiatrienetz (2017): Sozialpsychiatrische Dienste. https://www.psychiatrie.de/kommunale-psychiatrie/sozialpsychiatrische-dienste.html (29.09.20).

Projekt Zuverdienst (2018): Was ist Zuverdienst? https://mehrzuverdienst.de/Informationen-fuer-Nutzer.aspx (29.09.20).

Rabenschlag, F.; Steinauer, R.; Heimann, R.; Reiter-Theil, S. (2014): Pilotstudie: Wahrnehmung ethischer Aspekte in der psychiatrischen Patientenversorgung. Psychiatrische Praxis, 41 (7), 376–378.

Rabu, M.; Moltu, C.; Binder, P.-E.; McLeod, J. (2015): How does practicing psychotherapy affect the personal life of the therapist? A qualitative inquiry of senior therapist' experiences. Psychotherapy Research, 26 (6), 737–749.

Reck, C.; Hunt, A.; Fuchs, T.; Weiss, R.; Noon, A.; Moehler, E.; Downing, G.; Tronick, E.Z.; Mundt, C. (2004): Interactive regulation of affect in postpartum depressed mothers and their infants: An overview. Psychopathology, 37 (6), 272–280.

Reimer, C.; Jurkat, H.B.; Vetter, A.; Raskin, K. (2005): Lebensqualität von ärztlichen und psychologischen Psychotherapeuten. Eine Vergleichsuntersuchung. Psychotherapeut, 50 (2), 107–114.

Reis, D.; Schröder, A.; Schlarb, A. (2014): Wohlbefinden, Burn-out und Ressourcen bei Psychotherapeuten. Psychotherapeut, 59 (1), 46–51.

Rey, E.-R. (2006): Psychotische Störungen und Schizophrenie. In: H.-U. Wittchen; J. Hoyer (Hg.): Klinische Psychologie und Psychotherapie. Heidelberg: Springer, S. 675–730.

Richter, D.; Berger, K. (2001): Patientenübergriffe auf Mitarbeiter: Eine prospektive Untersuchung der Häufigkeit, Situationen und Folgen. Nervenarzt, 72 (9), 693–699.

Richter, K.; Lehfeld H.; Niklewski, G. (2015): Warten auf Asyl: Psychiatrische Diagnosen in der zentralen Aufnahmeeinrichtung in Bayern. Gesundheitswesen, 77 (11), 834–838.

Rief, W. (1999): Psychologie in der Klinik. Stuttgart: Schattauer.
Rogers, C.R. (1957): The necessary and sufficient conditions of therapeutic personal change. Journal of Consulting Psychology, 2, 95–103.
Rogers, C.R. (1970): Carl Rogers on Encounter Groups. New York: Harper Collins.
Ringel, E. (1953/1981): Der Selbstmord. Abschluss einer krankhaften psychischen Entwicklung. Eine Untersuchung an 745 geretteten Selbstmördern. 2. Auflage. Frankfurt am Main: Fachbuchhandlung für Psychologie.
Rist, F.; Witthöft, M.; Bailer, J. (2010): Grundlagen der kognitiven Verhaltenstherapie. In: V. Arolt; A. Kersting (Hg.): Psychotherapie in der Psychiatrie. Heidelberg: Springer, S. 45–74.
Robjant, K.; Fazel, M. (2010): The emerging evidence for Narrative Exposure Therapy: A review. Clin Psychol Rev, 30 (8), 1030–1039.
Rodewischer Thesen (1965): Die Rehabilitation psychisch akut und chronisch Kranker. Internationales Symposium über psychiatrische Rehabilitation. Z gesellschaftliche Hygiene, 11, 61–65.
Roediger, E. (2011): Praxis der Schematherapie. Lehrbuch zu Grundlagen, Modell und Anwendung. 2. Auflage. Stuttgart: Schattauer.
Rønnestad, M.H.; Skovholt, T.M. (2003): The journey of the counselor and therapist: Research findings and perspectives on professional development. Journal of Career Development, 30 (1), 45–58.
Rupert, P.A.; Kent, J.S. (2007): Gender and work setting differences in career-sustaining behaviors and burnout among professional psychologists. Professional Psychology: Research and Practice, 38 (1), 88–96.
Salman, R. (2006): Gemeindedolmetscher in Psychiatrie und Psychotherapie-Konzepte, Handlungsempfehlungen und Leitlinien. In: W. Machleidt; R. Salman; I.T. Callies (Hg.): Sonnenberger Leitlinien. Integration von Migranten in Psychiatrie und Psychotherapie. Erfahrungen und Konzepte in Deutschland und Europa. Berlin: VWB-Verlag für Wissenschaft und Bildung, S. 81–88.
Sachse, R. (2004): Persönlichkeitsstörungen. Leitfaden für die Psychologische Psychotherapie. Göttingen: Hogrefe.
Sachse, R. (2006): Therapeutische Beziehungsgestaltung. Göttingen: Hogrefe.
Sachse, R. (2014): Persönlichkeitsstörungen verstehen. Zum Umgang mit schwierigen Klienten. 10. Auflage. Köln: Psychiatrie Verlag.
Sanders, M.R. (1999): Triple P-Positive Parenting Program: Towards an

empirically validated multilevel parenting and family support strategy for the prevention of behavior and emotional problems in children. Clin Child Fam Psychol Rev, 2, 71–90.

Schleu, A.; Tibone, G.; Gutmann, T.; Thorwart, J. (2018): Sexueller Missbrauch in der Psychotherapie. Notwendige Diskussion der Perspektiven von Psychotherapeuten und Juristen. Psychotherapeutenjournal, 17 (1), 11–19.

Schlimme, J.E.; Brückner, B. (2017): Die abklingende Psychose. Verständigung finden, Genesung begleiten. Köln: Psychiatrie Verlag.

Schmidt, H.G.; Rikers, R.M.J.P. (2007): How expertise develops in medicine: Knowledge encapsulation and illness script formation. Medical Education, 41, 1133–1139.

Schneibel, R.; Wilbertz, G.; Scholz, C.; Becker, M.; Brakemeier, E.-L.; Bschor, T.; Zobel, I.; Schmoll, D. (2017): Adverse events of group psychotherapy in the in-patient setting. Results of a naturalistic trial. Acta Psychiatr Scand, 136, 247–258.

Schone, R.; Wagenblass, D. (2010): Wenn Eltern psychisch krank sind ... Kindliche Lebenswelten und institutionelle Handlungsmuster. Weinheim: Beltz Juventa.

Schouler-Ocak, M. (2015): Psychiatrische Versorgung von Menschen mit Migrationshintergrund in Deutschland. Nervenarzt, 86 (11), 1320–1325.

Schouler-Ocak, M.; Aichberger, M. (2017): Kulturelle Einflussfaktoren in der Psychotherapie Besonderheiten von Patienten mit Migrationshintergrund. Psychotherapeut, 62 (4), 277–284.

Shulman, K.I.; Pushkar Gold, D.; Cohen, C.; Zucchero, C.A. (1993): Clock-drawing and dementia in the community: A longitudinal study. International Journal of Geriatric Psychiatry, 8 (6), 487–496.

Silverberg, S.E. (2010): Inpatient group psychotherapy. Predicting attendance and participation (Doctoral Dissertation). ProQuest Dissertation and Theses Database (UMI: 3446450).

Six, B. (2020): Gruppenkohäsion. In: M.A. Wirtz (Hg.): Dorsch – Lexikon der Psychologie. https://portal.hogrefe.com/dorsch/gruppenkohaesion/ (05.02.2020).

Sluzki, C.E. (2010): Psychologische Phasen der Migration und ihre Auswirkungen. In: T. Hegemann; R. Salman, R. (Hg.): Handbuch Transkulturelle Psychiatrie. 1. Auflage. Bonn: Psychiatrie Verlag, S. 108–123.

SONNENMOSER, M. (2009): Ethik in der Psychotherapie: Wie willkommen sind Geschenke? Deutsches Ärzteblatt, 8 (10), 446.

SONNTAG, A.; GLAESMER, H.; BARNOW, S.; BRÄHLER, E.; FEGERT, J.M.; FLIEGEL, S.; FREYBERGER, H.J.; GOLDBECK, L.; KOHL, S.; LEBIGER-VOGEL, J.; LEUZINGER-BOHLEBER, M.; MICHELS-LUCHT, F.; SPRÖBER, N.; WILLUTZKI, U.; STRAUSS, B. (2009): Die Psychotherapeutenausbildung aus Sicht der Teilnehmer. Ergebnisse einer Ausbildungsteilnehmerbefragung im Rahmen des Forschungsgutachtens. Psychotherapeut, 54 (6), 427–436.

STAATS, H. (2010): Grundlagen der psychodynamischen Therapieverfahren. In: V. AROLT; A. KERSTING, (Hg.): Psychotherapie in der Psychiatrie. Heidelberg: Springer, S. 3–44.

STANLEY, B.; BROWN, G.K. (2008): Safety Plan Template. https://suicidepreventionlifeline.org/wp-content/uploads/2016/08/Brown_StanleySafetyPlanTemplate.pdf (20.12.19).

STANLEY, B.; BROWN, G.K. (2012): Safety planning intervention: A brief intervention to mitigate suicide risk. Cognitive and Behavioral Practice, 19 (2), 256–264.

Statistisches Bundesamt (2018): Migration und Integration. Bevölkerung nach Migrationshintergund und Geschlecht. https://www.destatis.de/DE/Themen/Gesellschaft-Umwelt/Bevoelkerung/Migratin-Integration/_inhalt.html (28.10.2019).

Statistisches Bundesamt (2019): Todesursachen. Suizide. https://www.destatis.de/DE/Themen/Gesellschaft-Umwelt/Gesundheit/Todesursachen/Tabellen/suizide.html (6.11.19).

Statistisches Bundesamt (2019): Krankenhäuser. Krankenhäuser nach Fachabteilung. https://www.destatis.de/DE/Themen/Gesellschaft-Umwelt/Gesundheit/Krankenhaeuser/Tabellen/krankenhaeuser-fa.html (15.01.2020).

STETTER, F. (2004): Entspannungsverfahren. Psychotherapeut, 49 (4), 281–291.

STORCK, T.; BRAKEMEIER, E.-L. (2017): Sprache und Fremdheit in der interkulturellen dolmetschergestützten Psychotherapie. Psychotherapeut, 62 (4), 291–298.

STRAUSS, B.; BURLINGAME, G.M. (2012): Gruppenpsychotherapieforschung und Wirksamkeitsnachweise von Gruppenbehandlungen. In: B. STRAUSS; D. MATTKE (Hg.): Gruppenpsychotherapie. Berlin, Heidelberg: Springer Verlag, S. 193–212.

Strauss, B.; Schreiber-Willnow, K.; Kruse, J.; Schattenburg, L.; Seidler, K.-P.; Fischer, T.; Papenhausen, R.; Möller, E.; Dobersch, J.; Wünsch-Leiteritz, W.; Leiteritz, A.; Huber, T.; Kriebel, R.; Liebler, A.; Mattke, D.; Weber, R.; Bormann, B. (2012): Ausbildungshintergrund, Alltagspraxis und Weiterbildungsbedarf von Gruppenpsychotherapeuten in der stationären Psychotherapie – Ergebnisse einer Umfrage. Zeitschrift für Psychosomatische Medizin Psychotherapie, 58 (4), 394–408.

Stucki, C.; Grawe, K. (2007): Bedürfnis- und Motivorientierte Beziehungsgestaltung. Hinweise und Handlungsanweisungen für Therapeuten. Psychotherapeut, 52 (1), 16–23.

Sue, D.W.; Sue, D. (1990): Counseling the Culturally Different. 2. Auflage. New York: John Wiley & Sons.

Suicide Prevention Resource Center (o.D.): Risk and protective factors. https://www.sprc.org/about-suicide/risk-protective-factors (20.12.2019).

Suicide Prevention Resource Center (2009): Safety Planning Guide. A quick guide for clinicians may be used in conjunction with the »Safety Plan Template«. http://www.sprc.org/sites/default/files/SafetyPlanningGuide%20Quick%20Guide%20for%20Clinicians.pdf (20.12.2019).

Tanner, J. (2005): Der »fremde Blick«: Möglichkeiten und Grenzen der historischen Beschreibung einer psychiatrischen Anstalt. In: W. Rössler; P. Hoff (Hg.): Psychiatrie zwischen Autonomie und Zwang. Heidelberg: Springer, S. 45–66.

Teismann, T.; Dorrmann, W. (2014): Suizidalität. Göttingen: Hogrefe.

Teismann, T.; Forkmann, T.; Gysin-Maillart, A.; Glaesmer, H. (2018): Nach einem Suizidversuch: Verhaltenstherapeutische Behandlungsoptionen. Psychotherapeuten Journal, 17 (1), 4–10.

Torres, E.R.; Sampselle, C.M.; Ronis, D.L.; Neighbors, H.W.; Gretebeck, K.A. (2013): Leisure-time physical activity in relation to depressive symptoms in african-americans: Results from the National Survey of American Life. Preventive Medicine, 56, 410–412.

Tracey, T.J.G.; Wampold, B.E.; Goodyear, R.K.; Lichtenberg, J.W. (2015): Improving expertise in psychotherapy. Psychotherapy Bulletin, 50 (1), 7–13.

Vielleux, J.C.; Bilsky, S.A. (2016): After a client death: Suicide postvention recommendations for training programs and clinics. Training and Education in Professional Psychology, 10 (4), 214–222.

Vollmann, J.; Gather, J. (2015): Ethik in der Psychiatrie. In: M. Berger (Hg.): Psychische Erkrankungen. 5. Auflage. München: Elsevier, 917–923.

von Lersner, U. (2017): Interkulturelle Kompetenzen für die Behandlung von Geflüchteten: Schulung von Psychotherapeutinnen und Psychotherapeuten. Psychotherapeut, 62 (4), 285–290.

von Lersner, U.; Kizilhan, J.I. (2017): Kultursensitive Psychotherapie. Fortschritte der Psychotherapie Band 64. Göttingen: Hogrefe.

von Sydow, K. (2014): Psychotherapeuten und ihre psychischen Probleme. Forschungsstand zu einem Klischee. Psychotherapeut, 59 (4), 283–292.

Weber, R.; Strauss, B. (2015): Group psychotherapy in Germany. International Journal of Group Psychotherapy, 65 (4), 513–527.

Weiland, T. (2010): Das gruppenanalytische Modell von S.H. Foulkes und seine theoretischen Grundlagen bei Sigmund Freud und Norbert Elias. Referat. http://www.gruppenanalyse.info/pdf/das_gruppenanalytische_modell_thilo_weiland.pdf (20.12.2019).

Weltärztebund (2017): Deklaration von Genf. 68. Generalversammlung des Weltärztebundes, Chicago, Vereinigte Staaten von Amerika, Oktober 2017. https://www.bundesaerztekammer.de/fileadmin/user_upload/downloads/pdf-Ordner/International/Deklaration_von_Genf_DE_2017.pdf (28.11.19).

Weyerer, S. (1992): Epidemiologie der chronischen psychischen Krankheiten und der ärztlichen Langzeitbetreuungen. In: H. Heimchen; M. Linden (Hg): Die jahrelange Behandlung mit Psychopharmaka. Berlin: De Gruyter, S. 19–35.

Weyl, A. (2009): Merkblatt Zeugnisverweigerungsrecht. Aussagepflicht vor Gericht? Schweigepflicht versus Zeugenpflicht. http://www2.psychotherapeutenkammer-berlin.de/uploads/300609_merkblatt_aussagepflicht_gericht.pdf (29.09.20).

Wlodarczyk, O.; Metzner, F.; Pawils, S. (2017): Bundesweite Befragung zur Versorgungssituation und -hindernissen von Kindern psychisch kranker Eltern aus Sicht der Erwachsenenpsychiatrie. Psychiatrische Praxis 44 (7), 393–399.

Wolfersdorf, M.; Purucker, M.; Franke, C. (2010): Krisenintervention und Suizidprävention. In: V. Arolt; A. Kersting (Hg.): Psychotherapie in der Psychiatrie. Heidelberg: Springer, S. 443–466.

Wolfersdorf, M.; Vogel, R.; Vogl, R.; Grebner, M.; Keller, F.; Purucker, M.; Wurst, F.M. (2016): Suizid im psychiatrischen Krankenhaus. Ergebnisse, Risikofaktoren, therapeutische Maßnahmen. Nervenarzt, 87 (5), 474–482.

Wurst, F.M.; Mueller, S.; Petitjean, S.; Euler, S.; Thon, N.; Wiesbeck, G.; Wolfersdorf, M. (2010): Patient suicide: A survey of therapists' reactions. Suicide and Life-Threatening Behavior, 40 (4), 328–336.

Yalom, I.D. (2007): Theorie und Praxis der Gruppenpsychotherapie: Ein Lehrbuch. 9. Auflage. Stuttgart: Klett-Cotta.

Yalom, I.D. (2010): Der Panama-Hut oder was einen guten Therapeuten ausmacht. München: BTB Verlag.

Zuaboni, G.; Abderhalden, C.; Schulz, M.; Winter, A. (Hg.) (2012): Recovery praktisch! Bern: Verlag Universitäre Psychiatrische Dienste. http://www.pflege-in-der-psychiatrie.eu/files/recovery/Recovery_praktisch-_PDF_Version_2012.pdf (12.02.20).

Zulley, J.; Koch, S. (2011): Fünf Fragen an Prof. Dr. Jürgen Zulley. Report Psychologie. http://www.report-psychologie.de/fileadmin/thema/2011/10/5_Fragen_an_Prof_Dr_Juergen_Zulley.pdf (01.05.2018).

Für eine psychotherapeutische Grundhaltung

Die Suche nach der subjektiven Bedeutung

Wer psychotisch wird, erscheint sonderlich, sondert sich ab, entwickelt Besonderheiten. Man könnte auch sagen: Eigenheiten. Diagnostische Manuale versuchen diese Besonderheiten zusammenzufassen und zu klassifizieren. Sie fragen: Was unterscheidet den Patienten mit affektiver oder mit kognitiver Psychose von allen anderen. Dabei geht leicht verloren, dass die Entwicklung von »Eigenheit« in einer Psychose eine besondere Bedeutung haben kann und keineswegs nur als Störung zu begreifen ist: Menschen in Psychosen entwickeln sehr individuelle Besonderheiten oder auch eigenwillige Energien, die therapeutische Aufmerksamkeit verdienen, weil sie den Keim der Heilung in sich tragen. Dazu zwei Beispiele:

BEISPIEL 1

Frau Abel gilt als hochbegabte und ehrgeizige Schülerin. In einer besonderen Stresssituation hört sie eine Stimme, die sie wegen geringfügiger Leistungseinbußen beschimpft. Sie ist erschrocken und empört, kämpft mit allen Mitteln gegen die Stimmen an. In der Psychiatrie diagnostiziert eine Ärztin voreilig eine Schizophrenie. Medikamente helfen wenig. Die Stimmen nehmen an Schärfe zu, je mehr sie bekämpft werden. Frau Abel unternimmt einen ernsthaften Suizidversuch. Nach einer längeren Odyssee lernt erst die Mutter, dann auch Frau Abel das »Netzwerk Stimmenhören« kennen, eine bundesweite Selbsthilfeorganisation. Dort lernt Frau

Abel auch zum ersten Mal, die Stimmen ernst zu nehmen. Je mehr sie sich inhaltlich für deren Botschaft interessiert, desto freundlicher werden die Stimmen. Mittlerweile ist Frau Abel überzeugt, dass die Stimmen notwendig waren, um ihr die Augen zu öffnen: Sie war in Gefahr, unter hohem Leistungsdruck wichtige andere Lebensbereiche und -wünsche zu vernachlässigen.

BEISPIEL 2

Herr Jung wird während des Studiums psychotisch. Nach einer privaten Enttäuschung zieht er sich immer mehr in sich zurück. Neben akustischen Halluzinationen, die möglicherweise durch Drogenkonsum noch gesteigert werden, steht eine sogenannte Negativsymptomatik im Vordergrund. Herr Jung isoliert sich und verwahrlost zunehmend. Erklärung bietet ihm ein Wahn, wonach eine Verunstaltung seines Gesichts der Grund allen Übels sei. Die Eltern sind sehr engagiert, versuchen dem Sohn immer neue Rehabilitationswege zu öffnen und ihm besondere Schwierigkeiten aus dem Weg zu räumen – ohne durchgreifenden Erfolg. Mit seiner nach wie vor brillanten Auffassungsgabe »durchschaut« Herr Jung alle pädagogischen und therapeutischen Intentionen. Seine Art der Selbstbehauptung lässt ihn alles ablehnen. Heil erwartet er nur von einer Schönheitsoperation. In ihrer Not ist die Mutter schon bereit, eine solche zu finanzieren.

In dieser Situation lasse ich Herrn Jung ausrichten, dass eine solche Operation nur erlaubt sei, wenn zuvor ein Psychologe zurate gezogen wurde. Um überhaupt eine Beziehung herzustellen, bin ich bereit, mich ein kleines Stück auf den Wahn einzulassen. In den folgenden Gesprächen lasse ich mich von Herrn Jungs intellektueller Brillanz beeindrucken und versuche gleichzeitig, seine emotionale Situation zu erfassen und zu verbalisieren.

Weitere Bände der Reihe unter

www.psychiatrie-verlag.de/product-category/praxiswissen und www.psychiatrie-verlag.de/product-category/basiswissen:

Bettina Bärtsch, Micheline Huber **Jobcoaching für Menschen mit psychischer Erkrankung** | Thomas Bock **Menschen mit Psychose-Erfahrung begleiten** | Burkhart Brückner **Geschichte der Psychiatrie** | Michael Büge: Cannabiskonsum und psychische Störungen | Astrid Delcamp **Kontakt- und Begegnungsstätten für psychisch erkrankte Menschen** | Michael Eink, Horst Haltenhof **Umgang mit suizidgefährdeten Menschen** | Petra Garlipp, Horst Haltenhof **Umgang mit wahnkranken Menschen** | Jens Gräbener **Umgang mit traumatisierten Patienten** | Christiane Haerlin, Irmgard Plößl **Berufliche Beratung psychisch Kranker** | Andreas Knuf **Recovery und Empowerment** | Andreas Knuf **Umgang mit Gefühlen in der psychiatrischen Arbeit** | Michael Konrad, Matthias Rosemann **Betreutes Wohnen. Mobile Unterstützung zur Teilhabe** | Georg Kremer, Michael Schulz **Motivierende Gesprächsführung in der Psychiatrie** | Malika Laabdallaoui, Ibrahim Rüschoff **Umgang mit muslimischen Patienten** | Claas-Hinrich Lammers **Beziehungsgestaltung mit narzisstischen Menschen** | Albert Lenz **Psychisch kranke Eltern und ihre Kinder** | Sascha Lutz **Glücksspielsucht** | Angela Mahnkopf **Umgang mit depressiven Patienten** | Klaus Obert, Karin Pogadl-Bakan, Gabriele Rein **Aufsuchende psychiatrische Arbeit** | Ewald Rahn **Menschen mit Borderline begleiten** | Martin Reker **Umgang mit alkoholabhängigen Patienten** | Andreas Riedel, Jens Jürgen Clausen **Autismus-Spektrum-Störungen bei Erwachsenen** | Manuel Rupp **Psychiatrische Krisenintervention** | Hilde Schädle-Deininger **Grundlagen psychiatrischer Pflege** | Edith Scherer, Thomas Lampert **Angehörige in der Psychiatrie** | Günther Schwarz **Umgang mit demenzkranken Menschen** | Thomas Schwarze, Regine Steinauer, Simone Beeri **Somatische Pflege in der psychiatrischen Arbeit** | Andrea Trost, Stefan Rogge **Umgang mit Menschen im Maßregelvollzug** | Larissa Wolkenstein, Martin Hautzinger **Umgang mit bipolaren Patienten**